ELOGIOS A ANTHONY WILLIAM

"Depois de apenas três minutos de conversa, Anthony identificou com precisão o meu problema de saúde! Esse homem realmente sabe do que está falando.
Seus dons como médium médico são excepcionais e fascinantes."
— Dr. Alejandro Junger, autor de *Clean, Clean Eats, and Clean Gut*,
que figurou na lista de *best-sellers* do *New York Times*, e fundador do aclamado Clean Program

"Anthony é uma fonte confiável para a nossa família. Seu trabalho é uma luz que tem guiado muitas pessoas para uma vida segura. Ele é muito importante para nós."
— Robert De Niro e Grace Hightower De Niro

"Embora certamente haja um elemento de mistério sobrenatural no trabalho que Anthony William faz, a maior parte dos pontos que ele destaca, sobretudo em relação às doenças autoimunes, parece inerentemente correta e verdadeira. O melhor de tudo é que os protocolos que ele recomenda são naturais, acessíveis e fáceis de seguir."
— Gwyneth Paltrow, atriz vencedora do Oscar, autora de *It's All Easy*,
que figurou na lista de *best-sellers* do *New York Times*,
fundadora e Diretora de Comunicação do *site* GOOP.com

"Anthony é o mago de todos os artistas da minha gravadora. Se ele fosse um disco de música, superaria com folga *Thriller*. Sua habilidade é absolutamente profunda, notável, extraordinária, impressionante. Ele é um luminar cujos livros estão repletos de profecias. Esse é o futuro da medicina."
— Craig Kallman, *Chairman* e CEO da Atlantic Records

"Os livros de Anthony são revolucionários, porém práticos. Se você está frustrado com os limites atuais da medicina ocidental, com certeza valerá a pena ler este livro."
— James Van Der Beek, criador, produtor-executivo e astro das séries *What Would Diplo Do?* e *Dawson's Creek*, e Kimberly Van Der Beek, palestrante e ativista

"Desde que li *Tireoide Saudável*, expandi minha abordagem e meus tratamentos de doenças tireoidianas, com excelentes resultados para os pacientes."
— Extraído do prefácio da Dra. Prudence Hall, fundadora e diretora médica do The Hall Center

"Anthony não é apenas um agente de cura caloroso e humano, mas também autêntico e preciso, com seus dons divinos. Ele foi uma verdadeira bênção na minha vida."
— Naomi Campbell, modelo, atriz e ativista

"Minha família e meus amigos receberam os dons de cura de Anthony, e não tenho palavras para expressar os benefícios que obtivemos tanto para nossa saúde física como para a mental."

— Scott Bakula, produtor e astro da série de televisão *NCIS: New Orleans* e do filme *Basmati Blues* e astro das séries *Quantum Leap* e *Star Trek: Enterprise*

"Anthony é uma pessoa maravilhosa. Ele identificou alguns antigos problemas de saúde que eu tinha e me receitou os suplementos de que eu precisava. Minha melhora foi imediata."

— Rashida Jones, produtora e estrela de *Angie Tribeca*, criadora e produtora-executiva do documentário *Hot Girls Wanted*; trabalhou também nas séries *Parks and Recreation* e *The Office* e no filme *A Rede Social*

"Anthony William é um daqueles raros indivíduos que usam seus dons para ajudar as pessoas a atingirem todo o seu potencial, tornando-se os melhores defensores da própria saúde [...] Eu testemunhei a grandeza de Anthony em ação pela primeira vez quando participei de um de seus arrebatadores eventos ao vivo. Comparo a precisão de suas leituras com uma cantora que atinge todas as notas altas. Mas além das notas altas, o que cativou a plateia foi a alma verdadeiramente humana de Anthony. Hoje tenho orgulho de dizer que Anthony William é meu amigo e posso garantir que a pessoa que você ouve nos *podcasts* e cujas palavras enchem as páginas de livros de sucesso é a mesma que oferece ajuda a pessoas amigas. Não é nenhuma encenação! Anthony William é fera, e as informações que ele transmite por meio do Espírito são inestimáveis, empoderadoras e bastante necessárias nos dias de hoje!"

— Debbie Gibson, cantora, compositora e estrela de musicais da Broadway

"O dom de Anthony transformou-o em um conduíte de informações que estão anos-luz à frente da ciência atual."

— Dra. Christiane Northrup, autora de *best-sellers* como *Making Life Easy*, *Goddesses Never Age* e *Women's Bodies, Women's Wisdom*

"Ficamos bastante comovidos ao descobrir Anthony e o Espírito de Compaixão, os quais podem nos alcançar com a sabedoria de cura por intermédio do gênio sensível e da carinhosa mediunidade de Anthony. Seu livro é uma verdadeira "sabedoria do futuro", e agora, milagrosamente, temos a explicação clara e precisa de muitas doenças misteriosas que os antigos textos médicos budistas previam que iriam nos afligir nesta era em que espertalhões adulteraram os elementos da vida em busca de lucro."

— Robert Thurman, professor Jey Tsong Khapa de Estudos Budistas Indo-Tibetanos da Universidade de Columbia; presidente da *Tibet House* dos Estados Unidos; autor de *best-sellers* como *Man of Peace, Love Your Enemies* e *Inner Revolution*; apresentador do *Bob Thurman Podcast*

"Anthony William tem um dom extraordinário! Sempre lhe serei grata por ter descoberto a causa subjacente de vários problemas de saúde que me importunaram durante anos. Com seu apoio afetuoso, eu melhorei dia após dia. Acho que ele é um recurso fabuloso!"
— MORGAN FAIRCHILD, atriz, escritora e palestrante

"O dom divino de cura de Anthony William é simplesmente milagroso."
— DAVID JAMES ELLIOTT, ator de *Camera Store, Scorpion, Trumbo, Mad Men* e *CSI: NY*; astro da série *JAG*, da CBS, durante dez anos.

"Anthony William é o talentoso Médium Médico que tem soluções bastante reais e nem tão radicais assim para as doenças misteriosas que afligem a todos nós no mundo moderno. Fico emocionada por conhecê-lo pessoalmente. Eu o considero um recurso valiosíssimo para os meus protocolos de saúde e os de toda a minha família."
— ANNABETH GISH, atriz de *Halt and Catch Fire, Scandal, Pretty Little Liars, The West Wing* e *Mystic Pizza*

"Anthony William dedicou sua vida a ajudar pessoas com informações que realmente fizeram uma diferença substancial na vida delas."
— AMANDA DE CADENET, fundadora e CEO de *The Conversation* e do Girlgaze Project e autora de *It's Messy* e *#girlgaze*

"Adoro Anthony William! Minhas filhas Sophia e Laura me deram o livro dele de presente de aniversário e eu não conseguia parar de ler. *Médium Médico* me ajudou a ligar todos os pontos em minha busca pela saúde ideal. Por meio do trabalho de Anthony, percebi que o Epstein-Barr residual de uma doença infantil estava minando a minha saúde anos mais tarde. *Médium Médico* transformou a minha vida."
— CATHERINE BACH, atriz que trabalhou na novela *The Young and the Restless* e na série *Os Gatões – Uma Nova Balada*

"Neste mundo confuso, com ruído constante na área de saúde e bem-estar, eu confio na profunda autenticidade de Anthony. Seu dom verdadeiramente milagroso supera todo esse ruído e nos conduz a um lugar de claridade."
— PATTI STANGER, apresentadora de *Million Dollar Matchmaker*

"Eu estava me recuperando gradualmente de uma crise de coluna em decorrência de um trauma sofrido havia vários anos, mas ainda tinha fraqueza muscular, um sistema nervoso esgotado e sobrepeso. Certa noite, um amigo querido me ligou e insistiu para que eu lesse *Médium Médico*, de Anthony William. Eu me identifiquei com grande parte das informações contidas no livro e comecei a incorporar algumas das ideias. Mais tarde, tive a sorte de conseguir uma consulta com ele. Seu diagnóstico foi preciso, e eu recuperei totalmente a saúde. Hoje tenho um peso saudável, faço yoga, ando de bicicleta, voltei a frequentar a academia de ginástica, tenho energia e durmo bem. Toda manhã, ao seguir meus protocolos, eu dou um sorriso e digo: 'Obrigado, Anthony William, por seu dom restaurador!'"

— ROBERT WISDOM, ator de *Flaked*, *Rosewood*,
Chicago P.D., *Nashville*, *The Wire* e *Ray*

"Eu confio a Anthony William a minha saúde e a saúde da minha família. Mesmo quando os médicos estão desnorteados, Anthony sempre sabe qual é o problema e qual é o caminho para a cura."

— CHELSEA FIELD, atriz de *NCIS: New Orleans*, *Secrets and Lies*,
Without a Trace e *The Last Boy Scout*

"Informações que FUNCIONAM. É o que me vem à cabeça quando penso em Anthony William e em suas grandes contribuições para o mundo. Isso ficou bem evidente quando o vi tratar de uma velha amiga que há anos estava doente e se queixava de confusão mental e fadiga. Ela já havia consultado vários médicos e agentes de cura e se submetido a diversos tratamentos. Nada funcionava. Até que Anthony conversou com ela […] daí em diante os resultados foram impressionantes. Recomendo vivamente seus livros, suas palestras e suas consultas. Não perca essa oportunidade de cura!"

— NICK ORTNER, autor de *The Tapping Solution for Manifesting
Your Greatest Self* e *The Tapping Solution*

"Doze horas depois de receber uma dose maciça de autoconfiança magistralmente administrada por Anthony, o zunido persistente no ouvido que me incomodava há um ano [...] começou a desaparecer. Estou admirado, grato e feliz por sua ajuda."

— MIKE DOOLEY, autor de *From Deep Space with Love*,
de *Infinite Possibilities* e de *Notes from the Universe*

"O talento esotérico só é um dom completo quando compartilhado com integridade moral e amor. Anthony William é uma combinação divina de cura, talento e ética. Ele é um autêntico agente de cura que faz o seu dever de casa e põe o seu dom a serviço do mundo."

— DANIELLE LAPORTE, autora de *best-sellers* como
White Hot Truth e de *The Desire Map*

"Anthony é um vidente e um sábio em bem-estar. Seu dom é extraordinário. Com sua orientação, consegui identificar e tratar um problema de saúde que me afligia havia anos."

— KRIS CARR, autora de *best-sellers* como *Crazy Sexy Juice*,
Crazy Sexy Kitchen e *Crazy Sexy Diet*

"Anthony William é o Edgar Cayce dos nossos dias, que 'lê' o corpo com precisão e compreensão extraordinárias. Anthony identifica as causas subjacentes de doenças que muitas vezes intrigam os mais astutos profissionais de saúde convencionais e alternativos. Suas recomendações práticas e profundas o tornam um dos agentes de cura mais eficazes do século XXI."

— ANN LOUISE GITTLEMAN, autora de mais de trinta livros sobre saúde e cura e criadora da Fat Flush, uma dieta de desintoxicação muito conhecida.

"Como empresária de Hollywood, eu conheço o valor das coisas. Alguns dos pacientes de Anthony gastaram mais de 1 milhão de dólares na tentativa de curar suas 'doenças misteriosas' até finalmente o conhecerem."

— NANCI CHAMBERS, atriz de *JAG*, produtora e empresária em Hollywood

"As valiosas recomendações de Anthony William sobre como prevenir e combater as doenças estão anos à frente de tudo o que está disponível atualmente."

— DR. RICHARD SOLLAZZO, oncologista, hematologista, nutricionista e especialista em antienvelhecimento habilitado pelo Conselho de Medicina de Nova York e autor de *Balance Your Health*

"Sempre que Anthony William recomenda uma maneira natural de melhorar a saúde, funciona. Vi isso acontecer com minha filha, e a melhora foi impressionante. A abordagem que ele usa de ingredientes naturais é a maneira mais eficaz de obter a cura."

— MARTIN D. SHAFIROFF, consultor financeiro que já figurou no topo da lista do Broker in America, do WealthManagement.com, e do Wealth Advisor, da Barron

"Anthony fez uma 'leitura' da minha saúde e falou com exatidão sobre aspectos do meu corpo que só eu sabia. Esse homem amável, hilário, discreto e generoso – e tão 'sobrenatural' e com um dom tão extraordinário, com uma capacidade que desafia a nossa maneira de ver o mundo – chocou até mesmo a mim, que sou médium! Ele é verdadeiramente o Edgar Cayce da atualidade, e somos imensamente abençoados por tê-lo entre nós. Anthony William é a prova de que somos mais do que sabemos."

— COLETTE BARON-REID, autora de *Unchart* e apresentadora do programa de TV *Messages from Spirit*

"Qualquer físico quântico lhe dirá que existem fatores do universo que ainda não conseguimos compreender. Eu acredito que Anthony os compreende. Ele tem um dom impressionante para utilizar os mais eficientes métodos de cura".

— CAROLINE LEAVITT, autora de *The Kids' Family Tree Book*, *Cruel Beautiful World*, *Is This Tomorrow* e *Pictures of You*

O MÉDIUM MÉDICO

TIREOIDE SAUDÁVEL

O MÉDIUM MÉDICO

TIREOIDE SAUDÁVEL

A VERDADE SOBRE TIREOIDITE DE HASHIMOTO,
DOENÇA DE GRAVES, INSÔNIA, HIPOTIREOIDISMO,
NÓDULOS DA TIREOIDE E VÍRUS EPSTEIN-BARR

Anthony William

Tradução
Mirtes Frange de Oliveira Pinheiro

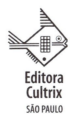

Editora
Cultrix
SÃO PAULO

Título do original: – *Medical Medium* – *Thyroid Healing*.

Copyright © 2017 Anthony William.

Publicado originalmente em 2017 por Hay House Inc., USA.

Copyright da edição brasileira © 2020 Editora Pensamento-Cultrix Ltda.

1ª edição 2020.

Todos os direitos reservados. Nenhuma parte desta obra pode ser reproduzida ou usada de qualquer forma ou por qualquer meio, eletrônico ou mecânico, inclusive fotocópias, gravações ou sistema de armazenamento em banco de dados, sem permissão por escrito, exceto nos casos de trechos curtos citados em resenhas críticas ou artigos de revistas.

O autor deste livro não dispensa as recomendações médicas ou de outros profissionais de saúde nem prescreve o uso de nenhuma técnica como forma de diagnóstico ou tratamento de nenhuma doença ou problema emocional. O objetivo do autor é somente oferecer informações de natureza prática e geral que possam ajudar o leitor em sua busca por bem-estar emocional e espiritual. Caso você ou outros usem qualquer informação ou outro conteúdo deste livro, o autor e o editor não assumirão nenhuma responsabilidade pelas consequências diretas ou indiretas. O leitor deve consultar o médico ou outro profissional de saúde antes de aceitar qualquer sugestão deste livro ou fazer deduções com base nas informações nele contidas.

A Editora Cultrix não se responsabiliza por eventuais mudanças ocorridas nos endereços convencionais ou eletrônicos citados neste livro.

Obs.: Este livro não pode ser exportado para o resto do mundo, com exceção de Portugal, Cabo Verde, Guiné, Angola e Maçambique.

Editor: Adilson Silva Ramachandra
Gerente editorial: Roseli de S. Ferraz
Preparação de originais: Luciana Soares
Gerente de produção editorial: Indiara Faria Kayo
Editoração eletrônica: Join Bureau
Revisão: Claudete Agua de Melo

Dados Internacionais de Catalogação na Publicação (CIP)
(Câmara Brasileira do Livro, SP, Brasil)

William, Anthony
   O médium médico: tireoide saudável: a verdade sobre tireoidite de Hashimoto, doença de Graves, insônia, hipotireoidismo, nódulos da tireóide e vírus Epstein-Barr / Anthony William; tradução Mirtes Frange de Oliveira Pinheiro. – São Paulo: Editora Pensamento Cultrix, 2020.

   Título original: Medical medium: thyroid healing.
   ISBN 978-85-316-1569-6

   1. Cuidados pessoais com a saúde – Obras de divulgação 2. Glândula tireoide – Doenças 3. Glândula tireoide – Doenças – Tratamento alternativo I. Pinheiro, Mirtes Frange de Oliveira. II. Título.

20-34397

CDD-616.44
NLM-WK 250

Índices para catálogo sistemático:
1. Tireoide: Glândulas : Doenças: Medicina 616.44
Cibele Maria Dias – Bibliotecária – CRB-8/9427

Direitos de tradução para o Brasil adquiridos com exclusividade pela
EDITORA PENSAMENTO-CULTRIX LTDA., que se reserva a
propriedade literária desta tradução.
Rua Dr. Mário Vicente, 368 — 04270-000 — São Paulo, SP
Fone: (11) 2066-9000
http://www.editoracultrix.com.br
E-mail: atendimento@editoracultrix.com.br
Foi feito o depósito legal.

A todos aqueles que lutaram, sofreram, ficaram decepcionados, foram esquecidos, postos de lado, ignorados ou traídos. Àqueles que lutaram e perseveraram, que estão curados ou não. Estou do lado de vocês. Podemos superar tudo isso juntos com conhecimento, sabedoria, verdade, amor e, sobretudo, compaixão.

SUMÁRIO

Prefácio 17

Nota ao leitor 21

PRIMEIRA PARTE: Revelações sobre a tireoide

Capítulo 1: A verdade sobre a tireoide 29

Capítulo 2: Fatores que ativam o vírus da tireoide 39

Capítulo 3: Como age o vírus da tireoide 47

Capítulo 4: A verdadeira função da tireoide 65

Capítulo 5: Explicação sobre sintomas e doenças 71

Capítulo 6: Câncer de tireoide 115

Capítulo 7: Exames especulativos da função tireoidiana 123

Capítulo 8: Medicamentos para a tireoide 129

SEGUNDA PARTE: Os Grandes Erros em seu caminho

Capítulo 9: Uma ponte para a saúde 143

Capítulo 10: Grande Erro 1: Teoria autoimune 151

Capítulo 11: Grande Erro 2: Concepção errada sobre a doença misteriosa...... 155

Capítulo 12: Grande Erro 3: Rótulos como respostas 157

Capítulo 13: Grande Erro 4: Inflamação como causa 159

Capítulo 14: Grande Erro 5: Mito do metabolismo 163

Capítulo 15: Grande Erro 6: A culpa é dos genes 167

Capítulo 16: Grande Erro 7: Ignorar os Quatro Implacáveis 171

Capítulo 17: Grande Erro 8: É tudo psicológico 175

Capítulo 18: Grande Erro 9: Você criou a sua doença 177

TERCEIRA PARTE: Ressurreição da tireoide

Capítulo 19: Hora de reconstruir o seu corpo 183

Capítulo 20: A vida sem a tireoide 187

Capítulo 21: Equívocos comuns e o que evitar 191

Capítulo 22: Alimentos, ervas e suplementos que curam 201

Capítulo 23: Reabilitação da tireoide em 90 dias 217

Capítulo 24: Receitas para curar a tireoide 231

Capítulo 25: Técnicas para curar a tireoide 295

Capítulo 26: Por fim a cura – A história de uma mulher 301

QUARTA PARTE: Segredos do sono

Capítulo 27: Insônia e tireoide.. 309

Capítulo 28: A fonte do sono... 313

Capítulo 29: Como identificar problemas de sono 319

Capítulo 30: Como curar os problemas de sono 329

Capítulo 31: Por que os sonhos ruins são bons.................................... 337

Posfácio: O ouro da alma.. 341

Notas de rodapé... 345

Índice remissivo.. 347

Agradecimentos.. 365

PREFÁCIO

O que você vai encontrar neste livro maravilhoso? Uma abordagem fascinante e inovadora das doenças da tireoide. Graças a Anthony William e à voz que lhe fala diretamente, você terá acesso a uma profusão de novas informações sobre doenças da tireoide, bem como a maneiras seguras e eficazes de recuperar a saúde.

Como ginecologista formada pela Universidade do Sul da Califórnia (USC) e pioneira no campo de hormônios bioidênticos para mulheres, estou sempre em busca da "causa primordial" das doenças. Já tratei milhares de pacientes com doenças da tireoide e acredito que apenas a metade das pessoas que têm esse problema nos Estados Unidos receba um diagnóstico preciso. Na minha opinião profissional, é possível que sete em cada dez americanos sofram de doença da tireoide. Com o auxílio deste livro, você terá uma noção muito maior do seu próprio diagnóstico e dos recursos necessários para deter o curso do problema. Este livro me levou a novas descobertas e soluções para tratar meus casos mais difíceis. Anthony está certíssimo quando diz que nem todos os pacientes respondem aos hormônios tireoidianos da maneira como gostaríamos ou esperaríamos.

Como médica, se uma voz sábia e precisa me falasse sobre as doenças dos meus pacientes, como acontece com Anthony William, eu consideraria isso um verdadeiro milagre. Muitos dos meus colegas também ficariam gratos por essa ajuda interna, embora eu não acredite que a classe médica como um todo tivesse uma opinião tão favorável a esse respeito. Não consigo entender por quê! Os medicamentos e os tratamentos médicos atuais são uma das principais causas de morte nos Estados Unidos. Nós bombardeamos os pacientes com antibióticos, e veja os milhares de pessoas que morrem todos os anos em decorrência da resistência antibiótica. Reduzimos drasticamente a imunidade dos portadores de câncer com medicamentos que, mais tarde, causam mais câncer. Vejo diariamente os efeitos prejudiciais das pílulas anticoncepcionais sobre os hormônios de jovens mulheres. Fico tão frustrada quanto você.

Para piorar a situação, você sabia que os tratamentos médicos estão atrasados 25 anos em relação às descobertas científicas? Na área da tecnologia da informação (TI) isso significa que as pessoas ainda seriam aconselhadas a comprar os desajeitados modelos Apple II lançados há um quarto de século, a despeito dos sofisticados computadores disponíveis atualmente. Quem é que ia considerar essa uma compra inteligente? Um dos meus amigos era diretor-executivo de uma empresa de alta tecnologia e comandava milhares de pessoas e fábricas em todo o mundo. No auge da carreira, ele desenvolveu um tumor cerebral agressivo. Apesar de se tratar nos melhores hospitais dos Estados Unidos, ele ficou chocado com a falta de abordagens inovadoras. Enquanto o setor de TI havia solucionado problemas incrivelmente complexos e aparentemente insolúveis, o tratamento do seu tipo de câncer estava estagnado há mais de uma década. Um homem excepcional e amável, ele dizia com verdadeira frustração que, se administrasse a sua empresa da maneira como os médicos praticavam medicina, iria à falência

em menos de um mês. Quando vejo pacientes com diagnósticos equivocados e tratados erroneamente pelo "velho estilo" da medicina tradicional, sinto a mesma descrença.

É por isso que li com fascinação e mente aberta tanto *Médium Médico* como este novo livro de Anthony, *Tireoide Saudável*. Os pacientes precisam de respostas agora, eles não podem esperar duas décadas para obtê-las. Além disso, tenho certeza de que as respostas não surgem apenas dos laboratórios ou dos estudos clínicos. Chame de *Consciência*, *Deus*, *a Voz*, *o Campo* ou do que quiser, Anthony recorre a uma fonte de conhecimento, sabedoria e cura de enorme valor.

Pesquisadores, médicos e outros cientistas estão interessadíssimos na conexão entre os vírus e as doenças. Há anos leio que os vírus estão associados a doenças inesperadas e cânceres futuros. Por exemplo, no início da década de 1960, o vírus Epstein-Barr (EBV) foi identificado como provável causa de um linfoma raro, e agora existem evidências de que o vírus está ligado à doença de Hodgkin, a doenças autoimunes, à esclerose múltipla e a centenas de milhares de casos de câncer por ano. Ainda assim, sabemos muito pouco sobre o *modo* como os vírus estão envolvidos em todos esses casos e sobre como tratar com eficácia as doenças que eles causam.

Neste livro, Anthony apresenta conceitos inovadores sobre as doenças da tireoide e revela que a sua causa primordial é o EBV. Ele derruba muitos dos mitos sobre a tireoide que você deve ter ouvido falar e oferece respostas brilhantes, ou melhor, iluminadoras. Os suplementos, as dicas sobre alimentação, as ervas e as técnicas para tratar a tireoide são excepcionais e valiosíssimas. Anthony afirma que não precisamos ter um distúrbio da tireoide, e eu concordo plenamente com ele. Desde que li *Tireoide Saudável,* expandi a minha abordagem e os tratamentos de doenças tireoidianas, com resultados gratificantes para os pacientes.

Obrigada, querido Anthony, por usar seus dons extraordinários e abençoados para ajudar aqueles que sofrem. Sou grata por sua coragem, sua dedicação e sua generosidade em servir à humanidade. Espero que todos, inclusive a classe médica em peso, ouça a sua voz e a voz que o guia!

Dra. Prudence Hall
Fundadora e diretora médica do
The Hall Center

NOTA AO LEITOR

As doenças crônicas atingiram níveis sem precedentes. Só nos Estados Unidos, mais de 250 milhões de pessoas estão doentes ou têm sintomas misteriosos. Essas pessoas vivem mal, sem ter uma explicação para tal, ou então as explicações que recebem são pouco convincentes ou as fazem se sentir ainda pior. Talvez você seja uma dessas pessoas. Nesse caso, pode confirmar que a ciência médica ainda não sabe o que está por trás da epidemia de sintomas misteriosos e de todo esse sofrimento.

Quero deixar claro que respeito a boa ciência médica. Há médicos, cirurgiões, enfermeiros, técnicos, pesquisadores e químicos, entre outros, extremamente competentes e talentosos, que fazem um excelente trabalho tanto na medicina tradicional como na medicina alternativa. Já tive o privilégio de trabalhar com alguns deles. Agradeço a Deus por esses profissionais generosos e humanos. Aprender a entender o nosso mundo por meio de pesquisas sistemáticas e rigorosas é uma das atividades mais nobres que existem.

Assim como qualquer atividade humana, a medicina é um processo dinâmico. Ela está em constante evolução, e teorias que um dia parecem ser definitivas no outro estão obsoletas. Isso mostra que a ciência ainda não tem todas as respostas.

Há mais de cem anos esperamos que a comunidade médica esclareça os problemas de tireoide. Não dá para esperar outros dez, vinte, trinta anos ou mais para que as pesquisas científicas encontrem as verdadeiras respostas. Se você está preso a uma cama, mal consegue chegar ao fim do dia ou se sente perdido em relação à sua saúde, não deveria passar nem mais um dia assim, muito menos outra década. Tampouco deveria ver seus filhos passarem pela mesma situação, como acontece com milhões de pessoas.

É por isso que o Espírito do Altíssimo, expressão divina da compaixão, entrou em minha vida quando eu tinha 4 anos de idade: para me ensinar a entender as verdadeiras causas do sofrimento das pessoas e a transmitir essas informações ao mundo. Se quiser saber mais sobre a minha história, leia *Médium Medico – Os segredos por trás de doenças crônicas e misteriosas e como finalmente se curar*. Em poucas palavras, o Espírito fala constantemente ao meu ouvido, com clareza e precisão, como um amigo que estivesse ao meu lado descrevendo os sintomas de todos os que estão à minha volta. O Espírito também me ensinou, desde que eu era pequeno, a visualizar "imagens diagnósticas" das pessoas, como imagens de ressonância magnética de alta resolução, que revelam bloqueios, doenças, infecções, áreas afetadas e problemas passados.

Nós vemos você. Sabemos o que está se passando e não queremos que continue a sofrer por mais um minuto sequer. Meu trabalho consiste em lhe transmitir essas informações, a fim de que você consiga sair desse mar de confusão – o ruído e a retórica dos modismos e das tendências atuais na área da saúde –, para recuperar a saúde e viver a sua vida como lhe aprouver.

O material apresentado nestas páginas é autêntico, o que há de melhor para você. Este livro não é como os outros livros sobre saúde. Ele contém tantas informações que pode ser que você queira relê-lo para ter certeza de que absorveu todas elas. Algumas dessas informações parecerão ser o oposto daquilo que você ouviu até agora, outras serão semelhantes às fornecidas por outras fontes, com diferenças sutis e acentuadas. O ponto em comum é que é a verdade. Não se trata de uma teoria reciclada ou que ganhou nova roupagem para parecer nova. As informações aqui contidas não são provenientes de grupos de interesse, financiamento médico atrelado a condições, pesquisas malfeitas, lobistas, propinas internas, sistemas de crenças persuasivos, grupos privados de influenciadores, subornos da área da saúde ou arapucas da moda.

Os obstáculos mencionados acima impedem que a medicina e as pesquisas científicas avancem a passos largos na compreensão das doenças crônicas. Quando fontes externas têm um interesse velado em obscurecer algumas verdades, tempo e dinheiro preciosos investidos em pesquisa são gastos em áreas improdutivas. Algumas descobertas que representariam verdadeiros avanços no tratamento de doenças crônicas são ignoradas e não recebem financiamento. Dados científicos que consideramos irrefutáveis podem, na realidade, ser distorcidos, contaminados, manipulados e depois tratados como verdade absoluta por outros especialistas em tireoide, apesar de serem inerentemente incorretos.

Nas próximas páginas, junto aos fatos e números sobre doenças da tireoide, você não vai encontrar citações ou referências a estudos científicos realizados por fontes não confiáveis. Não precisa ficar com receio de que essas informações sejam desmentidas ou suplantadas, como no caso de outros livros sobre saúde, porque todas as informações que apresento aqui são provenientes de uma fonte pura, inalterada, avançada e limpa – uma fonte superior: o Espírito da Compaixão. Nada tem maior poder de cura que a compaixão.

Se você só acredita no que diz a ciência, saiba que eu também gosto da ciência. Saiba ainda que atualmente a ciência e a tireoide estão muito distantes uma da outra. A tireoide ainda é um mistério para a medicina. Os estudos científicos sobre essa glândula são vagos e não fornecem respostas conclusivas sobre a causa das doenças da tireoide. Ao contrário de muitas outras áreas da ciência, que se baseiam fortemente em pesos e medidas, o pensamento científico sobre a tireoide ainda é totalmente teórico; e as teorias atuais contêm muito pouca verdade, o que explica o fato de tantas pessoas ainda terem doenças da tireoide. O conhecimento científico e a tireoide ainda não têm muito em comum, estão claramente divididos.

Houve uma época em que vivíamos sob o princípio da autoridade. Diziam-nos que a Terra era plana e que o Sol girava em torno dela, e nós acreditávamos. Essas teorias não eram fatos, mas as pessoas as consideravam como tal. As pessoas daquela época não achavam que a vida era atrasada; a vida era assim. Qualquer um que se opunha ao *status quo* parecia maluco. Depois, houve uma mudança de paradigma na ciência. Os pesquisadores e pensadores que não se contentavam em acreditar cegamente em um "fato" por fim demonstraram que a análise podia abrir as portas para uma compreensão muito mais profunda e mais verdadeira do nosso mundo.

Hoje a ciência se tornou a nova autoridade. Em alguns casos, isso salva vidas. Por exemplo, hoje os cirurgiões usam instrumentos esterilizados, pois conhecem os riscos de contaminação que os cirurgiões antigos não conheciam. Mas não é por causa de alguns avanços que podemos parar de fazer perguntas. Está na hora de ocorrer uma nova mudança de paradigma. "Because Science", canal sobre ciências do YouTube, não é uma resposta satisfatória quando se trata de doenças crônicas. É *boa* ciência? Quem a financiou? A amostra era suficientemente diversificada? Suficientemente grande? Os controles foram realizados de maneira ética? O número de fatores analisados era suficiente? Os instrumentos de medição eram avançados? A análise dos resultados contradiz os próprios números? Houve algum viés? Houve alguma influência sobre os resultados?

Sejamos honestos. Às vezes a ciência atual apresenta "rachaduras" até mesmo nas áreas que consideramos concretas. Se você já ouviu falar em *recall* de próteses de quadril ou telas para hérnia, sabe do que estou falando. Esses são itens tangíveis projetados de acordo com padrões científicos precisos e submetidos a testes rigorosos antes de serem colocados em uso, e nem mesmo esse processo altamente científico foi suficiente. Alguns produtos apresentaram problemas imprevistos, e uma área da ciência que parecia inquestionável mostrou-se falível. Pense, então, nas incertezas que a ciência ainda tem em relação à tireoide e suas verdadeiras funções. A tireoide não é um dispositivo que pode ser manuseado, medido e analisado. É uma parte ativa do corpo humano, e todos nós sabemos que o corpo humano é um dos maiores milagres e mistérios da vida. Reiterando, a ciência é uma atividade humana e um trabalho em andamento, inclusive de decodificação do corpo humano. Ela requer vigilância, receptividade e adaptabilidade constantes para continuar evoluindo.

Se você nunca teve um problema de saúde, nunca sofreu durante anos sem encontrar respostas para a sua doença ou tem uma grande convicção em determinado sistema de crenças médicas, científicas ou nutricionais relacionadas à tireoide, espero que leia os capítulos deste livro com curiosidade e com o coração aberto. O significado que está por trás da atual epidemia das doenças da tireoide é muito maior do que se imagina. As informações sobre tireoide que você está prestes a ler são diferentes de tudo o que já viu antes e ajudaram

dezenas de milhares de pessoas ao longo das últimas décadas.

Desde que comecei a transmitir as informações do Espírito, tive a graça de ver que elas fizeram a diferença na vida dessas pessoas. Com a publicação da série O Médium Médico, essas informações alcançaram o mundo todo e ajudaram outros milhares de pessoas, o que me deixou bastante comovido.

Percebi também que algumas dessas mensagens foram manipuladas por alguns indivíduos inescrupulosos que tiram proveito do sofrimento alheio para ganhar notoriedade.

Não é assim que o dom que recebi deve ser usado. Fico feliz quando as pessoas assimilam totalmente as minhas informações sobre saúde e as disseminam de modo amplo para ajudar o próximo. Sou muito grato por isso. O problema é quando elas são adulteradas, distorcidas e misturadas com informações incorretas, modificadas apenas o suficiente para parecerem originais ou então roubadas de maneira descancarada e atribuídas a fontes aparentemente críveis, porém distantes da verdade. Digo isso porque quero que você saiba proteger a si próprio e aos seus entes queridos de orientações erradas.

Este livro não é uma repetição de tudo o que você já leu. Ele não afirma que a tireoide está por trás de todos os seus problemas de saúde nem recomenda uma nova versão da dieta hiperproteica da moda para controlar os sintomas. Essas informações são novas, representam uma perspectiva inteiramente nova sobre os sintomas que atrapalham a vida de tantas pessoas e sobre como eliminá-los.

Eu entendo que você possa estar receoso. Nós reagimos, julgamos, é isso que fazemos. Esse é um instinto que nos protege em determinadas circunstâncias ao longo de toda a nossa vida. Nesse caso, espero que você reconsidere. Caso contrário, não saberá a verdade e perderá a oportunidade de se ajudar e de ajudar outras pessoas.

Portanto, coloque o cinto de segurança e venha comigo. Estamos nisso juntos e quero que você se torne o novo especialista em saúde da tireoide. Obrigado por me acompanhar nesta jornada de cura e por ler este livro. O fato de saber a verdade mudará tudo para você e para aqueles que estão à sua volta.

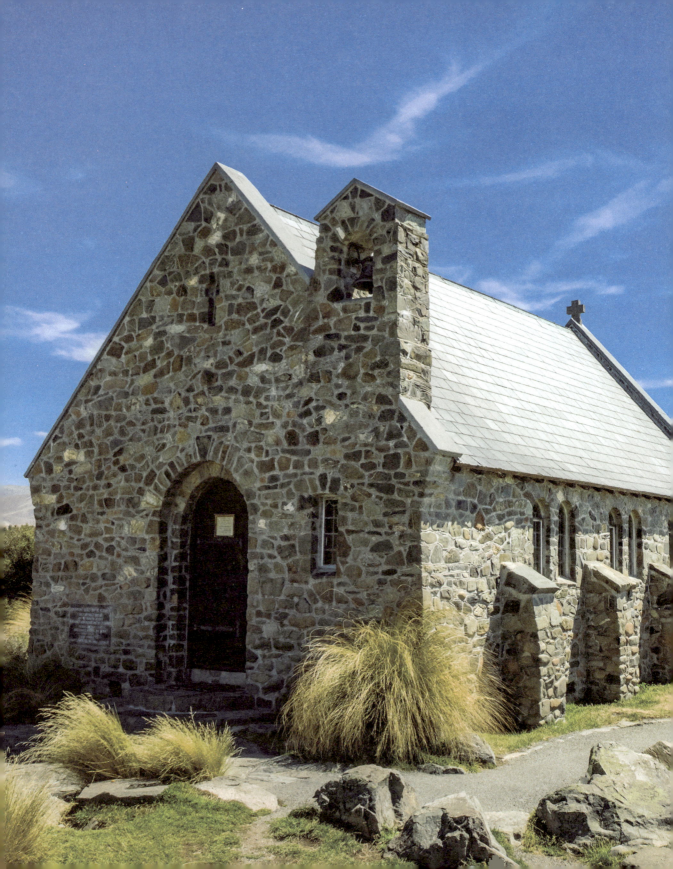

PRIMEIRA PARTE

REVELAÇÕES SOBRE A TIREOIDE

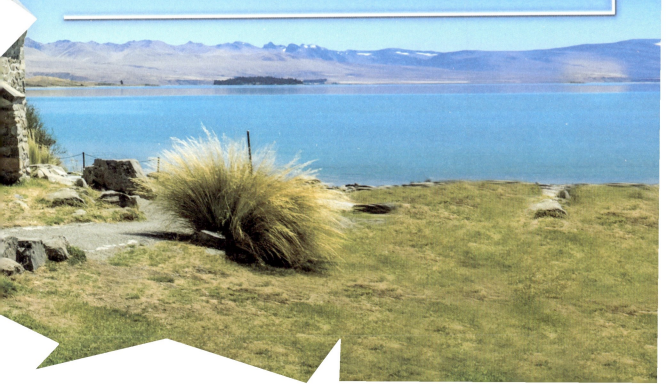

CAPÍTULO 1

A Verdade Sobre a Tireoide

Hoje é o grande dia. Você se levanta cedo, arruma-se bem, toma um café da manhã reforçado e deixa um recado para a sua chefe dizendo que vai chegar mais tarde. No carro, a caminho do consultório médico, tem uma ponta de esperança de que, da próxima vez em que pegar no volante, terá mais controle sobre a sua vida. Pode ser que finalmente descubra por que perde o sono, não consegue controlar o peso, sente-se confuso, tem queda de cabelo ou está sempre cansado. *Até que enfim, pensa, vou entender o porquê dos fogachos, das mãos e dos pés frios, das unhas quebradiças, da pele seca, das palpitações, das pernas inquietas, dos esquecimentos, das moscas volantes, da fraqueza muscular, das flutuações hormonais, da tontura, do formigamento e da dormência, do zumbido no ouvido, das dores, da ansiedade e da depressão.* Na sala de espera, mal consegue se concentrar na revista que está folheando enquanto aguarda ser chamado. Chega o momento. Você é conduzido ao consultório, onde se senta e tenta respirar lentamente. Depois de alguns minutos, o médico entra, conversa um pouco sobre amenidades e dá o seu veredito: "Você tem tireoidite de Hashimoto".

Você sente um certo alívio ao ver que o mal que o aflige tem nome... mas esse termo não esclarece muito sobre o problema. "O que é isso?", você pergunta. "Os exames de sangue que acabamos de receber mostram uma quantidade elevada de anticorpos antitireoidianos. Com os níveis altos de hormônio tireoestimulante, ou TSH, o aumento da sua tireoide revelado no último exame e seus sintomas de hipotireoidismo, tudo indica que seu sistema imunológico está confuso. Isso se chama resposta autoimune e significa que o seu organismo está atacando a sua tireoide como se ela fosse um corpo estranho. Está provocando a inflamação da glândula e destruindo-a ao longo do tempo, reduzindo pouco a pouco a função tireodiana."

O alívio desaparece no momento em que você imagina que essa pequena e inocente glândula localizada no seu pescoço está sendo atacada por seu próprio sistema imunológico. Você chega quase a desejar que esse diagnóstico fosse como um par de sapatos comprado pela internet que você pudesse devolver ao perceber que está apertado. *Este sapato não me serve*, você escreveria na etiqueta de devolução e ficaria livre para procurar um sapato mais confortável. Em vez disso, você tenta encarar a realidade. "Como isso foi acontecer?".

"Pode ser que você tenha predisposição genética à autoimunidade, desencadeada por fatores ambientais como bactérias, alimentação ou estresse."

"Mas, por que motivo o organismo atacaria a si próprio? Por que ficaria confuso?"

"Bem, não se sabe a causa exata da doença autoimune", o médico diz com um sorriso solidário. "Mas as pesquisas estão avançando dia a dia. Agora vamos falar sobre a medicação."

Ao sair do consultório, não é controle o que você sente, mas sim traição. Como o seu próprio corpo pode tê-lo decepcionado tanto? O que você fez de errado para merecer um sistema imunológico destrambelhado assim? Você não sabe mais em quem confiar, uma vez que não pode confiar nem em seu próprio corpo.

Talvez esse cenário não descreva exatamente a história da sua tireoide. Talvez seu diagnóstico tenha sido o de doença de Graves – uma doença autoimune caracterizada por hiperatividade da tireoide, diz o médico.

Quem sabe ele tenha dito que você tem hipotireoidismo primário, ou seja, produção insuficiente de hormônios tireoidianos, um distúrbio que pode ser detectado por meio de exame de sangue ou intuído por um médico funcional que consegue reconhecer os sinais. Ou então que você tem um nódulo, um cisto ou até mesmo um tumor na tireoide. Quando você pergunta por que isso aconteceu, o médico responde que talvez você esteja envelhecendo prematuramente – um comentário desalentador, sobretudo se você estiver na casa dos 20 ou dos 30 anos de idade.

Talvez o médico não se atenha ao diagnóstico tireoidiano. Em vez de doença de Hashimoto ou Graves, hipotireoidismo, hipertireoidismo, tireoidite ou tumores, talvez ele diga que você tem doença de Lyme, artrite reumatoide (AR), fibromialgia ou que está passando pela perimenopausa ou menopausa. Outros, em tom de brincadeira, diriam que você é um "caso perdido", ou hipocondríaco, o que o deixaria muito magoado, pois tudo que você quer é se ver livre do problema. Parece que ninguém lhe dá ouvidos de verdade.

Pode ser que, na primeira vez que você foi ao médico, não houvesse nada de errado em seus exames laboratoriais ou em seu exame físico. E, depois de passar por vários outros profissionais para tentar encontrar uma explicação, porém sem sucesso, você começou a perder a confiança nos médicos e em si mesmo. Convencido de que os sintomas estavam todos na sua cabeça, começou a ler o que havia de mais recente na literatura especializada e tirou suas próprias conclusões sobre a própria saúde. Tentou mudar sua alimentação e sentiu um certo alívio, embora cada dia seja uma luta; você ainda não é o mesmo.

Talvez você estivesse nervoso demais para ir ao médico falar sobre seus sintomas de cansaço, ansiedade, confusão mental (*brain fog*)* e tonturas. Depois de ler alguns artigos sobre a tireoide, ficou pensando se poderia ser a causa dos seus problemas.

Pode ser também que um amigo ou familiar tenha sintomas persistentes e inexplicáveis ou um problema de tireoide já diagnosticado. E, como você acompanha de perto o sofrimento causado por essa doença crônica, gostaria de poder fazer alguma coisa para ajudá-lo.

Ou talvez você seja um médico que fica com o coração partido ao ver pacientes e mais pacientes sofrendo de dor ou desconforto crônicos. Você se mantém a par das

novas teorias sobre autoimunidade e saúde tireoidiana. Você lê nas entrelinhas dos sintomas, não aceita os resultados dos exames de sangue como resposta definitiva, oferece aos pacientes os recursos mais recentes para tratar doenças crônicas e observa quando a medicação não proporciona alívio, o tempo todo esperando o estudo revolucionário que solucionará todos os mistérios da tireoide de uma vez por todas.

Se a sua experiência é semelhante a qualquer um dos cenários acima, saiba que você não é o único – milhões de pessoas apresentam os misteriosos sintomas que os médicos começaram a associar com doença da tireoide. Embora a sua história seja única e só você saiba o que tem passado, você faz parte de um grupo valente e incansável que não vai se contentar com nada menos do que a verdade sobre a saúde da tireoide.

Apesar das dificuldades da sua experiência individual, você segue em frente. Não importa quantas vezes tenha ouvido que na doença autoimune o corpo ataca a si mesmo, não importa quantos especialistas tenham dito que os problemas de tireoide são genéticos, não importa quantas pessoas tenham duvidado do seu sofrimento ou que você tenha duvidado de si mesmo ou se perguntado se tem se esforçado o suficiente, você tem uma sensação incômoda de que há alguma coisa errada.

Por que o seu corpo atacaria a si próprio? Se os problemas de tireoide são

---

* Brain fog", também conhecido como "névoa mental", é um termo não oficial usado para descrever uma disfunção cognitiva caracterizada por confusão, esquecimento, dificuldade de concentração e falta de clareza mental. (N.T.)

genéticos, por que se disseminaram apenas nas gerações recentes? Como é possível que todo o seu sofrimento físico esteja na sua cabeça ou seja algum tipo de retaliação cósmica?

Você acha que deve haver outra explicação. Deve haver revelações que façam sentido – no fundo, você sabe disso.

E você está certo.

O JOGO DA CULPA

Fique tranquilo, seus sintomas e sua doença não são culpa sua.

Entendeu? Eu vou repetir, pois o condicionamento na direção oposta é muito forte: *seus sintomas e sua doença não são culpa sua.*

Você não criou a sua doença. Você não a atraiu nem a manifestou. Não a imaginou. Você não está doente porque é louco, preguiçoso, deficiente, não tem força de vontade ou está entediado. Você não provocou seus sintomas por ter pensamentos errados ou medo excessivo. Você não vem de uma linhagem familiar imperfeita. Você não está inconscientemente impedindo a sua cura porque, no fundo, quer estar doente para ser o centro das atenções. Seu sofrimento não é uma punição de Deus ou do universo, tampouco um karma por algo que você fez nesta ou em outra vida.

Do mesmo modo, seu corpo não o decepcionou. Os sintomas e as doenças da tireoide não indicam que seu corpo está se rebelando contra você. Ele nunca trairia você. Tudo o que ele faz é trabalhar dia e noite para lhe dar suporte – porque o *seu corpo ama você incondicionalmente.*

As informações mais avançadas sobre a tireoide ainda não levam em consideração essas verdades fundamentais. Por quê? Porque vivemos em uma sociedade que costuma atribuir culpas. Como seres humanos, tentamos preencher os espaços em branco, tenhamos ou não a solução certa. Uma coisa são os mistérios do universo – se não temos respostas sobre tempo ou espaço, em geral conseguimos conviver com isso aguardando que as respostas surjam ao longo das gerações. Por outro lado, quando se trata de algo desconhecido que afeta a nossa vida cotidiana – digamos, na forma de dores e desconfortos –, a falta de respostas tende a nos angustiar.

Quando algo dá errado, queremos obter uma explicação o mais rápido possível. Por exemplo, quando um trabalho é feito de maneira errada em uma empresa, todo mundo quer saber imediatamente de quem foi a culpa. Isso se baseia em princípios nobres: responsabilidade e prestação de contas. Quanto mais rápido obtivermos as respostas, pensamos, melhor será para evitarmos erros semelhantes no futuro.

Mas e se colocarmos a culpa na pessoa errada? O que acontece se, na pressa de descobrir por que os dados da planilha estavam distorcidos, um gerente especula que foi você, o CEO, que deu instruções incorretas? E se, daí em diante, durante anos ninguém mais confiasse em você, nem você mesmo? Pode ser que, estranhamente, todos se sintam melhor por ter como explicar por que um trabalho saiu errado.

Mas e se não for a resposta correta? E se a verdade é que você tinha dado instruções corretíssimas e a sua equipe é que deveria ter percebido que o problema era causado por um vírus no computador?

Essa é a realidade das doenças tireoidianas neste momento. A ideia de não haver uma explicação para a dor crônica de uma grande parcela da população vai contra a imagem de competência e seriedade que a classe médica sente que tem o dever de manter. E, na falta de respostas, as pesquisas elaboram teorias como autoimunidade que colocam a culpa no organismo. Esses equívocos médicos são os *Grandes Erros* da doença crônica, que serão analisados em detalhes na Segunda Parte deste livro. São erros bem-intencionados: a medicina quer dar uma explicação para sua insônia, seu aumento de peso incontrolável ou seu cansaço intenso para que você não fique sem respostas.

O problema é que essas teorias costumam se disseminar rapidamente, e quando uma teoria é repetida com frequência e permanece vigente por muito tempo, ela é tomada como fato. Assim, as pesquisas médicas partem da pressuposição de que a teoria de autoimunidade é correta e continuam analisando as diferentes razões pelas quais o sistema imunológico atacaria a tireoide. Isso não levará a resposta alguma, pois na doença autoimune não é o organismo que ataca a si próprio – tampouco as doenças da tireoide são uma simples questão de envelhecimento, genética, pensamentos errados, fixação em certas emoções ou alimentos que provocam inflamação.

Receber um diagnóstico de doença tireoidiana é difícil em qualquer idade. Receber vários diagnósticos é ainda pior; assim como ter sintomas misteriosos e não poder dar um nome para o que está acontecendo com sua mente e seu corpo.

Quando você é mais velho, essa pode parecer uma situação injusta. Logo quando você começa a ter menos obrigações e deveria ter a possibilidade de curtir a vida, surgem esses sintomas para atrapalhar.

Se você está na casa dos 30, 40 ou 50 anos de idade, um problema de tireoide pode fazer você sentir que está envelhecendo antes da hora. A vida que batalhou tanto para construir – sua família, sua carreira – de repente parece que pode desmoronar. Você fica preocupado pensando em como poderá cuidar de todos aqueles que estão sob a sua responsabilidade e continuar fazendo tudo o que tem a fazer.

E, se você está se tornando um adulto, o surgimento dos sintomas parece uma prisão perpétua. No começo do casamento ou da carreira, ou antes mesmo de você ter tido tempo de formar uma família ou iniciar sua vida profissional, de repente é colocado de lado e se pergunta como é que conseguirá se sustentar ou iniciar e manter um relacionamento.

Em qualquer fase da vida, você já tem muito com o que se preocupar. A última coisa de que precisa é achar que é culpado pela própria doença, sobretudo porque isso está longe de ser verdade. Por isso, vamos tirar imediatamente o senso de culpa da equação. Vamos falar sobre as verdadeiras causas das doenças da tireoide para que você consiga finalmente descobrir como se curar.

O VÍRUS DA TIREOIDE

Espera-se que em duas ou três décadas os médicos tenham os exames e as respostas que lhe darão um verdadeiro alívio. Mas se você está sofrendo agora, duvido que possa esperar vinte ou trinta anos. Você já esperou demais. Já lutou demais. Já foi paciente demais. Finalmente chegou a hora de saber a verdade, de obter as respostas para as suas perguntas.

Se você recebeu o diagnóstico de tireoidite de Hashimoto, hipotireoidismo ou qualquer outro distúrbio da tireoide, é muito provável que não esteja recebendo o tratamento mais eficaz, porque, sem conhecer a verdadeira causa da doença, os médicos ainda não conseguem oferecer medicamentos que tratem o problema de fundo.

E se os resultados dos seus exames de tireoide foram normais, mesmo assim você pode ter uma tireoide hipoativa ou hiperativa, pois os exames de função tireoidiana ainda não são totalmente precisos.

Alguns médicos iluminados estão começando a se dar conta desse segundo ponto. Eles têm atendido tantos pacientes com os sintomas clássicos de hipotireoidismo, embora os exames não indiquem nada de anormal, que chegaram à conclusão correta de que o número de pessoas com problemas de tireoide é muito maior do que os diagnósticos tradicionais nos levam a crer. Para esses médicos, as doenças da tireoide são uma epidemia.

Infelizmente, até mesmo as informações mais avançadas sobre a tireoide de que dispomos hoje não são suficientes. E não é só isso, muitas são incorretas. Como as doenças da tireoide ainda são mal compreendidas, mesmo os livros mais recentes sobre a saúde da tireoide já estão obsoletos antes de chegarem às livrarias. Os especialistas entrevistados nos programas de TV ainda divulgam teorias que deveriam ser consideradas ultrapassadas.

Eu gostaria que já existissem respostas para você! Mas elas ainda não existem – e você precisa saber disso para não perder seu precioso tempo escrutinando as pesquisas existentes, que se baseiam em teorias de doença crônica que já deveriam ser consideradas obsoletas. Se um livro afirmar que a doença de Hashimoto e a doença de Graves acontecem porque o corpo está atacando a si próprio – que é o que dizem as publicações mais recentes –, é melhor considerá-lo uma antiguidade. As teorias sobre a tireoide também podem ser consideradas peças de colecionador, talvez um vislumbre de pensamentos ultrapassados. Elas não vão ajudar você neste momento.

Embora as informações encontradas em outras fontes tenham a intenção de ajudar, elas estão direcionando as pessoas para um caminho traiçoeiro. Mas por que se essas fontes estão finalmente se concentrando na tireoide? Por duas razões: (1) elas ainda se baseiam na premissa de que na doença autoimune o corpo ataca a si próprio, o que está longe de ser verdade, como veremos em detalhes mais adiante, e (2) quanto maior o foco na tireoide menos as pessoas estarão inclinadas a se afastar um pouco para ter uma visão do quadro como um todo.

E o quadro é muito mais amplo.

As teorias atuais só analisaram a isca, como o pato de madeira que o caçador coloca em um lago para atrair um bando de patos e, assim, criar um alvo fácil. Essa isca, o falso conceito de que a tireoide é responsável por inúmeras doenças, é uma distração. Se tirarmos o binóculo e formos para um ponto mais alto, veremos que existe um refúgio seguro para as aves que sabem procurar por ele, assim como você conseguirá salvar a si próprio e as pessoas que ama se procurar onde está a verdade sobre a tireoide.

A tireoide das pessoas está sendo atacada? Sim. A tireoide é um aspecto importante da saúde? Muito mais do que imaginamos. Uma tireoide comprometida é a razão de milhões de pessoas estarem doentes? Não.

Aqui está a verdade crucial que passa despercebida pelas publicações médicas, pela internet e pela literatura especializada mais recente. Um problema na tireoide não é a principal razão da doença de alguém. *Uma tireoide problemática é um sintoma a mais.*

As doenças da tireoide são muito maiores do que essa pequena glândula localizada no pescoço. Os distúrbios da tireoide não explicam a infinidade de problemas de saúde que uma pessoa pode ter; a tireoide não é a principal conexão que dá sentido a tudo. Trata-se de algo muito mais difuso no organismo, algo invasivo, responsável pela longa lista de sintomas atribuídos às doenças da tireoide: o *vírus da tireoide.*

Todo mundo que tem esse vírus comum já tem problemas de tireoide ou está prestes a ter. E o vírus não ataca apenas a tireoide. Quando chega a essa glândula, o vírus já está em seu terceiro estágio – e já causou danos à sua saúde em seus estágios anteriores, quer você tenha ou não sentido seus efeitos. O vírus causa muitos sintomas e quadros clínicos além dos associados à tireoide, e, na verdade, a origem de todos os seus problemas de saúde pode ser somente essa. Depois de atingir a tireoide, o vírus não se detém. Seu objetivo é avançar ainda mais e comprometer o sistema nervoso, causando dezenas de sintomas misteriosos e prejudicando ainda mais a sua saúde.

Porém, agora que você está tendo acesso à verdade contida neste livro, poderá detê-lo.

Nos próximos capítulos da Primeira Parte: "Revelações sobre a tireoide", falarei em detalhes sobre o vírus da tireoide – como ele age, como causa seus sintomas e o que você precisa saber se fez exames laboratoriais ou tomou medicamentos para tireoide. Na Segunda Parte: "Os grandes erros em seu caminho", analisarei os principais equívocos sobre doenças e sintomas crônicos – que dificultam a cura. Na Terceira Parte: "Ressureição da tireoide", você descobrirá um *kit* de recursos para a cura. Vou dizer o que você deve saber se sua tireoide foi removida, total ou parcialmente, como conter o avanço do vírus e os segredos para devolver à sua tireoide – e ao resto do seu corpo – a saúde e a vitalidade. Isso inclui um programa muito especial de "Reabilitação da tireoide em 90 dias", com receitas elaboradas para curar a tireoide.

Por fim, na Quarta Parte: "Segredos do sono", eu o ajudarei a chegar à raiz dos seus problemas de sono, como acordar durante a noite, não se sentir descansado ao se levantar pela manhã ou não conseguir pegar no sono ao se deitar. A insônia é citada com frequência como sintoma de problema da tireoide, quando, na verdade, vai muito além de uma tireoide comprometida. O sono ainda é um mistério para a medicina e é um componente tão importante da cura do vírus da tireoide e da preservação da saúde no futuro que merece uma seção aprofundada só para esse assunto. Nós todos merecemos dormir bem e ter um sono repousante, mas para isso temos de saber como decifrar o código.

O NOVO ESPECIALISTA EM TIREOIDE: VOCÊ

Neste livro você encontrará as respostas definitivas que há tanto tempo espera. São respostas de uma fonte superior sobre o que o levou a esse problema e como você poderá revertê-lo. Você já começou a jornada rumo à cura. Conhecer a verdade é o primeiro grande passo.

Quando chegar à última página, você terá um bom conhecimento sobre a tireoide, conhecimento esse que suplanta as teorias existentes. Você estará mais informado sobre a tireoide do que qualquer outra pessoa da área. Afinal, o que é um especialista em tireoide? É alguém com grande conhecimento sobre hipóteses? Ou é alguém que entende tudo sobre o assunto? Em breve, você entenderá o que está acontecendo com a sua tireoide – e com o resto do seu corpo – e será capaz de usar esse conhecimento para ajudar a se curar. *Você* será o especialista em tireoide.

Mas não acaba aqui. As pessoas vão testemunhar a sua transformação e perguntar qual é o seu segredo. No supermercado, na livraria, na internet ou entre amigos e familiares, você conseguirá direcionar outras pessoas a conhecerem a verdade sobre a tireoide. Você contribuirá para um verdadeiro movimento de cura. Seus conhecimentos ajudarão muitas pessoas, muito mais do que você imagina.

Agora, mãos à obra!

—— CAPÍTULO 2 ——

Fatores que Ativam o Vírus da Tireoide

Se você tem algum problema de tireoide, provavelmente já se perguntou: *Como foi que isso aconteceu? Por que eu? Por que agora?*

Tenho certeza de que, antes mesmo do surgimento de seus sintomas, de uma maneira ou de outra você já tinha enfrentado adversidades. Passamos por muitas coisas na vida: separações, traições, morte de entes queridos, doença na família, problemas financeiros, ferimentos etc. Desde jovem vejo as pessoas passarem por provações, dificuldades e perdas. Eu já vi o sofrimento e sei o quanto é difícil.

Então, um dia, como se já não bastasse, você começa a se sentir mal. A sua energia diminui, a calça jeans fica apertada, seu coração dispara sem motivo, seu cabelo cai aos tufos durante o banho, você sente calafrios e ondas de calor, seus músculos doem, você não consegue se concentrar ou a sua memória começa a falhar.

Talvez você tenha precisado abandonar o trabalho, interromper os estudos, negligenciar os cuidados dos filhos, perder amizades e oportunidades e se desesperado, pois a própria vida se transformou em uma luta diária.

Talvez o seu problema de tireoide tenha surgido em uma péssima hora, quando as coisas já estavam bastante difíceis, causando um desequilíbrio ainda maior na sua vida.

Ou talvez os sintomas tenham aparecido do nada. Tudo estava indo bem até que, de repente, a sua vida não era mais a mesma. De repente, você não era mais o mesmo.

Em ambos os casos, quando a doença parece ser a gota-d'água ou quando surge inesperadamente, podemos entender como as coisas chegaram a esse ponto pelos *fatores desencadeantes*. Trata-se de eventos, experiências emocionais, fatores ambientais e outras circunstâncias que podem fornecer ao vírus da tireoide o combustível de que ele precisa para ativar-se. Em outras palavras, para provocar um problema de saúde.

COMO FUNCIONAM OS FATORES DESENCADEANTES

Depois que alguém contrai o vírus da tireoide, o objetivo do vírus é passar da corrente sanguínea para os linfonodos, para órgãos como o fígado e a tireoide e, por fim, para o sistema nervoso central. Durante esse processo costuma haver períodos de latência e reativação, o que explica a alternância entre fases de melhora e piora no curso da doença. Em vários pontos ao longo do caminho, o vírus se esconde no organismo, multiplicando-se e esperando o momento certo para fazer o próximo movimento. E o que determina esses "momentos certos"? Os fatores desencadeantes.

Você se lembra da primeira vez em que sentiu que não era mais a mesma pessoa ou de quando seus sintomas, que antes conseguia controlar, pioraram? Isso aconteceu quando você estava passando por um grave problema financeiro, depois de um divórcio ou algum outro trauma ou após o parto? Esses são apenas alguns dos fatores comuns que podem fazer com que o vírus da tireoide passe do estado latente para o modo de ataque e cause um problema de tireoide. É mais ou menos como despertar um urso-pardo da hibernação.

O fato de o distúrbio da tireoide se manifestar quando você já está passando por um momento ruim não é mera coincidência. Isso não quer dizer que você tenha atraído a doença porque estava estressado – nem de longe. Tampouco que fragilizou inconscientemente o seu organismo com pensamentos negativos. O que acontece é que experiências intensas como essas desencadeiam respostas fisiológicas, como descargas hormonais – inclusive excesso de adrenalina – que, por sua vez, alimentam o vírus. Ao mesmo tempo, esses eventos sinalizam ao vírus que o sistema imunológico não está tão forte como antes e, portanto, esse é o momento ideal para atacar.

Existem fatores desencadeantes que não têm nada a ver com o estado emocional. Pode ser que você tenha removido várias restaurações dentárias metálicas, liberando mercúrio (um dos alimentos preferidos do vírus da tireoide) para a corrente sanguínea. Ou então tenha sido exposto a outro tipo de combustível para o vírus da tireoide, como inseticidas ou pesticidas, ou ao mofo, que enfraquece o sistema imunológico.

Se você ouviu dizer que os vírus simplesmente se autorreplicam, essa informação está errada. Não importa o que a medicina e as pesquisas científicas descobriram até agora, a verdade é que os vírus precisam de combustível para se reproduzir, na forma de hormônios, de toxinas ou de alguns dos alimentos que você consome (veja o

Capítulo 21: "Equívocos comuns e o que evitar").

Embora um único fator desencadeante possa ativar um vírus latente, pode ser também que vários fatores desempenhem um papel, talvez ao longo dos anos. Digamos, por exemplo, que a sua dificuldade tenha começado na infância, enquanto você sentia a pressão de seus pais ou cuidadores. Quando ficou mais velho, você teve alguns relacionamentos difíceis, sofreu um acidente de carro, passou a se alimentar mal e a ter insônia. Juntos, esses problemas tiveram um impacto negativo no seu organismo, e o vírus da tireoide, que você pode ter contraído em qualquer época da sua vida, no nascimento, no período escolar e até em uma refeição recente, encontrou uma oportunidade para atacar.

LISTA DE FATORES DESENCADEANTES

Ao ler esta lista dos fatores mais comuns que ativam o vírus da tireoide, veja se "acendem algumas lampadinhas". Será que a época do surgimento de seus sintomas começa a fazer sentido com base nessa nova perspectiva?

Lembre-se de que, talvez, você não tivesse consciência da presença de muitos desses fatores em sua vida. Pode ser que tenha sido exposto a pesticidas sem saber ou a outro tipo de desencadeante, como a limpeza de um carpete, ao qual não deu

grande importância; ou então pode ser que tenha tido uma carência nutricional que não foi detectada pelos exames de sangue.

Analisando esses fatores, você poderá começar a juntar as peças. Finalmente saberá por que foi acometido pela doença em determinado momento. Os fatores estão listados em ordem de prevalência, dos mais comuns para os menos comuns.

1. **Mofo:** A exposição prolongada ao mofo, ou bolor, em um local onde você passa muitas horas por dia, como a casa ou o escritório, pode debilitar o seu sistema imunológico, permitindo que o vírus da tireoide se aproveite dessa situação.

2. **Restaurações dentárias à base de mercúrio:** Se você tem restaurações metálicas (chamadas também de *obturações prateadas*), tenha cuidado na hora de removê-las. O mercúrio contido nas restaurações geralmente é estável no local onde se encontra, mas o processo de remoção pode acabar fazendo com que o mercúrio tóxico entre na corrente sanguínea, alimentando o vírus. Se quiser substituir suas restaurações metálicas, peça que sejam removidas uma de cada vez.

3. **Mercúrio em outras formas:** Como o mercúrio é um dos alimentos preferidos do vírus da tireoide, evite-o em

qualquer forma. Por exemplo, o consumo frequente de frutos do mar, sobretudo de peixes grandes como atum e meca, que contêm quantidades significativas de mercúrio, pode fazer com que o sistema imunológico seja forçado além do seu limite e causar uma infecção pelo vírus da tireoide. O mercúrio também costuma ser transmitido para os descendentes, passando de uma geração para outra e provocando problemas de saúde que são confundidos com problemas genéticos. Tenha cuidado com a sua atual exposição: ainda hoje somos vulneráveis ao contato com mercúrio. Pesquise sobre o assunto e fique atento àquilo que é oferecido a você, aos seus filhos e à sua família de modo geral.

4. **Carência de zinco:** A carência de zinco também pode ser herdada e piorar ao longo das gerações. Se seus níveis de zinco forem particularmente baixos, você poderá ficar suscetível ao vírus da tireoide.

5. **Carência de vitamina B$_{12}$:** Mesmo que seu exame de sangue mostre níveis normais de vitamina B$_{12}$, isso não significa que ela esteja sendo absorvida onde precisa ser absorvida no organismo. O sistema nervoso central, o fígado ou outros órgãos ainda podem ter uma grande carência dessa vitamina, permitindo a proliferação rápida do vírus da tireoide.

6. **Pesticidas e herbicidas, inclusive DDT:** A exposição a gramados, jardins, parques e campos de golfe pulverizados com esses produtos pode prejudicar o organismo e fornecer ao vírus da tireoide as toxinas que contribuem para a sua proliferação. Pesticidas e herbicidas, principalmente o DDT, também podem ser passados de geração para geração, outra herança que costuma ser confundida com problema genético.

7. **Inseticidas em casa:** Os *sprays* contra moscas, formigas, baratas e outros venenos usados para matar insetos são tóxicos para você também. As toxinas podem se acumular em seus órgãos, contribuindo para o desenvolvimento de quadros como depressão, além de ativar o vírus da tireoide.

8. **Luto na família:** Qualquer tipo de trauma emocional pode enfraquecer o sistema imunológico e fazer com que as glândulas adrenais liberem hormônios associados a emoções "negativas", que podem estimular os vírus. A morte de um ente querido é um dos fatores que ativam o vírus da tireoide.

9. **Desilusão amorosa ou traição:** Um divórcio difícil, um rompimento amoroso e uma traição também são eventos que

enfraquecem o sistema imunológico e levam à produção de hormônios, criando um ambiente propício ao vírus.

10. **Cuidar de uma pessoa querida que está doente:** É muito doloroso tanto assistir ao sofrimento de uma pessoa que amamos como cuidar dela e, às vezes, chegamos a sentir sua dor. Essa é outra experiência que pode enfraquecer o sistema imunológico e fortalecer o vírus da tireoide.

11. **Medicamentos "favoráveis" ao vírus:** Antibióticos e benzodiazepínicos podem enfraquecer o sistema imunológico e alimentar o vírus da tireoide. Se você suspeita que tem o vírus, peça para que seu médico reavalie os medicamentos que você está tomando.

12. **Excesso de medicamentos:** Altas doses de medicamentos, sobretudo administradas simultaneamente, podem criar um coquetel devastador para o sistema imunológico, abrindo as portas para um ataque viral. Se seus medicamentos foram receitados por vários médicos, faça com que todos eles sejam informados de tudo o que você está tomando e verifiquem se as doses estão corretas.

13. **Alterações hormonais:** Uma grande mudança hormonal, como a que ocorre na puberdade, na gestação e no parto, pode nutrir o vírus da tireoide com um de seus alimentos preferidos: os hormônios. Em grande quantidade na corrente sanguínea, esses hormônios podem dar ao vírus da tireoide o combustível de que ele tanto precisa para se desenvolver. No pico de uma mudança hormonal, o sistema imunológico também pode ficar comprometido, o que confere uma vantagem ao vírus da tireoide. É por isso que muitos adolescentes e muitas mães de primeira viagem adoecem repentinamente.

14. **Abuso de drogas:** Drogas ilegais que contêm determinadas toxinas podem desequilibrar o sistema imunológico e contribuir para uma infecção pelo vírus da tireoide.

15. **Problemas financeiros:** Quando você está com medo de perder a sua casa ou o seu emprego e de não conseguir pagar suas contas ou quando precisa arrumar um trabalho extra para cobrir despesas inesperadas, pode ser dominado por emoções negativas. Essas experiências estão impregnadas por medo do fracasso, medo da morte, baixa autoestima e vergonha e podem diminuir a capacidade do sistema imunológico de se defender da infecção do vírus da tireoide.

16. **Lesões físicas:** Um tornozelo torcido, uma perna quebrada, um acidente de carro, outro trauma ou outra lesão

física podem debilitar o organismo e levar o vírus da tireoide a sair do estado de latência e se tornar ativo. Se há necessidade de cirurgia é ainda melhor para o vírus, pois o procedimento geralmente requer o uso de antibióticos.

17. **Limpeza profissional de tapetes e carpetes:** Muitos tapetes contêm toxinas, e as soluções de limpeza de tapetes contêm substâncias químicas sintéticas altamente tóxicas – portanto, o processo de "limpeza" adiciona veneno em cima de veneno. Respirar esses vapores durante horas todos os dias pode enfraquecer o sistema imunológico e alimentar o vírus da tireoide. Se você for muito sensível, analise a possibilidade de eliminar o uso de tapetes. Ou, então, opte por tapetes ecológicos, soluções de limpeza orgânicas e/ou um moderno serviço de limpeza e higienização ecológica de tapetes e carpetes.

18. **Tinta fresca:** A tinta fresca enche o ar de vapores tóxicos. Se você ficar em uma casa ou em um escritório recém-pintados e sem boa ventilação, as toxinas acabarão enfraquecendo o seu sistema imunológico e ativando o vírus da tireoide. Escolha sempre tintas sem compostos orgânicos voláteis (COVs) ou tintas com baixo teor desses compostos e, mesmo assim, faça com que o local seja bem arejado se for passar muito tempo no ambiente fechado.

19. **Nadar no verão:** As algas vermelhas que se acumulam em lagos e ao longo da costa nos meses de calor reduzem os níveis de oxigênio da água, estimulando assim a proliferação de bactérias que, por sua vez, enfraquecem o sistema imunológico e ativam o vírus da tireoide. Se você está pensando em nadar, fique atento aos sinais de maré vermelha.

20. **Escoamento superficial:** O escoamento de chorume de velhos lixões e de outras fontes tóxicas pode conter metais pesados e outras substâncias nocivas que escorrem para lagos vizinhos, sobretudo durante as altas temperaturas do verão. Se você nadar nesses lagos contaminados ficará exposto a toxinas e reduzirá a capacidade do seu sistema imunológico de combater o vírus da tireoide.

21. **Insônia:** Qualquer problema prolongado de sono perturba o organismo e, com o tempo, pode fazer com que o vírus da tireoide seja ativado. (Problemas virais também podem ser a *causa* de distúrbios do sono. Para saber mais sobre insônia e como combatê-la, veja a Quarta Parte deste livro: "Segredos do sono".)

22. **Picadas/ferroadas de insetos:** Picadas de aranha, abelha e carrapato, entre outras, podem deixar veneno ou um fragmento do inseto na pele, que fica infectada. Essa infecção, por sua vez, pode enfraquecer o sistema imunológico. Se você tiver o vírus da tireoide e for o momento perfeito, o vírus pode aproveitar a oportunidade para se estabelecer em seu organismo.

A VERDADE SOBRE OS FATORES DESENCADEANTES

Espero que a simples leitura desta lista tenha lhe ajudado a perceber quais são as suas circunstâncias específicas. Se você souber qual é a causa da sua doença, estará no caminho certo para a cura. Se descobrir por que ficou doente neste momento da sua vida, voltará a ter o poder em suas mãos.

Se você já consultou diversos médicos ou leu muita coisa sobre a saúde da tireoide, provavelmente sabe que os especialistas suspeitam que alguns desses fatores estejam envolvidos nas doenças da tireoide. Talvez tenha ouvido dizer que alguns deles são a verdadeira origem dessas doenças. Quero deixar bem evidente que esses fatores não devem ser considerados as causas dos sintomas do vírus da tireoide. Não importa o que você tenha ouvido falar, nenhum desses fatores é a razão subjacente da sua doença. Além disso, a doença não é culpa sua nem da vida que você leva.

Um fator desencadeante é apenas um fator desencadeante. Repito: *um fator desencadeante é apenas um fator desencadeante*. Para começar, para que o vírus da tireoide seja ativado ele tem de estar em seu organismo. (No próximo capítulo você saberá como é fácil contrair o vírus.) Vamos fazer a seguinte analogia: o vírus da tireoide é o fogo. O fator desencadeante nada mais é do que gasolina lançada sobre as chamas, que alimenta o fogo e faz com que ele se propague mais rapidamente.

É por isso que marido e mulher podem ser expostos diariamente ao mesmo nível de mofo, por viverem na mesma casa, e o marido estar muito bem de saúde, mas a mulher encontrar-se acamada, deixando perplexos tanto os especialistas em mofo como os profissionais de saúde. Nesse exemplo, a mulher tem o vírus da tireoide em seu organismo e o mofo o ativou, enquanto o marido não tem. Pode ser também que uma família de cinco pessoas seja exposta diariamente ao mofo e apenas três de seus membros fiquem doentes. Esses três têm o vírus da tireoide no organismo, e o mofo fez com que ele fosse ativado e causasse problemas de saúde. Se todos os membros da família ficarem doentes, por outro lado, é sinal de que todos têm o vírus da tireoide. É verdade que algumas variedades de mofo são tão tóxicas que qualquer pessoa exposta a elas ficará doente. Em geral, se uma pessoa exposta a esse mofo tóxico (em casa, no escritório, no carro ou em outro local qualquer) ficar mais doente que outras que foram submetidas à mesma exposição, isso quer dizer que ela tem o vírus da tireoide e que o mofo debilitou o seu sistema imunológico, dando oportunidade para o vírus atacar.

Embora o que chamo de "vírus da tireoide" às vezes apareça em discussões médicas sobre problemas de tireoide, esse agente patogênico extremamente comum não é identificado pela comunidade médica como o vírus da *tireoide*. O vírus ainda é considerado secundário nas doenças da tireoide; ninguém percebe que ele ataca essa glândula, causando todo tipo de transtorno. Observadores notaram apenas que algumas pessoas com problemas de tireoide também têm o vírus e aventaram a hipótese de que os dois eventos possam estar vagamente associados. Alguns teóricos supõem que o vírus seja um desencadeante de reações autoimunes, o que não é verdade. Agora, *você* é o especialista.

Em muitos aspectos, pode ser liberador ler a lista de fatores desencadeantes, mas sei que também pode ser devastador. Afinal de contas, você não tem como saber se alguém vai partir o seu coração ou te trair, nem tem controle sobre essas situações. Você não pode fazer com que seus entes queridos vivam para sempre, tampouco evitar todos os incidentes e infortúnios da vida. Isso significa que você está fadado a adoecer toda vez que um desses eventos ocorrer em sua vida?

De maneira alguma. Não quero que você tenha medo da vida ao ler essa lista. Porque a verdade é que todos nós temos o direito sagrado e fundamental de sair ilesos das adversidades. Podemos passar por situações difíceis que nos colocam à prova – *temos* de enfrentar essas situações – sem ser derrotados. Você tem o direito de não temer os fatores desencadeantes. Você deve ter a liberdade de viver sem doenças.

O que você vai fazer com esse conhecimento? Use as informações da lista de fatores desencadeantes para aumentar o seu nível de conscientização e proteger a si mesmo e à sua família dos fatores que *podem ser evitados*. E siga as orientações fornecidas ao longo de todo o livro para evitar o vírus da tireoide, reforçar o seu sistema imunológico e revitalizar a sua glândula. Assim, você poderá cuidar de si mesmo da maneira como sempre mereceu e ficar em plena forma para enfrentar tudo o que a vida lhe reserva.

CAPÍTULO 3

Como Age o Vírus da Tireoide

Para início de conversa, é fácil contrair o vírus da tireoide? Muito fácil. Você pode tê-lo contraído ao beber cerveja no copo de um amigo na faculdade, ao dar um beijo na boca, ao comer em um restaurante em que um cozinheiro infectado cortou o dedo, ao receber uma transfusão de sangue, ao usar um banheiro público, de um colega que espirrou em cima de você no ensino fundamental ou até mesmo ter herdado o vírus de seus pais, pois não é incomum o vírus ser transmitido de uma geração para outra.

Embora muitas das primeiras variedades do vírus da tireoide fossem mais difíceis de contrair e, em geral, só fossem transmitidas pelo sangue e às vezes pela saliva, as novas mutações (até agora existem mais de 60 cepas do vírus) são tão fáceis de contrair como uma gripe ou um resfriado. Por exemplo, pela exposição intencional ou não a líquidos corporais, como sangue, saliva, lágrimas e muco nasal, de alguém que está em uma fase contagiosa do vírus. Basta um espirro ou um gole no copo de bebida de outra pessoa.

É perfeitamente possível que você o tenha contraído sem perceber, pois, em seus estágios iniciais, o vírus da tireoide em geral só causa uma leve e passageira irritação na garganta e um pouco de cansaço. Pode ser que você não tenha se sentido bem durante uma ou duas semanas, sem razão aparente, quando era criança, adolescente ou já adulto, ou até mesmo bebê, mas depois isso passou. Foi um episódio tão irrelevante que nem você nem a sua família deram atenção ao fato e logo se esqueceram dele.

Ou talvez o vírus tenha se manifestado depois de um período de incubação, provocando cansaço extremo, febre, dor de garganta, dor de cabeça, linfadenopatia (aumento de tamanho dos gânglios linfáticos, ou linfonodos) e erupção cutânea durante um mês ou mais, um período prolongado de doença do qual você se lembra muito bem, mas que acabou passando.

Na verdade, mesmo depois que os sintomas iniciais desapareceram, o vírus estava se instalando cada vez mais em seu corpo, avançando e se multiplicando. Até que um dia, talvez semanas ou décadas depois, tirando proveito das circunstâncias e dos desencadeantes certos, o vírus chegou à tireoide, o lugar ideal para ele se fortalecer e causar uma inflamação ou seguir rumo ao sistema nervoso central.

O QUE É O VÍRUS DA TIREOIDE?

Algumas das informações que acabei de fornecer podem soar familiares. Um vírus que é fácil de contrair na faculdade ao beber no mesmo copo de outra pessoa, dormir no mesmo quarto com um colega ou por meio de um beijo e que provoca cansaço, febre e dor de garganta por meses... Não parece mononucleose (conhecida também como febre glandular ou "doença do beijo")? Sim, porque é mononucleose.

É isso mesmo, o patógeno que chamo de "vírus da tireoide" é o mesmo que causa mononucleose: o *vírus Epstein-Barr* (EBV). Os médicos ainda não descobriram que a mononucleose é apenas o segundo estágio desse vírus. O vírus tem quatro estágios, e o terceiro ataca a glândula tireoide, o que explica cerca de 95% dos problemas de tireoide. (Os outros 5% são causados por exposição à radiação proveniente de radiografias, como chapas do tórax e dentárias; tomografias computadorizadas; contaminação de fontes alimentares e hídricas; viagens aéreas; telefones celulares; herança da exposição de pais e avós; e precipitação radioativa de desastres nucleares passados.)

TIPOS DE VÍRUS EPSTEIN-BARR

O Epstein-Barr é um vírus da família do herpes, que existe há bem mais de cem anos. Durante esse tempo, ele foi transmitido a muitas gerações, sofrendo mutações e aumentando seus híbridos e suas cepas ao longo do caminho. Essas cepas (como eu já disse, existem mais de 60) podem ser divididas em seis grupos de gravidade crescente, cada grupo com aproximadamente dez tipos. Até agora, a medicina e as pesquisas científicas só encontraram cepas do vírus de um único grupo. Quando Anthony Epstein, Yvonne Barr e Bert Achong descobriram o EBV, em 1964,[1] muito provavelmente se referiam àquele que eu chamo de vírus Epstein-Barr números seis e sete do Grupo 2. (Não confunda com a numeração oficial do herpes vírus humano, que se chama Epstein-Barr HHV-4. Esse termo é simplesmente a identificação do vírus como um todo.) Logo após a descoberta histórica do EBV, o financiamento de outras pesquisas foi suspenso. Várias décadas se passaram, e os médicos ainda não sabem que existem muitos grupos distintos e cepas mutadas do vírus.

Algumas cepas do EBV (as do Grupo 1) são bastante brandas e lentas; no máximo provocam dor nas costas e nunca chegam à tireoide. Outras são mais agressivas e rápidas e são responsáveis por algumas das doenças mais debilitantes do nosso tempo, como esclerose múltipla e vários tipos de câncer. Se quiser saber mais sobre esses grupos de EBV, eu os descrevo de forma mais detalhada no capítulo intitulado "Vírus Epstein-Barr, Síndrome de Fadiga Crônica e Fibromialgia" do meu primeiro livro, *Médium Médico*.

Esses vários tipos de EBV explicam por que o vírus se apresenta de modo tão diferente de uma pessoa para outra. Explicam também a ampla gama de problemas da tireoide que existe. O desenvolvimento de bócio, por exemplo, está associado à primeira cepa viral do Grupo 1. Hipertireoidismo e doença de Graves, por outro lado, são causados especificamente pelas variedades do EBV dos Grupos 4 e 5. Essas são cepas agressivas que estimulam a tireoide a produzir tecido extra para se defender, levando, por sua vez, a uma produção excessiva de hormônios tireoidianos. As cepas de EBV dos Grupos 4 e 5 também são responsáveis pelo câncer de tireoide (falarei mais sobre isso no Capítulo 6: "Câncer de tireoide"). Tumores, nódulos e cistos benignos, por sua vez, podem ser causados por variedades de EBV dos Grupos 2 a 6. Já a tireoidite de Hashimoto e o hipotireoidismo podem ser causados por qualquer cepa de EBV de qualquer grupo.

O vírus Epstein-Barr está se disseminando em níveis tão epidêmicos que, daqui a vinte anos, haverá quase cem variedades, e a maior parte das novas variedades infectará os jovens. Já é bastante ruim que cerca de 17% dos estudantes universitários abandonem o curso depois do primeiro ou do segundo ano em decorrência dos problemas de saúde causados pelas mutações mais recentes de EBV. Eles ficam em casa, desorientados, lutando contra os sintomas debilitantes do vírus. Muitos recebem o diagnóstico de doença de Lyme, sobre a qual falarei em outro capítulo deste livro. Sem respostas concretas sobre o que está acontecendo, esses jovens se desesperam pensando em como poderão se sustentar ou viver suas vidas. Pense em quantas crianças e em quantos jovens adultos ficarão doentes nas próximas duas décadas com as mutações do vírus avançando nesse ritmo.

É por isso que, hoje mais do que nunca, esse é um vírus que requer a nossa atenção. É por isso que está na hora de você se tornar um especialista lendo este livro. A única maneira de proteger a si mesmo e às pessoas que você ama de todos os problemas que o vírus da tireoide pode causar é sabendo como ele age.

SUBSTÂNCIAS TÓXICAS VIRAIS

Antes de ler sobre os estágios do EBV na próxima seção, seria bom conhecer alguns termos. Substâncias tóxicas virais são resíduos tóxicos que o vírus cria ao se replicar e que geralmente causam problemas no terceiro estágio (quando o vírus ataca a tireoide) e no quarto estágio (quando ele vai para o sistema nervoso central). Essas substâncias tóxicas estão entre os principais fatores que tornam o EBV tão problemático.

Subproduto viral: Enquanto consome seus alimentos preferidos, como metais pesados tóxicos, excesso de adrenalina e até mesmo ovos (caso façam parte da sua alimentação), o EBV excreta esses resíduos tóxicos. Quanto mais as células virais se desenvolvem, mais subprodutos excretam e mais problemas causam, como comprometer o funcionamento da valva mitral e provocar palpitações cardíacas.

Restos virais: O ciclo de vida das células virais é de aproximadamente seis semanas, o que significa que células estão sempre morrendo. Até mesmo as células virais mortas são tóxicas e, à medida que o EBV se multiplica no organismo, o número de células mortas aumenta. Podemos pensar nos restos virais como caranguejos mortos na praia, com a carapaça (o revestimento externo do vírus) vazia ou ainda contendo um pouco de carne em decomposição. Como as células do EBV mudam de forma,

os restos virais também podem ter diferentes formas. O acúmulo de células virais mortas no fígado e no sistema linfático provoca uma lentidão que contribui para o desenvolvimento de problemas como fadiga, ganho de peso, retenção de líquidos, constipação intestinal, distensão abdominal, ondas de calor, palpitações cardíacas, confusão mental e sintomas de perimenopausa/menopausa. Quando há uma intensa atividade de EBV no organismo, os restos virais vão para o trato intestinal. Quando alguém nesse estado faz um exame de fezes, as centenas e até mesmo os milhares de restos virais presentes na amostra costumam confundir os técnicos de laboratório e os médicos, que firmam erroneamente o diagnóstico de atividade parasitária.

Neurotoxinas: Em seus últimos estágios, o EBV produz neurotoxinas, substâncias tóxicas que prejudicam a função nervosa. Essas neurotoxinas, que fazem parte do subproduto viral, se dispersam, inflamando os nervos e provocando muita dor. (As neurotoxinas também são encontradas nas células virais mortas, se houver restos de "carne" em seu interior, e podem ir para fora quando essas células circulam pelo organismo.) As substâncias tóxicas eliminadas pelo EBV são compostas daquilo de que o vírus se alimenta, como mercúrio e outros metais pesados tóxicos, e ao serem excretadas são ainda mais destrutivas e alergênicas, quase como o veneno de uma aranha ou uma cobra peçonhenta. O

EBV reelabora essas substâncias tóxicas para que se tornem superpotentes em sua nova forma de neurotoxinas virais, capazes de danificar e matar células sadias dos órgãos e do tecido conjuntivo. Quando o vírus consome as neurotoxinas excretadas que encontra ao longo do caminho, o material tóxico é reelaborado novamente, e sua potência aumenta mais uma vez, podendo causar ainda mais danos às células e irritar e inflamar os nervos com mais intensidade. O EBV usa essas neurotoxinas em períodos estratégicos no terceiro estágio e continuamente no quarto estágio a fim de impedir que o sistema imunológico se concentre nas células virais e as ataque.

Dermotoxinas: Semelhantes às neurotoxinas, essas substâncias tóxicas são excretadas pelo EBV quando o fígado contém cobre e pesticidas como DDT de gerações anteriores, fornecendo um tipo específico de combustível para o vírus. (Assim como as neurotoxinas, as dermotoxinas também podem permanecer nos restos virais e irem para fora com o tempo.) O fígado e o sistema linfático se tornam lentos e disfuncionais por causa do EBV e, consequentemente, têm dificuldade de filtrar essas toxinas, que acabam saindo pela pele, causando irritação, dor, coceira e/ou erupções cutâneas. Essas dermotoxinas internas são muito diferentes das versões conhecidas de dermotoxinas, ou seja, substâncias químicas nocivas externas que causam danos à pele ao entrar em contato com ela. As dermotoxinas do EBV saem de dentro e atravessam a derme, podendo fazer com que uma pessoa seja diagnosticada com eczema, psoríase ou artrite psoriática. Como o cobre e o DDT, assim como outras toxinas, podem ser transmitidos de uma geração a outra, eles podem estar presentes até mesmo no fígado de recém-nascidos. É por isso que existem casos de bebês com eczema, psoríase e icterícia que deixam os médicos perplexos.

ESTÁGIOS DO VÍRUS EPSTEIN-BARR

Como eu disse, o EBV tem quatro estágios, e as doenças da tireoide se desenvolvem no terceiro estágio. Se você conhecer todos esses estágios em detalhes, poderá compreender melhor o que você tem passado e o que deve evitar.

Primeiro estágio: estágio inicial

Quando alguém contrai o EBV, ou nasce com ele, o vírus está na corrente sanguínea e geralmente permanece latente. Nesse estágio precoce, o indivíduo não se sente doente. Os piores sintomas que pode sentir são desânimo, leve cansaço e maior predisposição a gripes, resfriados, dor de garganta e dor de ouvido. Nos casos brandos de EBV, ou em quem tem um sistema imunológico forte, o vírus permanece nesse estágio inicial, latente na corrente sanguínea e causando pouco ou nenhum desconforto, pelo resto da vida.

Para aqueles que contraíram cepas mais vigorosas de EBV, que acabam provocando problemas de tireoide, entre outros, esse é só o início. Nesses casos, os vírus se replicam de maneira silenciosa no sangue, tornando-se cada vez mais numerosos ao longo de dias, semanas, meses ou vários anos, à espera das circunstâncias certas e do(s) desencadeante(s) certo(s) para poder passar ao segundo estágio: mononucleose, seguida pela infecção de órgãos como fígado e baço.

Felizmente não precisa ser assim. Não é inevitável que, uma vez contraído, o vírus Epstein-Barr ataque os órgãos. No primeiro estágio o vírus ainda é vulnerável. Se você sabe que foi exposto a alguém que estava na fase contagiosa da mononucleose e conhece as medidas antivirais que eu apresento na Terceira Parte deste livro: "Ressurreição da tireoide", esse é o ponto em que é mais fácil se livrar da maior parte do vírus e manter sob controle qualquer remanescente.

Segundo estágio: estágio da guerra

Muitas vezes o EBV se ativa e entra no segundo estágio, que começa com a mononucleose, quando a pessoa fica particularmente debilitada. É por isso que os estudantes universitários, que ficam acordados até tarde da noite estudando ou em festas e que têm uma alimentação ruim, acabam tendo mononucleose. Essa é a doença mais prevalente e disseminada nas universidades – em outras palavras, o segundo estágio do vírus Epstein-Barr. O que não se sabe é que 70% dos estudantes contraem mononucleose em algum momento ao longo dos quatro anos da faculdade.

É perfeitamente possível também ter mononucleose tanto antes como depois da faculdade. Se você tem problema de tireoide e não se lembra de ter tido mononucleose algum dia, pense na possibilidade de ter tido essa doença quando era pequeno. Embora os médicos estejam começando a diagnosticá-la em crianças de apenas 6, 7 ou 8 anos de idade, tradicionalmente só crianças mais velhas recebiam esse diagnóstico. De modo geral, é contra as "regras" diagnosticar mononucleose em crianças com menos de 6 anos de idade, independentemente dos resultados dos exames de sangue. Essa é uma clássica questão regulatória da medicina que impede o progresso. Em bebês e crianças pequenas, a mononucleose era e ainda costuma ser chamada de "febre reumática" ou "febre glandular", embora na verdade seja a mesma doença: o segundo estágio da infecção pelo EBV.

Pode ser também que você tenha tido mononucleose na vida adulta, mas como a doença era branda você nunca soube disso. Algumas pessoas apresentam apenas uma leve irritação na garganta e um pouco de cansaço durante uma semana, depois isso passa, e elas nunca ficam sabendo que se tratava de mononucleose.

Nesse estágio o vírus é contagioso. Se você tem o EBV e não o herdou (ou seja, nasceu com esse vírus), isso quer dizer que o contraiu de alguém que tinha mononucleose, quer tivesse ou não ciência disso. Quando você mesmo atingiu a fase de mononucleose, o médico não diagnosticou a doença. Para detectar essa doença, os exames de sangue não são totalmente confiáveis; depende de como cada médico interpreta os anticorpos presentes no sangue ou as inconsistências sutis na contagem de leucócitos que não são ensinadas na faculdade de medicina. É bem possível que você nunca tenha recebido o diagnóstico correto.

Durante a mononucleose, o sistema imunológico trava uma guerra contra o vírus Epstein-Barr. Nesse ponto, em vez de ficar oculto como no primeiro estágio, quando não causava nenhum problema, o EBV começa a liberar uma substância química que anuncia ao sistema imunológico a presença de um invasor. É como uma declaração de guerra. O objetivo do EBV é derrotar o sistema linfático, que é o mecanismo de defesa do seu corpo. O sistema imunológico reage enviando células identificadoras para "etiquetar" as células virais com um hormônio, marcando-as como invasoras do sangue e da linfa. Depois, envia

"células-soldado" para procurar e matar as células virais marcadas.

Durante essa batalha, a pessoa sente os sintomas da mononucleose, que variam de leves a intensos, dependendo da cepa do vírus. Esses sintomas, como dor de garganta, febre, dor de cabeça e erupção cutânea, não são sinais de que o organismo está se rebelando contra o próprio indivíduo; são sinais de que o sistema imunológico saiu em sua defesa. Às vezes esses sintomas vão e voltam. Isso acontece porque, em alguns momentos, o sistema imunológico consegue manter o vírus sob controle, mas depois precisa reunir seus recursos para travar a próxima batalha.

A certa altura, o vírus entende que não pode ficar ativo para sempre e começa a procurar uma morada permanente no organismo. Depois de uma semana ou de vários meses da mononucleose, o vírus sai da corrente sanguínea e escolhe um ou mais órgãos para nidificar. A guerra com o vírus cessa, e o EBV entra na segunda fase do segundo estágio, quando o vírus fica latente e recolhido, embora ainda vivo e alerta, "acampado", à espera de um fator desencadeante.

Infelizmente, esse modo oculto não impede que o vírus cause problemas. No segundo estágio do EBV – a menos que se esteja seguindo um protocolo antiviral meticuloso como o apresentado neste livro –, o vírus vai para o fígado durante essa fase de nidificação. Por que o fígado? Porque o fígado é um filtro do organismo, e toxinas como mercúrio, dioxinas, gorduras prejudiciais à saúde e substâncias tóxicas herdados de gerações anteriores, além de outros produtos residuais, se acumulam nesse órgão. E acontece que esses são alguns dos alimentos preferidos do EBV, que ele consome para se manter vivo e se regenerar.

Se você está tentando se lembrar de como o vírus pode tê-lo afetado nesse estágio, pergunte a si mesmo se houve uma época em que você começou a engordar apesar de ter uma alimentação saudável e fazer exercício, ou em que começou a ficar mais cansado e desanimado que o normal, possivelmente desmotivado e com um pouco de confusão mental. Provavelmente foi nesse momento que o EBV entrou na segunda fase do segundo estágio. O EBV e seus resíduos tóxicos obstruem o fígado, tornando-o mais lento. E um fígado lento e sobrecarregado tem tudo a ver com ganho de peso misterioso e alterações nos níveis de energia e clareza mental (falarei mais sobre isso no Capítulo 5).

Seu médico não seria capaz de dizer que a causa do seu aumento de peso era o EBV no fígado, porque os exames laboratoriais atuais detectam a presença do vírus na corrente sanguínea, e não nos órgãos. É provável que ele culpasse a perimenopausa ou os hormônios, ou, se estivesse a par das teorias mais recentes, à tireoide. Seu *personal trainer*, por outro lado, talvez

atribuísse seu aumento de peso à falta de comprometimento com os exercícios físicos ou ao hábito de petiscar à noite. Nenhum dos dois estaria certo. A culpa nunca é sua.

Depois que o EBV passa para os órgãos, os exames de sangue indicam uma infecção *passada*, e não presente. Os cursos de medicina ensinam que isso significa que o vírus não está mais causando problemas. Ninguém percebe que a essa altura o vírus simplesmente penetrou mais fundo no organismo, não mais no modo de combate declarado, mas firme e forte em outros níveis e de outras maneiras. Por causa dessa interpretação errada dos exames de sangue, o vírus passa batido, impedindo que os médicos entendam toda a extensão dos danos que ele causa. Com o devido respeito, esse é um dos maiores erros médicos da história e do mundo moderno.

Para que isso mude, é preciso mais financiamentos e pesquisas para interpretar os níveis sanguíneos de linfócitos, basófilos, neutrófilos, monócitos e até plaquetas, além dos níveis de anticorpos contra EBV, e para determinar o que significam as pequenas variações nos resultados desses exames de sangue. Em essência, é preciso mudar radicalmente a maneira como os profissionais aprendem a interpretar os exames de sangue. Uma "infecção passada" provavelmente está bastante presente e ativa em alguma parte do corpo quando esses glóbulos brancos dão sinais de estarem em pleno combate. Está acontecendo alguma coisa fora do normal com os linfócitos, por exemplo, enquanto os exames revelam a presença de anticorpos contra EBV de uma "infecção passada"? Essa é uma boa indicação de que o EBV está ativo nos órgãos e a razão dos sintomas do paciente. Saiba que, como esses exames de sangue ainda são imperfeitos, como você verá no Capítulo 7: "Exames especulativos da função tireoidiana", é comum alguém ter o EBV e os exames não revelarem nada de errado. Outras vezes, porém, os exames revelam indícios para os médicos descobrirem. O EBV está prestes a passar do fígado para a tireoide? Ele já está na tireoide e provocou o desenvolvimento de um nódulo ou hipotireoidismo? Ele está prestes a causar uma das doenças mencionadas no Capítulo 5? Em muitos casos esses marcadores estão presentes. Só quando os médicos entenderem isso é que vamos vencer a epidemia de EBV.

Outros problemas que podem surgir em consequência da presença do EBV no fígado são: nível elevado de hemoglobina glicada (HbA1C); diabetes tipo 2; colesterol alto; hepatite A, B, C e D; fibrose; inflamação hepática; hipersensibilidade a alimentos que antes não causavam problema; e nível baixo de ácido clorídrico no estômago. Este último provoca distensão abdominal, constipação intestinal, má digestão e toxidade gastrointestinal. Esses sintomas geralmente são atribuídos à síndrome da hiperpermeabilidade intestinal, uma teoria errada sobre a qual eu falo de modo muito mais detalhado no livro *Médium Médico*.

Em algumas pessoas, nesse ponto o vírus fica somente no fígado. Em muitas outras, ele penetra simultaneamente no baço e/ou nos órgãos do sistema reprodutor. No baço (outro filtro do organismo), com o tempo o EBV provoca a inflamação do órgão. A consequência é um baço aumentado (esplenomegalia) e alterações esplênicas que podem causar sensação de distensão abdominal ou sensibilidade ao toque do lado esquerdo, sob as costelas.

Quando o EBV entra nos órgãos reprodutores de uma mulher, pode provocar miomas, síndrome dos ovários policísticos e complicações na gravidez. Nos homens, um alvo frequente do EBV é a próstata, onde as células virais se escondem e podem, a longo prazo, causar câncer. É isso mesmo: o EBV é a causa oculta do câncer de próstata.

O período de nidificação do segundo estágio pode durar de um mês a vinte anos. Depende da cepa do vírus e do grupo a que ele pertence, bem como das condições de vida da pessoa e da sua exposição a fatores desencadeantes. Em muitos indivíduos, o EBV permanece no fígado por décadas e só passa para o estágio seguinte quando se está por volta dos 50 anos de idade, principalmente se for uma variedade mais branda do vírus. Em outros, o EBV pode progredir de mononucleose para infecção hepática e para o estágio seguinte, infecção tireoidiana, em apenas três meses. É muito comum a nidificação durar de quatro a cinco anos.

Por mais longo que seja o período de nidificação, o vírus espera. Por fim, quando surge o fator desencadeante certo (uma grande tristeza, uma lesão, uma dose excessiva de um novo medicamento ou qualquer outro fator da lista de desencadeantes, o vírus percebe a quantidade excessiva de hormônios do estresse que acompanha esse evento. Ele identifica uma vulnerabilidade e começa a agir, finalmente pronto para passar para o seu próximo alvo: a tireoide.

Terceiro estágio: estágio da tireoide

Nessa altura, algumas pessoas têm o que parece ser outra crise branda de mononucleose. Os exames de sangue não acusam esse diagnóstico, pois elas já tiveram mononucleose antes. Muito provavelmente os médicos observam os anticorpos que indicam uma infecção passada e determinam que ela não pode estar simultaneamente ativa.

Enquanto isso, o vírus volta a se tornar bastante ativo, enchendo o fígado com toxinas que são liberadas no sistema linfático e na corrente sanguínea e confundem os linfócitos que protegem a tireoide. Esses são linfócitos designados especificamente para a área da tireoide (e para as tonsilas,

se for necessário). A ciência e as pesquisas médicas ainda não descobriram que a tireoide tem seu próprio sistema imunológico, do qual esses linfócitos específicos são parte importante. Com o tempo, o vírus distrai e debilita o sistema imunológico geral de tal modo que o sistema imunológico da tireoide é chamado a se dispersar para outras partes do corpo a fim de ajudá-lo. Isso faz com que esses linfócitos especializados deixem a área da tireoide. É como quando os soldados saem do acampamento para ir ao campo de batalha e deixam o general exposto em sua barraca. Com os linfócitos da tireoide concentrados em outros locais, o EBV pode aproveitar a chance para entrar na glândula.

Depois que o vírus se estabelece na tireoide, os sintomas de mononucleose diminuem aos poucos enquanto o vírus penetra profundamente nos tecidos tireoidianos, causando problemas que são atribuídos muitas vezes ao envelhecimento, a doenças autoimunes e à menopausa. Nesse ponto, essas células virais maduras já mudaram de forma e conseguem literalmente penetrar como brocas na tireoide, lesando-a e matando suas células.

Quando essas células virais em forma de broca morrem e são substituídas, seus restos entram na corrente sanguínea e, por causa de seu formato, costumam ser confundidas nos exames de sangue com espiroquetas, como as bactérias do gênero *Borrelia*. Consequentemente, muitas pessoas são diagnosticadas equivocadamente como portadoras da doença de Lyme.

Quanto mais profundamente o vírus se esconde na tireoide, mais difícil é para o sistema imunológico marcá-lo para ser destruído. Além disso, as neurotoxinas, as dermotoxinas, os subprodutos virais e os restos tóxicos do EBV tentam distrair o sistema imunológico, dando-lhe tanta coisa para fazer de uma só vez que ele não consegue empregar todos os seus recursos para deter as células virais ativas, principalmente se o paciente tiver uma alimentação ruim ou estiver, ao mesmo tempo, enfrentando algum dos fatores desencadeantes mencionados no Capítulo 2. (No terceiro estágio do vírus pode ocorrer o desenvolvimento de lúpus, por causa da superabundância de neurotoxinas, subprodutos e, sobretudo, dermotoxinas. Falarei mais sobre essa doença no Capítulo 5.)

Antes de entrar em mais detalhes sobre a tireoide, lembre-se de que algumas células virais sempre ficam para trás, no fígado, no baço e/ou no sistema reprodutor, mesmo depois que grande parte do vírus seguiu em frente para colonizar a tireoide. As células virais remanescentes continuam a consumir os alimentos que encontram nesses órgãos, o que significa que, mesmo depois de começar a causar estragos na tireoide, o vírus continua a causar problemas, como fígado lento, estagnado ou gorduroso; infertilidade; palpitações cardíacas; problemas digestivos; ou confusão mental. Além disso, enquanto se replica na tireoide, o vírus excreta subprodutos, toxinas e outros resíduos. E como o fígado e o baço são filtros desses tipos de resíduo, eles se tornam ainda mais sobrecarregados no terceiro estágio.

Em alguns casos de doença da tireoide o ataque viral à glândula é brando, muitas vezes porque a pessoa tem uma cepa menos agressiva de EBV, não foi exposta a muitas toxinas durante a vida e não encontra muitos fatores desencadeantes. Se esse é o seu caso, você pode ter apenas um leve hipotireoidismo, que ocorre porque o vírus corrói o tecido tireoidiano, reduzindo, assim, a quantidade de hormônios que a glândula consegue produzir. Como esse é um processo lento, que dura anos, o diagnóstico de hipotireoidismo é considerado muitas vezes um "sinal de envelhecimento".

Como você verá nos próximos dois capítulos, o hipotireoidismo por si só não tem um efeito profundo sobre a saúde, pois o organismo está bem equipado para compensar a falta de hormônios tireoidianos. Na verdade, milhões de mulheres têm hipotireoidismo oculto (elas não sabem que sua tireoide é hipoativa), porque, sozinho, esse distúrbio não vira a vida delas de cabeça para baixo. **Hipotireoidismo é apenas mais um sintoma de EBV.** Quase todo mundo que tem vírus Epstein-Barr na tireoide apresenta, em algum momento, uma diminuição da atividade dessa glândula. É por isso que esse é um dos distúrbios mais disseminados em todo o mundo. E a ciência e as pesquisas médicas ainda não sabem a verdadeira causa.

Nos casos em que os indivíduos apresentam muitos outros sintomas além do hipotireoidismo, o vírus está mais ativo no organismo. Ao contrário do que afirmam os mais recentes artigos sobre saúde, a maior parte dos sintomas associados ao hipotireoidismo não está relacionada a danos à tireoide; na verdade, são sintomas do próprio EBV. É muito bom que você saiba disso.

Com o tempo, e se a cepa viral for mais agressiva, o EBV pode adquirir mais força e energia e perfurar a tireoide com intensidade renovada, causando inflamação. Essa inflamação (tireoidite) é responsável pelo aumento da tireoide em muitas pessoas. Como você verá na Segunda Parte do livro: "Os grandes erros em seu caminho", inflamação não é sinal de que o organismo está maluco, tampouco é a causa ou a explicação de qualquer doença. A inflamação é sempre um sintoma de lesão e/ou invasão por um corpo estranho.

Na tireoide, essa inflamação é causada por dois fatores: a destruição (lesão) provocada pela penetração das células virais e a presença (invasão) do próprio vírus. Em resposta, o sistema imunológico cria anticorpos para atacar as células do EBV, anticorpos que os médicos afirmam equivocadamente que são produzidos pelo próprio sistema imunológico do paciente para destruir o tecido tireoidiano. Isso está longe de ser verdade. Esses anticorpos não destroem o tecido tireoidiano, eles destroem as células virais – exatamente o que está causando a inflamação. Esses anticorpos não são uma indicação de que o sistema imunológico está funcionando mal e destruindo o organismo. Eles são a prova de que o organismo está trabalhando arduamente para proteger o indivíduo desse invasor viral.

Tireoidite de Hashimoto é uma versão mais avançada do hipotireoidismo. Embora exista quem afirme o contrário, que a tireoidite de Hashimoto causa hipotireoidismo, isso não é verdade. É o que acontece na sua vida, desde outros tipos de estresse sobre o sistema imunológico até a alimentação e os fatores desencadeantes apresentados no Capítulo 2, que vai determinar a velocidade com que o vírus poderá passar de hipotireoidismo (uma tireoide levemente lesada e com menor atividade) para tireoidite de Hashimoto (uma tireoide gravemente inflamada e mais lesada). O parto é um desencadeante comum de tireoidite de Hashimoto, por isso você vai ouvir falar de muitas mulheres que deram à luz recentemente e desenvolveram a doença.

Obviamente, as doenças da tireoide podem ir na direção oposta, para o hipertireoidismo e/ou para a doença de Graves. Como eu disse anteriormente, essas doenças são causadas por variedades específicas de

EBV que, no terceiro estágio, induzem a glândula tireoide a produzir mais tecido e, consequentemente, mais hormônios tireoidianos. Isso tem um impacto específico na saúde, que veremos mais adiante neste livro. O ponto importante que você deve ter em mente por enquanto é que, mais uma vez, o seu corpo está do seu lado. É o vírus Epstein-Barr – o vírus da tireoide – que está causando esses distúrbios, e não uma disfunção do seu corpo ou do seu sistema imunológico.

Em todos esses casos de EBV no terceiro estágio, o vírus consegue passar, em pouco tempo, para o seu próximo alvo ou a batalha pode continuar durante anos na tireoide, intermitentemente, dependendo dos fatores de que falamos, como deficiências, toxinas etc. Assim como na mononucleose, no terceiro estágio é muito comum ocorrerem períodos de piora dos sintomas seguidos de períodos de melhora, enquanto o vírus e o sistema imunológico tentam derrotar um ao outro. Alguns dos sintomas que podem surgir nesse estágio são fadiga, palpitações cardíacas, distensão abdominal, confusão mental, ondas de calor, ansiedade, insônia, dores e desconfortos, dor de garganta crônica, febre baixa, formigamento e dormência, queda de cabelo, unhas quebradiças, pele seca e tontura. (Para uma lista muito mais extensa com as respectivas explicações, veja o Capítulo 5.) Todos esses são sintomas virais, alguns provocados

pelos vírus que ainda vivem em outro órgão, e não causados pela tireoide.

A prioridade do sistema imunológico durante a batalha em curso é proteger a tireoide. Quando o vírus está nessa glândula há muito tempo, não é incomum ocorrer o desenvolvimento de nódulos (carocinhos). Trata-se de "prisões de cálcio", uma espécie de parede que o organismo constrói para tentar isolar o vírus. Com o tempo, se as células virais presas permanecem particularmente ativas, os nódulos se transformam em cistos. Ou, às vezes, pequenos cistos se transformam em tecido cicatricial, que pode levar à formação de tumores benignos. No caso das raras variedades agressivas de EBV dos Grupos 4 e 5, pode haver o desenvolvimento de tumores cancerosos na tireoide; em geral essa é uma indicação de que a pessoa tem níveis elevados de toxinas em seus órgãos.

O objetivo do vírus ao atacar a tireoide é enfraquecer o sistema endócrino. Uma tireoide comprometida leva as glândulas adrenais a trabalharem mais, uma situação que pode durar muito tempo, e toda a adrenalina excedente é um banquete para o vírus. O EBV usa adrenalina e cortisol para crescer e ficar forte e depois fica à espera do desencadeante certo (como uma desilusão amorosa ou um divórcio) ou de um combustível (como excesso de adrenalina ou muitos sanduíches de ovo e queijo) para passar para o seu alvo final: o sistema nervoso central. Não que isso seja inevitável; é possível deter, reverter ou controlar tudo isso antes que o EBV continue a avançar.

Quarto Estágio: estágio da doença misteriosa

Assim como na transição do segundo para o terceiro estágio, algumas células virais ficam para trás, continuando a causar problemas, enquanto as células virais das linhas de frente provocam novos problemas. Em outras palavras, enquanto o vírus começa a afetar uma pessoa neurologicamente, em geral ele continua a causar danos à tireoide e a sobrecarregar os órgãos nos quais ele se instalou no segundo estágio. O Epstein-Barr pode até mesmo passar do terceiro para o quarto estágio em apenas um dia, o que significa que ele pode passar para a tireoide e o sistema nervoso central quase ao mesmo tempo.

Felizmente, muitas pessoas nunca atingem esse estágio. Com as informações contidas neste livro, você pode impedir que um caso de primeiro, segundo ou terceiro estágio do EBV atinja esse quarto estágio, que é o mais debilitante de todos. Mas se esse é o seu caso, não tenha medo, você terá a oportunidade de se curar. Você pode vencer essa batalha.

À medida que outras mutações atingirem a população, um número crescente de pessoas, cada vez mais jovens, chegarão ao quarto estágio se ninguém lhes revelar as verdades contidas nestas páginas. Muitos adolescentes e jovens adultos na faixa dos 20 anos têm sintomas misteriosos como cansaço, confusão mental, ansiedade, depressão, desânimo, dores de estômago e pensamentos acelerados. Às vezes esses sintomas são ignorados, outras vezes são atribuídos à angústia própria da adolescência e, outras ainda, são rotulados como transtorno de déficit de atenção e hiperatividade (TDAH), transtorno bipolar, candidíase ou despersonalização. O diagnóstico geralmente é acompanhado de prescrição de medicamentos, embora muitas vezes estes não ajudem, uma vez que não tratam o verdadeiro problema viral de fundo. Muitos jovens recebem diagnóstico errado, quando na realidade têm EBV no quarto estágio.

Por exemplo, alguém que recebe o diagnóstico errado de TDAH na verdade pode ter confusão mental e dificuldade de concentração, alternadas com pensamentos acelerados e agitação causados pelas neurotoxinas do EBV. Não é a "verdadeira" TDAH, que é causada por mercúrio. Isso também acontece com um diagnóstico errado de transtorno bipolar: o indivíduo pode estar passando por períodos de fadiga neurológica e depressão induzidas por neurotoxinas alternados com períodos de atividade intensa que ocorrem quando o vírus se abranda um pouco. No caso da candidíase, em geral é o EBV e a consequente disfunção hepática que causam problemas intestinais, e não esse fungo benéfico, tampouco algum parasita ou o mal compreendido "intestino hiperpermeável". (Para uma explicação sobre o verdadeiro TDAH, não causado por vírus, sobre *Candidíase* e saúde digestiva e sobre depressão, veja os capítulos do livro *Médium Médico* dedicados a esses assuntos.)

Em relação à despersonalização, o que esses jovens demonstram é desânimo, distanciamento e negligência. O que em geral acontece abaixo da superfície é que as neurotoxinas do EBV causam um curto-circuito nas comunicações neurológicas, interferindo em um cérebro que ainda está tentando se desenvolver. Como o cérebro só se desenvolve totalmente depois dos 20 anos de idade, essa consequência do quarto estágio do EBV é um problema muito comum que faz com que muitos jovens se sintam isolados, e seus entes queridos sentem-se impotentes para ajudar. Esse é um dos desastres que estão ocorrendo no mundo de hoje, o que poderia ser totalmente evitado se a verdade sobre o EBV fosse revelada.

Não importa a sua idade, se você já tem um desses problemas ou uma doença misteriosa como fibromialgia, síndrome da fadiga crônica (SFC), artrite reumatoide (AR), zumbido no ouvido, vertigem, doença de Ménière, fibrose pulmonar, fibrose cística, doença pulmonar intersticial, síndrome de Ehlers-Danlos, outros distúrbios do tecido conjuntivo, sarcoidose, síndrome das pernas inquietas ou esclerose múltipla (EM), você já é um especialista nos problemas que o quarto estágio do EBV pode causar tanto no âmbito físico como no emocional.

Geralmente é no quarto estágio do EBV que muitas pessoas são chamadas de malucas, preguiçosas, mentirosas e/ou delirantes ou sentem-se assim. Exames de sangue, radiografias, ressonância magnética e tomografia computadorizada não conseguem diagnosticar o vírus, e muitos médicos ficam extremamente confusos com o grande número de pacientes que os procuram com sintomas neurológicos misteriosos. Os familiares e amigos também têm dificuldade de acreditar em alguém que não consegue oferecer uma explicação médica para a sua incapacidade de desempenhar suas atividades normais. Em geral, esse é o momento em que as pessoas que têm EBV sentem-se mais sozinhas; no fundo elas sabem que jamais inventariam as dores, a confusão mental, a tontura, o cansaço extremo etc., mas começam a duvidar de si mesmas e a se perguntar se realmente não estão inventando a própria doença ou causando-a de alguma maneira.

Pare de conjecturar. Existe uma explicação física bastante concreta para tudo isso. No quarto estágio do EBV, as neurotoxinas virais inundam a corrente sanguínea e vão para o cérebro, onde causam um curto-circuito nos neurotransmissores; além disso, o vírus inflama e ataca os nervos de todo o corpo, tornando-os sensíveis e até mesmo alérgicos às neurotoxinas. Consequentemente, é comum surgirem sintomas mais fortes de confusão mental, perda de memória, depressão, ansiedade, enxaqueca, dor articular, nevralgia, palpitações cardíacas, moscas volantes, pernas inquietas, zumbido no ouvido, insônia e dificuldade de se recuperar de lesões, entre outros. Quando você chegar ao Capítulo 5, descobrirá os detalhes desses sintomas e dessas doenças.

Quando os nervos estão lesados, seja por causa de um acidente ou de EBV, eles enviam um hormônio de "alarme" para avisar o organismo que estão expostos e precisam de reparo. Durante o quarto estágio, o EBV detecta esse hormônio e se dirige para o local a fim de atacar os nervos lesados.

Enquanto se acomoda no sistema nervoso central, ou à sua volta, o vírus inflama os nervos. O objetivo do EBV é tornar o organismo mais lento, para que o sistema vascular (vasos sanguíneos) não consiga fornecer grandes quantidades de oxigênio aos órgãos. O oxigênio mantém o sistema nervoso forte, além de ser um antiviral imprescindível à cura. Quando o organismo não tem quantidades adequadas de oxigênio, o ambiente fica propício para o EBV crescer e proliferar, contribuindo também para o desenvolvimento de distúrbios do tecido conjuntivo. É por isso que as dietas ricas em gordura que estão na moda são prejudiciais a quem tem doenças e sintomas neurológicos, pois o nível elevado de gordura na corrente sanguínea diminui os níveis de oxigênio, permitindo que os vírus se multipliquem.

No quarto estágio, assim como nos outros, o EBV está sempre pronto para aquele momento repleto de adrenalina que vai lhe dar uma onda do hormônio do estresse, que ele adora. Qualquer experiência que induza uma reação de luta, fuga ou medo, como sofrer um acidente de carro, receber uma notícia ruim, ser agredido emocionalmente ou "apunhalado pelas costas", enfrentar um divórcio ou outra separação traumática ou dar à luz, pode agir como combustível para o vírus e fazer com que o quarto estágio avance ainda mais.

Por exemplo, se você tiver uma exacerbação dos sintomas de fibromialgia depois de uma terrível briga amorosa, pode acreditar que isso aconteceu porque se deixou levar pelas emoções negativas associadas ao fato. Não se torture com esse pensamento nem por mais um minuto. Agora você pode ver a sua doença sob uma nova perspectiva: após o trauma da discussão, se passou por um período de desespero, tristeza e depressão que não conseguiu evitar, você não inventou nem criou a dor muscular e a confusão mental porque não conseguia se recuperar e seguir em frente como uma "pessoa normal". Você teve uma reação absolutamente normal ao trauma, tanto no aspecto humano como no biológico; e a presença do vírus em sua corrente sanguínea e em seu sistema nervoso não ajudou em nada. Para piorar a situação, quando os sintomas virais ficaram ainda mais fortes do que o normal, isso se tornou um trauma, para não falar do fardo do problema físico. (Para saber mais sobre Transtorno do estresse pós-traumático, leia o capítulo sobre esse assunto em *Médium Médico*.)

É importante você saber que, independentemente de quais foram os eventos de descarga de adrenalina durante a sua vida que possam ter provocado a exacerbação dos seus sintomas, você não ficou doente porque perpetuou a energia "negativa" ou teve os pensamentos "errados". Para tudo tinha uma explicação fisiológica.

A exacerbação dos sintomas também pode ser consequência da batalha travada entre o sistema imunológico e o vírus. Quando você mata o EBV em locais de difícil acesso do corpo, às vezes o EBV tenta compensar essa perda iniciando um segundo ou um terceiro ciclo do vírus e, consequentemente, fazendo com que os sintomas frustrantes retornem.

Os médicos com frequência confundem o quarto estágio do EBV com fadiga adrenal. Embora esse problema de fato exista e possa ser bastante desafiador (dediquei um capítulo à fadiga adrenal em meu primeiro livro), os médicos ainda não sabem qual é a verdadeira peça que falta nesse quebra-cabeça. Não ligue para o que lhe disserem sobre a prevalência da fadiga adrenal, isso não é importante como você possa ser levado a crer. Nem a fadiga adrenal nem as doenças da tireoide são a explicação de todos os problemas do mundo.

O que está mesmo por trás da exaustão limitante é a fadiga *neurológica*, um sintoma do quarto estágio do EBV sobre o qual vamos nos aprofundar mais adiante neste livro, com outros sintomas e doenças causados por esse vírus. As pesquisas médicas estão apenas começando a identificá-lo em um nível superficial. Os médicos ainda não sabem qual é a causa nem o alcance da fadiga neurológica, nem a sua ligação com o último estágio do EBV, até porque eles ainda não perceberam que *existe* um estágio posterior do EBV. A fadiga neurológica é a principal razão pela qual aqueles 17% de estudantes universitários com EBV não conseguem continuar os estudos e, em muitos casos, voltar a ter uma vida normal, pois estão lutando para sobreviver.

O quarto estágio do EBV não é uma prisão perpétua. Se você souber qual é a verdadeira causa da doença e aprender a usar os instrumentos contidos neste livro para recuperar a saúde, poderá reconstruir o seu sistema imunológico e retomar o controle. Não se trata apenas de curar o seu fígado, o seu sistema reprodutor, a sua tireoide ou o seu sistema nervoso, mas sim de ter a sua vida de volta.

A LIGAÇÃO AUTOIMUNE

Vamos recapitular: não é o seu próprio sistema imunológico o responsável por hipotireoidismo (tireoide hipoativa), hipertireoidismo (tireoide hiperativa), tireoidite (inflamação da tireoide), nódulos, tumores, cistos e lesão nos tecidos da tireoide. É o vírus da tireoide, o EBV, em estágio avançado. O sistema imunológico também não causa tireoidite de Hashimoto nem doença de Graves, consideradas doenças autoimunes. Repetindo, o responsável é o vírus. Saber isso é fundamental para a sua cura. É um dos fatores mais importantes para a sua recuperação.

O vírus Epstein-Barr não só explica as doenças "autoimunes" da tireoide como está por trás de vários outros distúrbios autoimunes. Se por causa de um diagnóstico de tireoidite de Hashimoto ou de doença de Graves você tem medo de ter tendência à autoimunidade em geral e, portanto, correr maior risco de desenvolver outras doenças autoimunes, ou se já desenvolveu outras doenças autoimunes além de tireoidite de Hashimoto ou doença de Graves, fique tranquilo. É altamente provável que a causa das outras doenças seja a mesma dos problemas de tireoide: o vírus. Isso significa que mesmo que tenha dez sintomas ou rótulos de doenças, provavelmente não tem dez doenças diferentes, pode estar tudo associado ao EBV. Combatendo o vírus você poderá resolver todos os problemas. Esse é outro conhecimento fundamental para a sua cura.

O Epstein-Barr é responsável por um número imenso das chamadas doenças autoimunes, como síndrome da fadiga crônica; fibromialgia; eczema e psoríase; artrite psoriática; hepatite A, B, C e D; esclerose múltipla; artrite reumatoide; e lúpus. Essas doenças não são consequência de um organismo defeituoso, mas da batalha travada entre o sistema e esse invasor. No Capítulo 5, vamos analisar mais detalhadamente essas doenças. Por enquanto, saiba que entender o EBV é entender a autoimunidade. Este livro esclarecerá isso.

Tudo o que você vai ler nos próximos capítulos vai ajudá-lo a entender em que ponto você está e como poderá ter um futuro melhor e mais promissor. Para começar, você precisa descobrir qual é a verdadeira capacidade da sua tireoide.

— CAPÍTULO 4 —

A Verdadeira Função da Tireoide

Diferentemente do que todos pensam, essa pequena glândula situada na parte anterior do pescoço não é responsável pelo metabolismo. Os hormônios tireoidianos descobertos até agora – e os que ainda não foram descobertos – não controlam diretamente o nosso peso, não regulam o nosso apetite, não estimulam a nossa libido nem aumentam os nossos níveis de energia. Esse conceito de metabolismo é simplista e ultrapassado. *Metabolismo* é apenas um nome dado à antiga descoberta de que o corpo está em estado constante de mudança e movimento internos. É a descoberta de que estamos vivos. Trata-se de um daqueles termos genéricos que ocultam o fato de que ainda há muita coisa que não sabemos.

A verdadeira função da tireoide é muito mais interessante do que acredita a medicina moderna. Na verdade, a tireoide é o centro de dados do nosso corpo. *É o nosso segundo cérebro.* E é aí que vem a melhor parte da história: mesmo que tenha sido danificada pelo vírus Epstein-Barr ou removida cirurgicamente, a tireoide ainda consegue exercer a sua principal função. E como o restante do sistema endócrino também é muito avançado, ele consegue realizar as demais funções.

Como um centro de dados, a tireoide cataloga todos os marcadores de homeostasia do organismo (homeostasia é o estado de equilíbrio fisiológico entre os diversos sistemas orgânicos, importantíssimo para a manutenção da saúde). A sua tireoide registra todos os aspectos do seu equilíbrio individual. Ela recebe mensagens de todos os órgãos e de todas as glândulas – quando necessário, como queixas. Assim como o departamento de recursos humanos de uma empresa, a tireoide responde a esses relatos, coletando e registrando dados sobre o que está funcionando bem e o que não está funcionando bem no corpo, sobre o que é tóxico e o que não é tóxico.

Em seguida, dia após dia, a tireoide usa a sua memória sobre homeostasia para emitir frequências semelhantes a radiofrequências (ainda não detectadas ou medidas pela medicina ou pelas pesquisas científicas), que delegam tarefas e responsabilidades a todo o organismo para manter tudo em equilíbrio. A tireoide, que é autoalimentada e autossuficiente, usa o conhecimento que ela tem sobre a sua homeostasia pessoal para recriá-la continuamente, de modo que, quando um sistema orgânico está sobrecarregado ou comprometido, outro entra em ação para compensar. Como a tireoide emite frequências diferentes para as diversas partes do corpo, conforme necessário ela pode até fornecer energia para essas partes – energia essa que ainda não foi avaliada ou medida pelas pesquisas e pela ciência.

Por exemplo, quando o fígado fica debilitado por causa de alguma doença, o pâncreas tem de trabalhar mais. A tireoide recebe essa mensagem e emite um maior número de frequências ao fígado a fim de lhe dar suporte e recalibrá-lo, ao mesmo tempo que fornece energia extra ao pâncreas.

Mesmo quando a própria tireoide está comprometida, ela consegue desempenhar essas funções vitais.

HORMÔNIOS TIREOIDIANOS

De todas as funções da tireoide, a menos importante é a produção dos hormônios tiroxina (T4) e tri-iodotironina (T3). É preciso lembrar que a medicina e as pesquisas científicas conseguem explicar apenas teoricamente o impacto que o T4 e o T3 têm sobre a saúde. Ainda não é possível avaliar ou medir as funções desses hormônios em laboratório ou por meio de estudos. O papel físico do T4 e do T3 continua sendo uma incógnita para a medicina, e ninguém pode admitir ou contestar isso. Trata-se de outra teoria tida como verdade e lei, e a porta para explorá-la está fechada – o que eu chamo de *teoria de porta fechada*. Embora os médicos acreditem que a produção desses hormônios seja a função mais importante da tireoide – e elaborem teorias de que eles têm um papel no metabolismo de cada célula –, isso não é verdadeiro. Sim, a tireoide tem um papel na regulação de cada célula por meio do seu trabalho para promover a homeostasia – mas isso não depende exclusivamente do T4 ou do T3.

Os hormônios tireoidianos conhecidos não são os mais significativos. Pense bem, se a produção insuficiente de hormônios tireoidianos fosse de fato a principal causa de tantas doenças da tireoide, por que a doença não desaparece com a terapia de reposição hormonal? Pergunte aos milhões de mulheres que estão tomando medicamentos para a tireoide se, desde que começaram o tratamento, elas não têm mais problema de aumento de peso, queda de cabelo, febre, insônia etc. Algumas podem ter tido alguma melhora com o tratamento – na maioria dos casos por terem, ao mesmo tempo, mudado sua alimentação e seus programas de exercício. No entanto, um grande número dirá que seus sintomas não desapareceram. O motivo é que esses sintomas são virais, e não hormonais, e os hormônios não vão eliminá-los.

O T4 e o T3 realmente desempenham um papel em nossa saúde. A ciência desconhece que suas verdadeiras funções são manter o equilíbrio do sistema imunológico, evitar reações insuficientes ou excessivas aos estímulos, ajudar a manter a temperatura corporal e dar suporte ao pâncreas. No entanto, poucos sintomas ocorrem, de fato, quando a tireoide não está produzindo quantidades suficientes desses dois hormônios.

O T4 e o T3 são compostos esteroides, e, quando a tireoide está hipoativa e debilitada, o organismo dispõe de mecanismos internos para compensar essa perda. A tireoide faz uma chamada de emergência para que o restante do sistema endócrino e outros órgãos entrem em ação. Para começar, um fígado sadio e funcional tem uma "reserva" de T4 (que ele também pode converter em T3), que liberará esses hormônios se a tireoide estiver hipoativa e

comprometida. Na realidade, a conversão de T4 em T3 é muito mais uma função do fígado do que da tireoide. Se você ouviu dizer que tem problema de conversão, saiba que isso tem a ver com o seu fígado – provavelmente ele está sobrecarregado pelo EBV, além de outras toxinas, como pesticidas, metais pesados ou medicamentos. Um fígado que não está funcionando bem é a verdadeira causa dos problemas de conversão dos hormônios tireoidianos.

Se seu fígado estiver comprometido pelo EBV ou por outros fatores, seu pâncreas aumentará a liberação de insulina para ajudar na conversão de T4 em T3, assim como a sua produção enzimática, para melhorar o processo digestivo. Além disso, suas glândulas adrenais produzirão uma mistura de esteroides sob medida para ajudar a compensar a menor quantidade de hormônios tireoidianos. (Essa mistura de adrenalina não é detectada como hormônio tireoidiano nos exames de sangue, pois sua composição é sutilmente diferente. Como ninguém sabe que o organismo tem esse sistema de reposição hormonal, os exames laboratoriais não são projetados para detectá-lo e ele passa despercebido.) O resultado final é que, de modo geral, você não sente os efeitos da menor produção de hormônios tireoidianos.

Os hormônios relacionados à tireoide, conhecidos como hormônio tireoestimulante (TSH) e hormônio liberador de tireotrofina (TRH), também têm seus próprios papéis – e o organismo tem como substituí-los quando alguma coisa dá errada. O TSH é o sinal que toca na escola avisando que é hora de todos irem para a classe. Produzido pela glândula hipófise, seu trabalho é avisar a tireoide de que é hora de produzir T4 e T3. E é o TRH produzido pelo hipotálamo que diz à hipófise para liberar seu hormônio.

O hipotálamo é o mecanismo de segurança do organismo quando isso acontece. Se a hipófise sofre algum dano, o hipotálamo consegue imitar o TSH, induzindo a tireoide a produzir T4 e T3. Trata-se de mais um dos sistemas auxiliares do corpo, que está de prontidão para corrigir eventuais falhas. O vírus Epstein-Barr pode atacar o hipotálamo, interrompendo esse processo, mas isso é muito raro.

O aspecto mais importante dos mecanismos da tireoide é sua função como memória institucional e mediadora entre todos os órgãos e as glândulas – e isso não requer T4 e T3 nem seus sinalizadores, o TRH e o TSH. A tireoide produz outros dois hormônios que ainda não foram descobertos pela medicina e pelas pesquisas científicas, que eu chamo de R5 e R6. (É bem possível que os pesquisadores também o chamem assim, mas, mesmo que recebam outros nomes, serão os mesmos hormônios.) Eles têm um papel fundamental nas frequências que a tireoide emite ao enviar mensagens e monitorar o organismo.

Porém, existem outras medidas de segurança: é praticamente impossível esgotar esses hormônios; além disso, o fígado mantém uma reserva deles. E, assim como acontece com os outros hormônios tireoidianos, as adrenais podem produzir misturas de adrenalina que substituem o R5 e o R6 quando necessário.

A nossa tendência é nos ater ao que conhecemos e nos concentrar nisso. Por exemplo, a luz do sol tem inúmeros benefícios para a saúde, mas é a vitamina D que recebe toda a atenção. Um dia a fixação da medicina pelos atuais medicamentos para tireoide, além dos conhecidos hormônios T4, T3, TSH e TRH, vai diminuir à medida que surgirem novas pesquisas sobre outros hormônios tireoidianos e sobre a real e principal função da tireoide. Atualmente, ainda estamos em: "Pegue essa tireoide suína ou sintética e siga o seu caminho". Passados mais de cem anos e foi o mais longe que conseguimos chegar. Um dia as pesquisas científicas vão montar o quebra-cabeças da verdadeira função da tireoide no organismo. Enquanto isso não acontece, *você* sabe qual é essa função, e isso é fundamental para a sua cura.

A LIGAÇÃO COM AS ADRENAIS

Voltemos agora ao vírus da tireoide. O que tudo isso significa em relação ao EBV? Significa que você é extremamente resiliente. Apesar de todo o transtorno que o vírus tenta criar ao atacar a tireoide, ele não consegue destruí-la. A tireoide e seus sistemas de apoio são avançados demais para o EBV. Mesmo que você já não tenha mais a tireoide, porque ela chegou a ser tão danificada pelo vírus que foi preciso removê-la cirurgicamente ou "aniquilá-la" com iodo radioativo, ainda assim ela consegue realizar a sua função, como você verá no Capítulo 19: "Hora de reconstruir o seu corpo".

Porém, todo esse trabalho compensatório que o corpo precisa fazer quando o EBV ataca a tireoide cria alguns problemas em outros lugares. Para começar, o ataque do EBV desestabiliza o sistema imunológico e, em seguida, começa a miná-lo. Esse é um dos objetivos do EBV: tentar acabar com a homeostasia e debilitar o sistema imunológico.

E quando a tireoide está produzindo pouco hormônio, as glândulas adrenais (a parte mais importante do sistema endócrino) precisam ativar os esteroides de reposição mencionados antes. Trata-se de um processo extraordinário. Pense nas adrenais como o mais avançado *chef* ou químico do planeta, que consegue criar uma receita precisa para substituir um ingrediente que falta. É realmente impressionante: esses hormônios tireoidianos falsos são, na verdade, substâncias químicas que mudam de forma e fornecem exatamente o que o organismo precisa. É por isso que as pessoas podem ter hipotireoidismo e não apresentar nenhum sintoma, nem mesmo do EBV. As adrenais compensam a baixa produção de hormônios tireoidianos e fornece a energia extra que você precisa enquanto o vírus tenta debilitá-lo. Independentemente de quanto estejam comprometidas ou exaustas, as glândulas adrenais sempre conseguirão compensar a hipoatividade da tireoide. Esse é um mecanismo interno do corpo humano, e a única coisa que pode atrapalhar é se algo terrível acontecer às suas adrenais e você perdê-las totalmente.

Esse processo de compensação das adrenais é de fundamental importância. Sem ele a sua capacidade funcional ficaria totalmente prejudicada. O aspecto negativo é que, como mencionei antes, o vírus Epstein-Barr adora toda essa adrenalina extra; é um de seus alimentos prediletos. Portanto, mesmo quando seu organismo consegue milagrosamente manter o equilíbrio para que você siga a sua vida, o EBV não está pronto para desistir. Ele continua faminto e ainda mira o seu sistema nervoso central – a menos que você saiba como detê-lo.

Um fator importante para compreender bem o EBV e eliminá-lo consiste em descobrir o motivo e seus sintomas e quadros específicos. Agora que você já conhece os fatores desencadeantes que ativam o EBV, seus tipos e estágios e o poder da tireoide e dos sistemas que a suportam – agora que sabe que a tireoide nunca foi a causa da sua doença –, chegou a hora de saber como o vírus causou seus sintomas e distúrbios durante todo esse tempo. Você está prestes a descobrir um dos mais importantes elementos para a sua cura.

CAPÍTULO 5

Explicação sobre Sintomas e Doenças

No final do século XIX o vírus Epstein-Barr ainda era bastante brando. Naquela época o patógeno não era altamente contagioso ou agressivo; para contraí-lo era preciso ter contato direto com fluidos corporais de alguém com infecção ativa pelo EBV, e essas infecções ativas eram um tanto raras. O EBV podia permanecer em estado latente por toda a vida sem causar problemas ou sintomas.

Isso porque, no início, o EBV era um vírus benéfico. A medicina apenas começou a documentar a possibilidade de existirem vírus benéficos. No futuro, os pesquisadores descobrirão que essa é muito mais do que uma possibilidade, é uma realidade. É isso mesmo, assim como temos bactérias "boas" que ajudam a proteger a nossa saúde, também existem vírus "bons" que auxiliam no funcionamento do nosso sistema imunológico. O EBV era um deles. Em seu estado mais elementar, o EBV estava do nosso lado e não nos causava nenhum mal. Na verdade, até ajudava a remover os resíduos tóxicos do nosso organismo. Até o final do século XVIII, os resíduos do nosso organismo eram, sobretudo, subprodutos das funções orgânicas normais; o restante era proveniente dos alimentos que consumíamos e de alguns metais pesados em suas formas inalteradas. O EBV era nosso amigo, ele procurava toxinas em todo o nosso organismo, inclusive dentro e ao redor do fígado, no intestino, no sistema linfático e até mesmo na corrente sanguínea, para que não causassem danos. Depois, o EBV passou a ser nosso inimigo, embora não fosse culpa dele.

Duas ondas de modernização transformaram o EBV no que ele é hoje. Primeiro houve a Revolução Industrial. No final do século XVIII e no início do século XIX, quando a humanidade começou a manipular compostos químicos, empregando metais pesados tóxicos de novas maneiras, gerando reações químicas potentes e depois queimando e descartando os compostos, vários poluentes foram liberados no ar e nos cursos de água. Quando essas toxinas entraram no corpo das pessoas, o EBV recebeu novos alimentos. O vírus ainda era dócil e benéfico e continuava procurando toxinas para nos proteger; entretanto, essas novas toxinas produzidas pela Revolução Industrial começaram a envenenar o vírus. Para se proteger, ele as excretava, porém em uma forma mais tóxica, pois o processamento viral aumentava a sua potência. As células do EBV consumiam esses resíduos tóxicos reprocessados, e essa se tornou uma questão de sobrevivência das células mais aptas. As células virais que conseguiam resistir aos resíduos tóxicos processados e reprocessados sobreviviam e se multiplicavam, enquanto as mais frágeis morriam. Embora ainda tentasse ficar do nosso lado, o EBV precisava cuidar de si próprio e ficou mais forte do que nunca.

Depois, entre o final do século XIX e o início do século XX, foram criados fungicidas, herbicidas e antibióticos experimentais (anteriores à descoberta e ao *boom* da penicilina). Esses produtos continham ingredientes perigosos, como arsênico, cobre, chumbo e petróleo; compostos químicos brutos recém-sintetizados em laboratório para uso industrial; além de fungos e bolores crescidos em resíduos de petróleo da indústria petrolífera e de gás;

ou seja, os combustíveis certos para ativar o EBV. Alguns dos primeiros medicamentos continham esses antibióticos. Isso não é ensinado nas aulas de história nem na faculdade de medicina, porque não é de domínio público o fato de termos tido décadas de experimentos laboratoriais inconsequentes e malsucedidos com ingredientes tóxicos para chegarmos à descoberta da penicilina. Além disso, barris de produtos perigosos foram distribuídos gratuitamente para propriedades agrícolas nos Estados Unidos, e não vendidos em lojas ou anunciados em revistas. Embora esse fato não seja documentado, foi o início da aplicação de produtos químicos nas lavouras. (Isso foi muito antes da Revolução Verde da agricultura convencional; essa época química desconhecida precede em cinquenta anos até mesmo as primeiras pesquisas e a fase de desenvolvimento da Revolução Verde.)

A exposição das pessoas a essas substâncias, apesar de oculta, era disseminada. Os alimentos, os medicamentos e os recursos hídricos foram contaminados e, como consequência, o EBV presente no organismo pôde se proliferar rapidamente e, com ele, outros microrganismos, como a primeira variedade de cofator do EBV, a bactéria do gênero *Streptococcus*. Em outras palavras, essas substâncias perigosas deram ao vírus exatamente o que ele precisava para se fortalecer e entrar em guerra com o sistema imunológico, dando início aos primeiros casos de febre glandular. De repente, não havia apenas casos isolados de EBV que, de inócuo, se tornou problemático, pois o EBV tomou gosto por substâncias químicas industrializadas desenvolvidas em laboratório. E o vírus mutante fortalecido estava se difundindo por toda a população em um ritmo muito mais acelerado. Assim como um amigo que se volta contra nós, o EBV havia se tornado um inimigo.

Levou décadas para que os efeitos dessa mudança fossem observados em grande escala. Por causa da tática de latência e reativação do EBV, que pode passar anos em estado de latência, se multiplicando enquanto espera o momento certo para fazer o próximo movimento, demorou um tempo considerável para que essas primeiras cepas nocivas do EBV se manifestassem. Alguns casos de tireoide aumentada por causa de um EBV ainda brando combinada com carência de iodo levou à identificação da tireoidite de Hashimoto no início do século XX (embora os médicos não tenham identificado o EBV como a causa). Só no início da década de 1940 é que muitas pessoas começaram a apresentar sintomas como ondas de calor, dores, confusão mental, infertilidade sem causa aparente, queda de cabelo e fadiga excessiva, típicos do EBV quando deixa o estado de latência. Por volta de 1950, os sintomas do EBV haviam atingido níveis epidêmicos, com enormes reflexos na sociedade e na saúde pública. As pessoas que apresentavam esses sintomas tinham nascido entre o final

do século XIX e o início do século XX, quando o EBV ganhava impulso na população. Elas estavam sentindo seus efeitos sem saber qual era a verdadeira causa.

Aos montes, as mulheres iam ao médico em busca de respostas. No entanto, a medicina e as pesquisas científicas não tinham instrumentos diagnósticos nem estrutura para explicar aos próprios médicos ou às pacientes o que estava acontecendo. Ninguém compreendia por que, de repente, tantas mulheres de meia-idade não se sentiam bem. Foi uma época assustadora que marcou o nascimento da "síndrome da loucura feminina" e da teoria segundo a qual "É tudo psicológico", ecos do diagnóstico de "histeria" que as mulheres receberam por milhares de anos.

Porém, à medida que os sintomas misteriosos das mulheres se intensificavam, era cada vez mais difícil atribuir esse sofrimento à preguiça ou à imaginação fértil. Coincidentemente, as pesquisas farmacêuticas estavam se concentrando nos hormônios, e os especialistas começaram a ligar as duas coisas. Em algumas mulheres, os sintomas de EBV eram erroneamente atribuídos a um desequilíbrio hormonal próprio da menopausa e, em outras, a um desequilíbrio dos hormônios tireoidianos. Algumas mulheres recebiam ambos os diagnósticos.

Mas como esses diagnósticos estavam errados, o tratamento não surtia efeito. Por décadas os sintomas misteriosos continuaram a aumentar na população, e novos rótulos entraram em cena para tentar explicá-los: esclerose múltipla, perimenopausa, doença de Lyme, síndrome da fadiga crônica, fibromialgia e até "síndrome do *yuppie*". Hoje os especialistas em doenças crônicas estão tentando resolver o caso atribuindo a culpa à tireoide. Isso não é verdade. O culpado sempre foi o vírus Epstein-Barr.

Na maioria dos casos, o médico não consegue reconhecer que o problema é o EBV porque, segundo as mais avançadas informações médicas, se um exame não detecta atividade do EBV na corrente sanguínea, a causa da doença não é o vírus. Mesmo que o EBV seja detectado, é provável que não seja considerado a origem dos problemas de saúde, porque os médicos ainda não aprenderam o que é um sintoma de EBV. O máximo que fizeram foi identificar os sintomas pseudogripais da mononucleose, como fadiga, febre e gânglios linfáticos aumentados. Eles não têm uma lista de todos os sintomas do EBV que surgem após o estágio de mononucleose, porque não percebem que existem sintomas depois da mononucleose. Eles não têm ideia de que os seus problemas de saúde estão relacionados com o vírus.

É muito comum ouvir que os exames de sangue mostram a presença de anticorpos de uma infecção passada por EBV e que, portanto, o vírus não representa mais um problema. Não se deixe enganar. Os exames de EBV apenas ainda não são avançados o bastante para detectar o vírus em estágios posteriores ao da mononucleose. (Para mais detalhes, veja o Capítulo 7: "Exames especulativos da função tireoidiana".) Como eu disse no Capítulo 3: "Como age o vírus da tireoide", é depois da fase de mononucleose que o vírus começa mesmo a causar problemas.

No entanto, a epidemia de doenças da tireoide é real e disseminada no mundo todo. Mas isso não explica o motivo do sofrimento dessas pessoas. Não explica os inúmeros sintomas que fazem com que elas tenham uma qualidade de vida ruim. Um problema de tireoide é uma seta gigantesca apontada para a fonte do problema, que é algo muito maior: o EBV. Acusada de maneira injusta, na verdade a tireoide é a vítima nessa situação.

Pense na tireoide como um palhaço que, durante uma apresentação em uma festa de aniversário, cria balões em forma de animais. Acontece que, um a um, os balões estouram no rosto das crianças, que começam a chorar. A situação fica tensa, quando tudo o que você queria era que um palhaço sorridente fizesse algumas figuras engraçadas com balões. O que é isso, um palhaço mau? Será que ele acha divertido deixar as crianças nervosas? O nosso impulso é de culpar o palhaço e mandá-lo embora sem lhe dar um tostão. Para começo de conversa, nós não confiamos em palhaços, pois não sabemos ao certo quais são suas intenções e nos esquecemos de que existe um ser humano dentro daquela fantasia.

Da mesma maneira, aprendemos a ter medo do nosso corpo, principalmente da nossa tireoide, pensando que ela pode se voltar contra nós a qualquer momento. Se investigássemos minuciosamente o incidente do palhaço, descobriríamos que ele não fez nada de errado, que estava apenas tentando divertir a criançada e que a culpa era do fornecedor da fábrica de balões. A fábrica tinha recebido um lote ruim de látex que causou problemas em vários tipos de produtos no mundo todo, inclusive nos balões do palhaço – esse era um sinal de um problema muito maior.

O EBV é como aquele lote ruim de látex, ou seja, a verdadeira causa da doença. Se as pessoas soubessem que a culpa não é da tireoide teriam uma perspectiva muito diferente das maravilhas do corpo humano e dos seus projetos de cura. Em vez de odiar a própria tireoide, passariam a valorizá-la.

Essa é uma informação superimportante que você deve guardar, porque as explicações da medicina atual sobre desequilíbrio hormonal e doenças da tireoide nos deixam com a sensação de que não podemos confiar em nosso próprio corpo. É muito comum que pacientes com doenças da tireoide tenham diversos problemas de saúde e achem que há algo de errado com eles, pois ainda não descobriram que a raiz de tudo é o EBV. Eles se sentem traídos, defeituosos, fracos, quando a verdade é o oposto. O seu corpo luta por você. O seu corpo está do seu lado. O seu corpo ama você incondicionalmente. Acontece que ele está enfrentando um adversário pernicioso, o EBV, mas que pode ser derrotado com a abordagem apresentada neste livro.

Ter conhecimento dessa verdade e de todas as informações fornecidas até agora sobre o que de fato são as doenças da tireoide, por que elas surgem e como funcionam é um passo enorme rumo à cura de qualquer doença da tireoide e dos problemas relacionados. Não foi você que provocou a sua doença. O seu corpo não o decepcionou. A culpa não é sua. Você pode seguir adiante. Pode se curar.

O QUE SIGNIFICAM OS SINTOMAS

Como eu já disse, os problemas de tireoide não são tão sintomáticos como os especialistas pensam; eles não são o verdadeiro problema. São apenas um sinal, um indício, uma peça de um quebra-cabeça muito maior que é o EBV. Por esse motivo, todos os rótulos de doenças da tireoide mencionados na lista a seguir são incluídos como *sintomas* do vírus. A princípio isso poderá causar surpresa, mas quando você assimilar as informações verá que faz sentido.

Na lista, você também encontrará problemas de saúde que costumam ser considerados sintomas, como perda de memória, flutuações da temperatura corporal, calafrios, sudorese noturna e palpitações cardíacas. Como você verá, quase sempre esses são sintomas do EBV. Embora alguns possam ter outras explicações (por exemplo, cãibras musculares podem ser consequência de carências nutricionais, e febre baixa pode ser causada por um grave quadro de desidratação), se você está lendo este livro porque tem um problema de tireoide ou vários sintomas desta lista, é bem provável que as explicações de um dos sintomas abaixo descreva a sua situação. Antes de prosseguir a leitura, você deve saber que, aqui, você não encontrará teorias mal embasadas nem explicações convencionais com informações inúteis. Você está prestes a entrar em um novo território em relação às causas de determinado sintoma ou de determinada doença.

Hipotireoidismo

Hipotireoidismo é uma leve tireoidite em fase inicial. Ao penetrar no tecido da tireoide, o EBV causa a formação de tecido cicatricial, o que prejudica o funcionamento da glândula. Nesse estado debilitado, também chamado de insuficiência tireoidiana ou tireoide hipoativa, a tireoide pode se tornar menos eficiente na produção dos hormônios T3 e T4. O hipotireoidismo pode causar flutuações na temperatura corporal, um pouco de cansaço ou prostração e ressecamento da pele, só isso. E os outros sintomas que geralmente são associados a baixos níveis de hormônios tireoidianos? Esses sintomas são causados pelo estrago que o EBV faz no fígado e em outras áreas do corpo ao mesmo tempo que infecta a tireoide, e não por baixos níveis de hormônios tireoidianos.

Mesmo o hipotireoidismo congênito, quando o bebê nasce com uma glândula pouco ativa, é causado pelo EBV. Durante o seu desenvolvimento no útero materno, o bebê é tão suscetível quanto nós, e uma cepa mutada do vírus pode entrar em seu fígado e depois na tireoide, causando problemas de tireoide desde o nascimento.

O hipotireoidismo seria um pouco mais danoso se não fosse pelas glândulas adrenais. Como vimos no capítulo anterior, a medicina e as pesquisas científicas ainda não descobriram que as glândulas adrenais produzem uma mescla hormonal quase igual aos hormônios tireoidianos para compensar os níveis reduzidos de T3 e T4, porém ligeiramente diferente destes, o que permite o surgimento dos poucos sintomas que acabei de citar. Se as adrenais não realizassem esse trabalho de equipe, os níveis baixos de T4 do hipotireoidismo causariam irregularidade do ciclo menstrual, falta de motivação, bastante desânimo e tristeza, que de qualquer maneira não são os sintomas "clássicos" associados (equivocadamente) ao hipotireoidismo. Repetindo, os sintomas "clássicos" são virais ou estão relacionados com o vírus.

O hipotireoidismo não implica necessariamente que toda a glândula esteja arruinada. A maior parte da tireoide ainda funciona de maneira perfeita. Seria preciso uma verdadeira lesão à tireoide que desmantelasse por completo seus mecanismos internos para de fato destruí-la. Talvez você pense que seja esse o seu caso. Se for assim, saiba que é muito *raro* que o hipotireoidismo, por si só, cause sintomas reais. Seria preciso uma combinação de lesão física da tireoide (um estrangulamento ou um forte golpe na garganta), problemas de grande magnitude relacionados com quebra de confiança, um acontecimento trágico e montanhas de estresse para que a tireoide entrasse em colapso total. (Se você for um desses casos raríssimos, coragem! Ainda assim você poderá se curar.) Na grande maioria das pessoas, a tireoide, por mais comprometida que esteja, ainda é capaz de desempenhar a sua função de monitorar o organismo; além disso o restante do corpo pode intervir e compensar a baixa produção hormonal. O resultado é que todos os seus sintomas são de origem viral.

Hipertireoidismo e doença de Graves

Em alguns casos, em vez de causar uma redução na produção de hormônios tireoidianos, o EBV estimula a tireoide a produzi-los em excesso. Isso se chama hipertireoidismo, e muitas pessoas que têm esse distúrbio recebem o diagnóstico de doença de Graves, uma doença considerada autoimune e que faz com que muitos pacientes se sintam traídos pelo próprio corpo. Isso não podia estar mais longe da verdade. A doença de Graves não ocorre porque o sistema nervoso ficou confuso e passou a atacar a tireoide.

A doença de Graves e o hipertireoidismo ocorrem porque determinada cepa de EBV, um pouco mais agressiva e veloz que as cepas que causam hipotireoidismo, agride a tireoide, estimulando-a a criar rapidamente novas células e tecidos. Esse tecido extra produz mais hormônios tireoidianos, provocando sintomas como olhos saltados, aumento de volume da tireoide, inchaço na garganta, um pouco de cansaço e flutuações na temperatura corporal. Assim como no hipotireoidismo, a maioria dos sintomas associados à doença de Graves (p. ex., sudorese, pressão alta e nervosismo) está relacionada com o vírus e não é resultado direto de um aumento da atividade da tireoide.

Embora seja menos frequente, é possível receber um diagnóstico de hipertireoidismo junto com tireoidite de Hashimoto, em vez de doença de Graves. Isso porque uma pessoa pode ter duas variedades de EBV ao mesmo tempo, uma que acelera o crescimento de células e tecido e outra que destrói o tecido da glândula. Isso pode levar facilmente a uma grande variação nos valores dos hormônios tireoidianos, porque uma cepa do vírus pode estar mais ativa no organismo da pessoa em determinado momento, alterando a produção de hormônios para menos e para mais.

Inflamação, aumento da tireoide e tireoidite de Hashimoto

Quando o EBV atinge a glândula tireoide, o sistema imunológico reage com força total, causando inflamação. Inflamação é a resposta natural do organismo a uma invasão e/ou lesão. Quando entra uma farpa em seu dedo, a pele ao redor do local fica vermelha, quente e inchada? É o organismo reagindo com inflamação à presença de um corpo estranho (invasão) que está causando dano celular (lesão). Isso também acontece com a tireoide. Quando o EBV entra no tecido tireoidiano, o sistema imunológico sabe imediatamente que ele está presente (invasão) e causando dano celular (lesão), por isso a glândula fica inflamada. Essa inflamação pode ser acompanhada por dor de garganta, pressão na garganta ou uma sensação estranha no pescoço. Pode provocar ainda um aumento de volume da tireoide. É possível também haver inflamação da tireoide sem nenhum sintoma, porque cada pessoa reage de uma maneira e um caso de inflamação é diferente do outro. Tudo depende da parte da tireoide que está inflamada, a parte anterior, posterior, superior, inferior ou lateral, e do grau de inflamação.

Se o médico disse que você tem tireoidite, saiba que esse é um sinal de que o seu sistema imunológico está trabalhando a seu favor, fazendo tudo o que está ao seu alcance para combater o vírus, e não um sinal de que o seu organismo está funcionando mal. A inflamação não está ocorrendo porque o seu sistema imunológico está produzindo "autoanticorpos" para atacar as suas próprias células. Os anticorpos revelados nos exames da tireoide estão presentes porque existe uma batalha em andamento em sua tireoide entre o EBV e o seu sistema imunológico. Ou seja, o seu sistema imunológico está produzindo anticorpos para atacar e destruir o vírus Epstein-Barr que está causando dano e inflamação na tireoide.

Vamos refletir rapidamente sobre o nome "tireoidite de Hashimoto". Apesar de parecer pomposo e assustador e lançar uma sombra sobre a sua vida, se você analisar as palavras ele perderá um pouco do seu poder sobre você. Em primeiro lugar, *tireoidite* significa inflamação da tireoide, só isso. E Hashimoto nada mais é do que o sobrenome do médico que identificou pela primeira vez o aumento no tamanho da tireoide em seus pacientes. Embora essa tenha sido uma descoberta muito importante à época, não revelava o que estava por trás da inflamação. O médico identificou o aumento de tamanho da glândula no pescoço dos pacientes pelo toque, reconheceu que a carência de iodo não explicava totalmente o problema e disse que havia algo de errado, mas não sabia o quê. O nome se refere apenas ao sintoma de inflamação, e não à causa subjacente. Como eu disse no início deste capítulo, esses primeiros casos de tireoidite de Hashimoto foram, na verdade, os primeiros casos de EBV (depois que o vírus havia se transformado em uma versão destrutiva), que se aproveitava de uma carência de iodo e de um sistema imunológico debilitado. Se o nome "tireoidite de Hashimoto" soa intimidante, lembre-se de que a descoberta foi feita há mais de um século. Está na hora de dar um passo adiante e descobrir as respostas.

Só depois da publicação do meu primeiro livro, *Médico Médium: Os segredos por trás de doenças crônicas e misteriosas e como finalmente se curar*, que tem um capítulo dedicado ao hipotireoidismo e à tireoidite de Hashimoto, é que finalmente o público tomou conhecimento de que o EBV é a verdadeira causa de fundo dessas doenças. Está na hora de recuperar o seu poder e compreender que tireoidite de Hashimoto é apenas um rótulo, e não uma condenação para a vida toda. A razão do seu sofrimento não vem de dentro. O seu sistema imunológico não está ficando maluco nem querendo atacá-lo. É o vírus, esse invasor, que está causando todo o dano e atrapalhando a sua vida. O seu organismo só precisa do apoio adequado, o qual eu descrevo neste livro, para debelar o vírus.

Nódulos, cistos e tumores da tireoide

Se um nódulo ou um cisto foi detectado em sua tireoide, provavelmente você está preocupado. Afinal de contas, ninguém quer ouvir que tem um nódulo, muito menos quando ele aparece misteriosamente e não se sabe como eliminá-lo. Aqui está a verdade sobre esses "caroços": trata-se de mais um sinal de que o seu corpo está lutando contra o vírus Epstein-Barr.

Quando não consegue destruir totalmente o vírus, o sistema imunológico lança mão de um plano alternativo: tenta isolar o vírus com uma parede de cálcio. É isso que são os nódulos da tireoide: "prisões de cálcio" para as células de EBV. Infelizmente, isso não acaba com o vírus, porque (1) quase todas as células de EBV conseguem evitar esse bloqueio e (2) as células que ficam presas se adaptam à vida dentro das paredes de cálcio, continuando a drenar a energia da tireoide. Se as células virais prosperarem demais no nódulo, elas poderão se transformar em um cisto ainda mais danoso para a tireoide. É possível também ocorrer a formação de queloide na glândula, mas os médicos não o identificarão como tal. Esses queloides se formam quando o EBV cria tecido extra no local de uma lesão da tireoide, seja causada por impacto externo ou pelo próprio vírus.

Os tumores malignos da tireoide são causados por determinadas cepas raras de EBV. A formação desses tumores geralmente indica a presença de toxinas nos órgãos, como níveis elevados de metais pesados e pesticidas. (Para saber mais sobre câncer da tireoide, veja o Capítulo 6.)

Mas todo aquele cálcio usado para bloquear o vírus tem de vir de algum lugar. Se alguém com nódulo ou cisto na tireoide não tiver uma quantidade suficiente desse mineral na corrente sanguínea porque sua alimentação é pobre em cálcio, seu sistema imunológico irá extraí-lo dos ossos, o que poderá provocar osteopenia e, mais tarde, osteoporose. Não se deixe enganar quando ouvir que os problemas de tireoide *causam* osteoporose. Se uma pessoa tem hipotireoidismo e diminuição da densidade óssea simultaneamente, é o vírus que está causando ambos. (O Capítulo 22, "Alimentos, ervas e suplementos que curam", traz as melhores fontes alimentares para compensar a perda de cálcio.)

Problemas metabólicos

O conceito de metabolismo como a base do aumento de peso, da perda de peso e da fome é um mito. Esse é um termo amplo e ultrapassado que desvia o foco da verdade, ou seja, que a classe médica ainda não sabe muita coisa a respeito. Se lhe disseram que a culpa é do seu metabolismo, não se deixe abater. A culpa não é nem do seu metabolismo *nem sua*. Os seus problemas têm uma causa real, que você poderá abordar com o auxílio deste livro. Para identificar com precisão a verdadeira origem do seu problema, veja a explicação dos próximos sintomas.

Aumento de peso misterioso

Aumento misterioso de peso é um sintoma frequente que deixa muitas pessoas frustradas. Apesar de terem bons hábitos alimentares e fazerem exercícios com regularidade, o ponteiro da balança continua subindo. Você deve ter ouvido falar que isso é causado por hipotireoidismo, que a tireoide não estaria produzindo uma quantidade suficiente dos hormônios que estimulam o metabolismo e mantêm o peso sob controle. Mas não é isso o que acontece. Como eu explico em "Grande Erro 5: Mito do metabolismo", *metabolismo* é um termo abrangente que encobre o fato de que não se sabe muita coisa sobre os reais mecanismos do aumento de peso. Se uma produção deficiente de hormônios tireoidianos fosse a verdadeira explicação do problema, então como explicar todas as pessoas que têm hipotireoidismo e que não apresentam esse sintoma?

Eis o que de fato acontece: quando o vírus Epstein-Barr está no segundo estágio, escondido no fígado, ele enfraquece e sobrecarrega esse órgão de tal maneira que o torna lento. Mais tarde, quando o EBV migra para a tireoide, algumas células virais permanecem no fígado, onde continuam a causar problema, alimentando-se de antibióticos, outros medicamentos, pesticidas, herbicidas, metais pesados tóxicos e solventes, entre outros. Além disso, o EBV no organismo acarreta a presença constante de subprodutos virais, células virais mortas, neurotoxinas e dermotoxinas, o que faz com que o fígado e o sistema linfático tenham de trabalhar continuamente no processo de purificação. Tudo isso, aliado à intervenção das glândulas adrenais que, para compensar a hipoatividade da tireoide, inundam o fígado com uma quantidade excessiva de adrenalina, aumenta ainda mais a carga tóxica. Em suma, repleto de toxinas e adrenalina, o fígado não consegue mais desempenhar suas funções de maneira adequada e deixa tudo o que pode a cargo do sistema linfático. (O fígado pode estar saturado de adrenalina mesmo que você não tenha fadiga adrenal.)

O fígado lento e o sistema linfático sobrecarregado é que são responsáveis pela tendência dos pacientes com hipotireoidismo a engordar de modo descontrolado e a ter dificuldade de emagrecer. Portanto, *tanto* o hipotireoidismo *como* o aumento de peso são causados pelo vírus. Não é o hipotireoidismo que provoca o aumento de peso.

Quem tem hipertireoidismo também pode engordar. Na verdade, o número de pessoas que engordam é maior do que o das pessoas que emagrecem. O fato de que a maioria dos pacientes com hipertireoidismo tenha sobrepeso deixa os médicos perplexos; esse fato não é levado a sério e, sim, ignorado, porque contraria as "regras" que definem o significado de hipertireoidismo. Mas, na realidade, faz todo

o sentido. Os tipos de EBV que causam hipertireoidismo são tão destrutivos para o fígado quanto os que causam hipotireoidismo. No final, o fígado dos pacientes com hipertireoidismo também fica obstruído e sobrecarregado, e o resultado é a dificuldade de emagrecer.

O aumento de peso se deve, em grande parte, à retenção hídrica. Por exemplo, se você acha que está com 27 quilos a mais, é provável que somente 18 quilos sejam de gordura corporal e que os nove quilos restantes sejam de líquido que o seu corpo está retendo, uma proporção da qual os médicos ainda não se deram conta. Mas por que acontece essa retenção hídrica? Porque, quando o fígado não consegue mais proteger você das toxinas presentes na corrente sanguínea, o sistema linfático assume a função de filtro, que deveria ser desempenhada pelo fígado. O sistema linfático está programado para ser um pós-filtro do fígado, filtrando micropartículas e nanopartículas de toxinas e resíduos. Entretanto, quando o fígado se torna pré-gorduroso, gorduroso, lento, estagnado ou até mesmo doente (quadros que podem passar despercebidos pelo médico) e não consegue mais desempenhar suas funções, o sistema linfático tem de ficar a cargo de todos os resíduos maiores que o fígado não consegue processar. Como esse resíduo é espesso demais para o sistema linfático, ele obstrui os vasos e os dutos linfáticos e, como consequência, a linfa não consegue fluir normalmente. Para se adaptar a essa situação o sistema linfático tenta empurrar a linfa para aumentar a pressão e eliminar esses resíduos maiores. Mas ainda assim a linfa não consegue fluir pelas vias obstruídas e bolsas de líquido começam a se formar. O resultado é retenção hídrica, que acrescenta centímetros à sua cintura e faz o ponteiro da balança subir enquanto um linfedema não diagnosticado se desenvolve.

Vale ressaltar que, mesmo que você não tenha sido diagnosticado com um problema de tireoide, uma infecção viral dessa glândula e os efeitos que acabei de descrever podem ser responsáveis por sua dificuldade de emagrecer. Como eu já disse e como veremos mais detalhadamente no Capítulo 7, os testes de função tireoidiana ainda não são precisos, portanto pode ser que não mostrem que seus níveis hormonais são baixos.

Muitos médicos adeptos de terapias alternativas, inclusive da medicina funcional ou integrativa, acham que a tireoide é responsável pelo misterioso aumento de peso. Eles analisam atentamente os resultados dos exames de sangue e, mesmo que não haja nenhum indício de problemas da tireoide, receitam medicamentos para tireoide para alguns pacientes com base em todas as outras evidências. Esse é um passo avante, pois os pacientes estão recebendo a devida atenção, em vez de apenas ouvir que estão acima do peso porque são preguiçosos ou que fazer exercício na esteira ergométrica vai resolver o problema. Porém, medicamentos para a tireoide não são uma solução para o aumento de peso, pois, para começar, o problema não é uma tireoide hipoativa.

Se você está tomando algum medicamento para a tireoide e, ainda assim, continua a engordar, é porque o medicamento não está tratando a infecção viral, o dano à tireoide e o problema de fígado subjacentes. Além disso, com o tempo os medicamentos para a tireoide afetam o fígado e as glândulas adrenais de modo negativo; eles fazem as adrenais trabalharem mais, saturando o fígado, que já está tentando processar o próprio medicamento. Isso torna o fígado ainda mais lento, o que significa que você pode engordar ainda mais durante o tratamento farmacológico ou que o próprio tratamento pode provocar aumento de peso. (Falarei mais sobre os medicamentos para tireoide no Capítulo 8.)

A razão pela qual algumas pessoas emagrecem quando iniciam um tratamento farmacológico para a tireoide é que, ao mesmo tempo, elas mudam a alimentação, fazem exercícios e tomam suplementos (uma combinação que ajuda a recuperar o fígado cansado), além de muitas vezes também cortarem alguns dos alimentos que nutrem o EBV. (Existe um número reduzidíssimo de pessoas que emagrecem quando tomam medicamentos para a tireoide sem adotar outras medidas. Isso se deve ao choque inicial do organismo ao receber um composto hormonal esteroide estranho. Mais tarde, essas pessoas engordam outra vez, porque o problema viral não foi tratado.) Se você não tratar os problemas virais e hepáticos de fundo com as técnicas apresentadas neste livro, continuará a engordar. As mulheres em geral acabam ouvindo que isso é culpa da menopausa, o que não é verdade. (Para saber mais sobre menopausa, leia o capítulo: "Síndrome pré-menstrual e menopausa" do livro *Médium Médico*.)

Perda de peso misteriosa

A misteriosa perda de peso observada em algumas pessoas que têm problemas de tireoide não se deve ao hipertireoidismo. Existem milhares de pessoas com hipertireoidismo que estão engordando ou acima do peso. É isso mesmo, embora a tireoide produza uma quantidade excessiva de hormônios tireoidianos, não são esses hormônios que dificultam a manutenção ou o aumento de peso. Repetindo, esse é um sintoma viral. Algumas variedades de EBV liberam produtos tóxicos alergênicos no organismo, que provocam um fluxo constante de adrenalina. Em algumas pessoas isso se traduz em perda de peso, porque o hormônio age como uma anfetamina. (Muitas vezes essa rápida perda de peso é acompanhada por insônia, devido ao excesso de adrenalina no organismo.) A maior parte das pessoas que emagrecem acaba tendo o problema oposto, um ano ou dez anos depois, pois ocorre fadiga adrenal e seu sintoma passa a ser engordar.

Fome constante

Embora esse sintoma geralmente esteja associado com hipertireoidismo, muitas pessoas com hipotireoidismo também têm períodos de fome persistente, constante, quase insaciável. Isso acontece porque esse sintoma não está ligado à tireoide, mas sim a uma deficiência de glicogênio (glicose armazenada) no fígado e/ou cérebro, e a culpa é do EBV. Quando permanece muito tempo no fígado, o EBV gasta muita energia desse órgão, o que significa que o fígado queima combustível e pode facilmente se tornar deficiente em glicogênio. O vírus também debilita o sistema nervoso central e, como o sistema nervoso central também precisa de açúcar para funcionar, ele consome a glicose rapidamente – e logo quer mais. O resultado da deficiência de glicogênio no cérebro e/ou no fígado é fome, porque o corpo quer mais. (Observe que uma dieta rica em gorduras e pobre em carboidratos só piora a situação, pois os carboidratos saudáveis contêm os açúcares de que você precisa, e gordura demais na alimentação impede a conversão e a absorção desses açúcares naturais pelo organismo, além de debilitar o fígado.)

Raleamento e queda do cabelo

Raleamento e queda de cabelo sem explicação também são sintomáticos da presença danosa do EBV. Não é a baixa produção de hormônios tireoidianos que provoca queda de cabelo, mas sim excesso de adrenalina e cortisol. As glândulas adrenais (suprarrenais) são as mais importantes do sistema endócrino; elas são as mediadoras do organismo. Como vimos, quando a tireoide está enfrentando dificuldades, as adrenais entram em cena para produzir mais hormônios. De vez em quando, tudo bem. Mas quando a tireoide está constantemente se debatendo com uma infecção viral e as adrenais estão constantemente intervindo, o excesso de hormônios do estresse afeta de maneira negativa o corpo e pode causar raleamento e/ou queda de cabelo.

Essas mudanças no cabelo nem sempre são imediatas. Como leva algum tempo para que os efeitos da saturação de hormônios do estresse nos folículos pilosos se tornem visíveis, pode ser que você só comece a perceber diferenças no seu cabelo de seis a nove meses, ou até mesmo um ano, depois que o EBV atingiu a tireoide.

Se você não tem outros sintomas, pode ser que não tenha o vírus da tireoide e a razão da queda de cabelo seja uma experiência de meses atrás que causou surtos de liberação de hormônios do estresse, como uma separação, outros problemas de relacionamento ou parto. Meses depois, você está bem e a sua vida já entrou nos eixos novamente quando, de repente, o ralo do chuveiro começa a se encher de cabelo. Isso acontece porque leva algum tempo para os folículos pilosos se enfraquecerem.

Por outro lado, se você estiver constantemente sob estresse ou tiver carência nutricionais, o problema de cabelo (seja de origem viral, relacionada com estresse ou ambos) poderá se manifestar muito antes. Quem tem tendência a ter eczema (em breve falarei mais sobre essa afecção cutânea) costuma apresentar uma maior queda de cabelo, porque o couro cabeludo já está irritado.

Outra razão frequente de queda de cabelo é o uso de medicamentos para tireoide, antibióticos e outros produtos farmacêuticos. Já vi centenas de casos de mulheres que começam a ter queda de cabelo logo depois de começar a tomar medicamentos para a tireoide, embora tenham sido receitados em parte por causa do raleamento do cabelo, que foi atribuído a um problema de tireoide.

Às vezes, no início parece que o medicamento detém a queda de cabelo, mas isso é mera coincidência. Como eu disse, um período de estresse pode provocar queda de cabelo em uma mulher meses mais tarde, sem razão aparente. O médico suspeita de problema da tireoide, receita uma terapia hormonal e eis que o cabelo da paciente para de cair. Na verdade, esse não foi um efeito da medicação. O cabelo da paciente parou de cair apenas porque suas glândulas adrenais tinham começado a se recuperar do estresse, permitindo que os folículos pilosos também pudessem se regenerar. A queda de cabelo teria parado sem o medicamento, que ocultou o processo natural de cura do organismo. Se a paciente continuar a tomar o medicamento, é bem provável que depois de alguns meses seu cabelo volte a cair, deixando perplexos paciente e médico, pois eles achavam que o medicamento tinha surtido efeito.

Em alguns casos, a exposição à radiação pode provocar o raleamento do cabelo. Uma radiografia dentária pode ser suficiente para provocar queda de cabelo por um ou dois meses.

Alteração na textura do fio de cabelo

A liberação de dermotoxinas no fígado pelo EBV, as quais atingem o couro cabeludo, aliada a anos de carências nutricionais e picos de adrenalina, faz com que o cabelo fique quebradiço ou mais áspero do que o normal. Outra razão dessas alterações na textura do fio de cabelo é que, quando está combatendo o EBV, o organismo utiliza recursos nutricionais como oligoelementos, vitaminas e antioxidantes, que normalmente seriam usados para manter o cabelo saudável, para ajudar na luta contra o vírus.

Insônia

Assim como os outros sintomas desta lista, a insônia não é causada por distúrbios da tireoide. Embora a literatura médica mais recente associe insônia à tireoide, a verdade é que uma tireoide comprometida não atrapalha o sono. A insônia pode *acompanhar* os problemas de tireoide quando o vírus está causando danos a essa glândula e aos neurotransmissores ao mesmo tempo, o que é comum. Os problemas de sono também podem ser atribuídos a diversas outras causas ocultas, como feridas emocionais, problemas digestivos, problemas de fígado, transtorno obsessivo-compulsivo (TOC), preocupação e toxicidade do glutamato monossódico (MSG). A Quarta Parte deste livro: "Segredos do sono", ajudará você a entender a razão do seu problema de insônia em particular, para que possa começar a usar o sono para se curar, em parte ao aprender sobre as desconhecidas "leis do sono".

Fadiga

Esse sintoma frequente pode surgir em diferentes estágios do EBV. No início, durante a fase de mononucleose, a fadiga sobrevém quando o sistema imunológico usa a sua energia para debelar a infecção viral ativa na corrente sanguínea.

Quando o EBV está nos órgãos, um segundo tipo de fadiga, a fadiga neurológica, pode ser causada pelas neurotoxinas liberadas pelo vírus. A fadiga neurológica é frequentemente confundida com fadiga adrenal, embora sejam quadros distintos. Fadiga neurológica e fadiga adrenal podem ocorrer de maneira separada ou ao mesmo tempo, porque uma tem a ver com o sistema nervoso e a outra com o sistema endócrino.

Fadiga adrenal é um quadro real e legítimo ao qual eu dediquei um capítulo no livro *Médium Médico*. No entanto, temos de ter cuidado para não identificar todo caso de fadiga como fadiga adrenal, como está acontecendo hoje em dia. Os médicos, outros especialistas e os livros mais recentes estão atribuindo muitos problemas de saúde à sobrecarga das glândulas adrenais. Essa não é a novíssima descoberta que pode parecer, pois já foi feita há décadas. Mas a fadiga adrenal como explicação para tudo está nos desviando da verdade, de que o vírus Epstein-Barr em seu último estágio está atacando o sistema nervoso central de inúmeras pessoas. O organismo delas está repleto de neurotoxinas virais, que produzem uma encefalite (inflamação do cérebro) viral não detectada e, consequentemente, faz com que os nervos de todo o corpo fiquem irritados, letárgicos e sensíveis, com efeitos devastadores.

A diferença prática entre esses dois tipos de fadiga é que na fadiga adrenal as pessoas ainda conseguem manter a capacidade funcional: trabalhar, manter o emprego, socializar, fazer exercícios e cuidar da família, ainda que não se sintam cheias de energia. A fadiga neurológica, em contrapartida, é mais esmagadora. É tão intensa que impede que a pessoa atue normalmente na sociedade. Embora a fadiga adrenal possa ser grave e ocorrer simultaneamente à fadiga neurológica (quando as pessoas têm mais dificuldade), em geral é a fadiga neurológica que acompanha a infecção por EBV em estágio avançado.

Em um caso de fadiga neurológica leve, a pessoa pode ficar muito cansada depois de dirigir por uma curta distância, sentir as pernas extremamente pesadas, grande fraqueza nos braços, confusão mental e falta de força para tomar banho ou fazer uma refeição. Em um caso mais avançado, em que o cérebro está saturado de neurotoxinas, a pessoa não consegue sair da cama por nada deste mundo. São casos graves como esse que fazem com que 17% dos estudantes universitários abandonem o curso e entrem em desespero, como eu mencionei antes.

Cansaço

Uma sensação de cansaço que não pode ser justificada por trabalho excessivo e estresse e que não passa nem mesmo depois de dormir é uma forma mais branda de fadiga que pode ser causada pelo EBV. Nesse caso, é uma leve infecção viral que está forçando o sistema imunológico e os órgãos ao mesmo tempo que drena os níveis de energia da pessoa.

Alteração nos níveis de energia

Às vezes a fadiga, a exaustão e o cansaço vão e voltam. Se isso ocorrer com regularidade, de duas uma: ou é o início de uma leve infecção viral que ainda não teve tempo de se instalar ou um sinal de que você consegue se desintoxicar muito bem. Em um dia ruim, seu organismo está repleto de neurotoxinas do EBV e de outros resíduos virais, que o impedem de ter uma vida normal. Em um dia bom, seu organismo eliminou os resíduos tóxicos e você está livre para viver a sua vida. Quase sempre esse quadro é acompanhado de hipoatividade ou hiperatividade das glândulas adrenais em decorrência de estresse ou de desencadeantes que provocaram instabilidade adrenal. Em geral o médico ignora tudo o mais que esteja errado e estabelece o diagnóstico de fadiga adrenal ou problemas relacionados com cortisol. Se você estivesse em uma situação ainda pior, com o fígado estagnado e um trato digestório repleto de toxinas, seus níveis de energia não flutuariam, permanecendo sempre baixos.

Confusão mental e dificuldade de concentração

Uma sensação de confusão mental que impede uma pessoa de pensar claramente ocorre quando o EBV se nutre de seus alimentos preferidos, incluindo metais pesados tóxicos, como mercúrio, bem como laticínios, ovos, trigo, milho, adrenalina em excesso e medicamentos. Enquanto se banqueteia e se prolifera, o EBV elimina mais resíduos, e essas neurotoxinas vão para o cérebro, provocando um curto-circuito nos neurotransmissores. A dificuldade de concentração em geral é causada por uma superabundância de metais pesados no cérebro combinada com esse curto-circuito. Muitas vezes esse quadro pode levar a um diagnóstico equivocado de transtorno de déficit de atenção e hiperatividade (TDAH), aumento da permeabilidade intestinal, infecção parasitária, doença de Lyme e distúrbio da tireoide.

Problemas de memória

A causa dos problemas de memória é basicamente a mesma da confusão mental: o EBV devora seus alimentos preferidos no organismo e o deixa repleto de resíduos ainda mais destrutivos. Nesse caso, o indivíduo tem níveis mais elevados de mercúrio e de outros metais pesados tóxicos, que fornecem combustível extra ao vírus. Isso se traduz em uma quantidade maior de resíduos neurotóxicos que produz um curto-circuito na atividade dos neurotransmissores. Além disso, quando esses metais pesados oxidam no cérebro ou no fígado, o "vazamento" tóxico satura o tecido cerebral, suprimindo os impulsos elétricos e impedindo o bom funcionamento da memória.

Hipersensibilidade ao frio

A tendência a sentir frio e precisar colocar mais peças de roupa para ficar aquecido é causada por níveis elevados de neurotoxinas no organismo, que fazem com que os nervos se tornem sensíveis a temperaturas mais frias. Esse sintoma muitas vezes é atribuído a problemas metabólicos quando, na realidade, é uma questão de sensibilidade nervosa.

Mãos e pés frios

Quando as mãos e os pés estão sempre frios, são as neurotoxinas virais que estão tornando os nervos mais sensíveis a baixas temperaturas, *além* dos problemas circulatórios causados por um fígado lento.

Calafrios

Calafrios frequentes em um nível crônico, e que não estão relacionados com resfriado, gripe, febre ou desidratação, indicam que o sistema imunológico está combatendo uma infecção por EBV nos órgãos, tão profunda que não pode ser detectada pelos exames de sangue.

Ondas de calor e sudorese noturna

Surtos repentinos de calor e suor são causados por um fígado repleto de toxinas, e não pela tireoide *ou* pela menopausa. As ondas de calor e a sudorese noturna não têm nada a ver com hormônios. Eis o que de fato acontece: quando o fígado está repleto de toxinas, como resíduos virais, metais pesados, pesticidas, herbicidas e até mesmo medicamentos de venda controlada, ele fica sobrecarregado e começa a ficar quente, então o organismo tenta resfriá-lo. Nesse processo, o calor é expulso do fígado e pulsado através do corpo, provocando essa sensação incômoda de superaquecimento. Isso é muito comum tanto em mulheres como em homens, mas, por causa do estigma, nos homens as ondas de calor geralmente são chamadas de "transpiração nervosa".

Sensação de calor

A tendência a se sentir encalorado é outro sinal de superaquecimento do fígado e da tentativa do organismo de liberar o calor. Pode haver também uma alternância entre sensação de calor e frio, o que não é nem um pouco incomum e indica que o organismo está tentando se resfriar e extrair energia do baço.

Sudorese excessiva

Quando uma leve carga viral de EBV libera neurotoxinas contendo grandes quantidades de mercúrio, o sistema nervoso fica irritado e sensível. Essas neurotoxinas repletas de mercúrio provocam um curto-circuito nos neurotransmissores e bloqueiam os impulsos elétricos, que enviam mensagens contraditórias ao cérebro. O resultado é uma sensação de nervosismo. Mesmo que a pessoa não esteja emocionalmente nervosa, o corpo recebe a mensagem para reagir com ansiedade, e isso estimula uma produção excessiva de suor.

Flutuações da temperatura corporal

Se um médico disse que você tem uma doença da tireoide por causa das suas flutuações na temperatura corporal, mas você não tem problema de glândulas adrenais, hipoglicemia ou resistência à insulina, então, em sua forma branda, esse é um daqueles raros sintomas que podem estar relacionados com a tireoide (em consequência de redução ou aumento da produção de hormônios tireoidianos). Calafrios e ondas de calor mais pronunciados geralmente são causados pelo EBV, como eu já expliquei.

Edema

A menos que você tenha uma doença cardíaca ou renal já diagnosticada, esse inchaço é causado pelo EBV e seus resíduos tóxicos na corrente sanguínea e no sistema linfático. Assim como no caso do aumento de peso, um fígado repleto de resíduos do EBV se torna lento ou até mesmo estagnado, passando sua função de filtragem para o sistema linfático, que, por sua vez, retém bolsas de líquido, pois não está equipado para processar resíduos em grande escala.

Rosto e ou/olhos inchados

Uma causa frequente desse sintoma é uma forma de linfedema caracterizado por retenção de linfa no rosto e na área dos olhos pela mesma razão mencionada acima. Geralmente esse inchaço vai e volta, porque os níveis de toxinas do organismo sobem e descem à medida que chegam novas toxinas e outras mais velhas são eliminadas pela urina e por outras vias de desintoxicação.

O inchaço também pode ser causado por uma reação alérgica relacionada ao vírus. Se a sua dieta contém alimentos que nutrem o EBV (veja o Capítulo 21: "Equívocos comuns e o que evitar"), você pode desenvolver alergia aos subprodutos tóxicos que os vírus eliminam depois de consumir esses alimentos. Como esses subprodutos são ainda mais alergênicos, você pode ser alérgico a esse resíduo mesmo que não seja alérgico ao alimento propriamente dito. Os níveis de homocisteína e inflamação aumentam (o que pode alterar o resultado dos testes alergênicos), provocando esse inchaço. Esse sintoma também não é causado pela tireoide.

Mãos e pés inchados

O inchaço das mãos e dos pés se deve a duas razões: (1) uma variedade histamínica do edema, em que o organismo reage às neurotoxinas do EBV com uma elevação nos níveis de histamina no sistema linfático e na corrente sanguínea e/ou (2) a lentidão do fígado e do sistema linfático, que estão sobrecarregados de resíduos virais e outras toxinas, como metais pesados. É muito comum que alguém nessa situação receba um diagnóstico de lúpus idiopático (de causa desconhecida) ou até mesmo de doença de Lyme.

Oscilações do humor

Quando o EBV consome seus alimentos favoritos, como glúten, laticínios, ovos e metais pesados presentes no organismo, ele excreta neurotoxinas que entram na corrente sanguínea, interferem nos neurotransmissores e drenam a energia do paciente. Consequentemente, seu humor apresenta uma queda, até que a avidez do vírus diminui e sua energia retorna.

Essas mudanças no humor podem forçar as glândulas adrenais, o que exerce um efeito negativo sobre o fígado e o pâncreas.

Além disso, os resíduos virais da corrente sanguínea também podem alterar os níveis de açúcar no sangue a ponto de causar hipoglicemia, contribuindo ainda mais para as oscilações de humor e criando um círculo vicioso que poderá ser interrompido se a pessoa descobrir como parar de alimentar o vírus. Se a hipoglicemia for leve, poderá passar despercebida nos exames. Esses problemas de humor podem levar a um diagnóstico errado de transtorno bipolar.

Irritabilidade

Nas mulheres, esse sintoma é quase sempre atribuído a um problema hormonal. O que de fato acontece é o seguinte: quando as neurotoxinas do EBV provocam um curto-circuito nos neurotransmissores cerebrais, causam irritação, mau humor e até mesmo raiva ou tristeza inexplicável, o que leva o médico a fazer um diagnóstico de depressão. Quando essa atividade das neurotoxinas é acompanhada por um fígado lento e repleto de toxinas, a irritação aumenta. Se a pessoa tiver grandes depósitos de metais pesados, como mercúrio, no cérebro, esse sintoma poderá ser intenso.

Ansiedade

Muitas pessoas são levadas a crer que a causa de seus problemas de saúde é a ansiedade e que, se aprenderem a controlar suas preocupações, ficarão bem melhor.

Na realidade, o que ocorre é que os problemas físicos de saúde estão por trás de quase toda a epidemia de ansiedade. Quando a ansiedade não é um problema isolado, sendo acompanhada por outros sintomas desta lista, pelo menos em parte essa causa física é uma grande quantidade de neurotoxinas do EBV, as quais estão saturando e inflamando o nervo vago (que vai até o cérebro), junto com níveis elevados de metais pesados tóxicos.

Embora a ansiedade possa ser causada por um trauma emocional, muitas vezes ela permanece mesmo depois de o trauma já ter sido superado há muito tempo e se torna crônica por causa de um ciclo vicioso com o EBV: os períodos de ansiedade desencadeiam a produção de adrenalina causada pelo medo, que alimenta o vírus que, por sua vez, libera uma quantidade abundante de neurotoxinas que provocam ansiedade. Para saber mais sobre ansiedade, veja o Capítulo 29: "Como identificar problemas de sono".

Depressão

Assim como a ansiedade, a depressão é muitas vezes considerada a origem de problemas físicos, quando a verdade é que a depressão pode ter origens físicas. Depressão não é sinal de mente fraca ou falta de caráter, mas sim um sintoma real que pode fornecer informações importantes sobre a própria saúde. Se a depressão for acompanhada por outros sintomas desta lista, o culpado provavelmente é o EBV. Quando o EBV se alimenta de uma grande quantidade de metais pesados tóxicos presentes no organismo, os níveis elevados de resíduos neurotóxicos resultantes saturam o cérebro, alterando e dificultando a atividade de neurotransmissores como a dopamina e a serotonina, o que provoca um estado depressivo. Isso quer dizer que a depressão não é algo que se possa simplesmente "esperar que passe" sem fazer nada, embora certamente seja possível amenizá-la combatendo o vírus e eliminando seus alimentos (incluindo metais pesados) e resíduos. Para saber mais sobre depressão, leia o capítulo dedicado a esse assunto em *Médium Médico*.

Agitação

A sensação de não conseguir ficar calmo ou relaxar geralmente se deve, mais uma vez, às neurotoxinas do EBV. A presença desses produtos tóxicos nos órgãos pode produzir uma reação alérgica que se manifesta como inquietação, ansiedade, desassossego.

Síndrome das pernas inquietas

Frequentemente diagnosticada como ansiedade idiopática, a síndrome das pernas inquietas, na verdade, se deve a níveis elevados de metais pesados tóxicos e uma elevada carga viral no cérebro e em outras áreas do sistema nervoso. Esse sintoma neurológico que geralmente atrapalha o sono se manifesta quando esses metais pesados e as neurotoxinas do EBV interferem na atividade dos neurotransmissores e dos neurônios, fazendo com que os impulsos elétricos percorram caminhos que não deveriam seguir e causem um curto-circuito. As mensagens confusas resultantes podem gerar essa sensação incômoda nas pernas ou até mesmo nos braços e no tronco.

Dores

É extremamente comum que as neurotoxinas do EBV provoquem sensações dolorosas em todo o corpo. Quando combinadas com as dermotoxinas do EBV, o resultado pode ser artrite psoriática, ou seja, dor articular causada pelas neurotoxinas, e psoríase cutânea, causada pelas dermotoxinas.

Dores de cabeça e enxaqueca

As neurotoxinas produzidas pelo EBV muitas vezes chegam ao cérebro, onde interferem nos impulsos nervosos, o que pode causar dores de cabeça. Se você tiver uma carga viral bastante elevada de EBV, bem como metais pesados tóxicos no organismo, poderá ter enxaquecas, quando o EBV ataca o nervo frênico e/ou vago. Se

tiver também o vírus do herpes-zóster (é possível ter o vírus do herpes-zóster e o da tireoide), poderá haver inflamação do nervo trigêmeo, provocando uma enxaqueca que afeta os ouvidos, o maxilar, o rosto ou a lateral da cabeça. (Para mais informações sobre enxaqueca, leia o capítulo sobre enxaquecas de *Médium Médico*.)

Dores articulares

Em seu último estágio, o EBV ataca especificamente as articulações, as cartilagens e/ou o tecido conjuntivo, inflamando os nervos dessas estruturas. Consequentemente, as articulações se tornam rígidas, doloridas, inchadas ou até mesmo deformadas (como na artrite reumatoide).

Cãibras musculares

Um fígado lento e gorduroso devido ao EBV e a outros fatores, como pesticidas, antibióticos, outros medicamentos, substâncias químicas tóxicas, alimentos prejudiciais à saúde e metais pesados, pode contribuir para a deficiência de magnésio, potássio, glicose e glicogênio, pois esses nutrientes deveriam ser armazenados no fígado, mas, quando esse órgão fica debilitado, ele perde essa capacidade. Esses nutrientes nutrem os músculos, portanto a sua carência pode levar ao desenvolvimento de cãibras musculares.

Fraqueza muscular

A fraqueza muscular faz parte da fadiga neurológica que mencionei anteriormente neste capítulo. Quando as neurotoxinas do EBV chegam ao cérebro, elas podem causar uma leve e indetectável encefalite (inflamação no cérebro) que afeta o sistema nervoso e enfraquece os músculos. Muitas vezes esse sintoma é diagnosticado erroneamente como esclerose múltipla ou doença de Lyme. Quando alguém tem fadiga adrenal e fadiga neurológica ao mesmo tempo, essa fraqueza pode ser pior. No entanto, esse sintoma pode ser consequência somente de fadiga neurológica.

Formigamento e dormência

Quando as neurotoxinas do EBV inflamam os nervos, podem ocorrer formigamento e dormência. Se esses sintomas se manifestam na língua ou no rosto, o nervo vago está inflamado. Se ocorrem nas mãos e nos braços, os nervos frênicos (que atravessam o tórax) estão inflamados. Se o formigamento e/ou a dormência forem nas pernas e nos pés, as neurotoxinas estão inflamando o nervo pudendo, o nervo tibial e/ou o nervo isquiático (também conhecido como ciático). Apesar de muitas vezes ser confundido com neuropatia ou até mesmo ataque isquêmico transitório (AIT),

esse sintoma raramente representa uma lesão nervosa permanente.

Contrações involuntárias e espasmos

Quando o EBV se alimenta de mercúrio e libera neurotoxinas ricas em metilmercúrio, essas neurotoxinas causam um curto-circuito nos neurotransmissores cerebrais, diminuindo a força dos neurônios e interferindo nos impulsos elétricos cerebrais. Essas neurotoxinas também reduzem os níveis de magnésio, sódio, glicose, glicogênio e vitamina B_{12}, causando uma grave carência desses nutrientes no sistema nervoso que ainda não pode ser detectada pelos exames de sangue.

Tremor nas mãos

As neurotoxinas do EBV absorvem e dispersam os neurotransmissores, levando a uma deficiência de transmissores que, por sua vez, causa esses tremores. Um nível elevado de metais pesados tóxicos costuma estar presente com esse sintoma, que às vezes é diagnosticado de modo equivocado como sinal de doença de Parkinson. Pode haver deficiência de neurotransmissores também quando as neurotoxinas do EBV, sobretudo aquelas à base de mercúrio, estimulam a hiperatividade das glândulas adrenais, pois o excesso de adrenalina pode danificar os neurotransmissores.

Palpitações cardíacas, batimentos ectópicos e arritmia

Com frequência, palpitações, arritmias e batimentos irregulares não se originam no coração. Em vez disso, precisamos olhar para o vírus Epstein-Barr e seus efeitos sobre o fígado. É isso mesmo, os subprodutos do EBV e as células virais mortas formam uma substância gelatinosa e pegajosa que se acumula no fígado. Quando esse órgão fica supersaturado, a substância começa a se separar e vai para o coração. O resultado é que as valvas cardíacas, sobretudo a valva mitral, podem ser danificadas e começar a ficar grudadas, impedindo o livre fluxo de sangue.

Palpitações cardíacas também podem ser consequência da quantidade tremenda de neurotoxinas produzidas pelo EBV no quarto estágio, que afetam o cérebro e o nervo vago, provocando irregularidades nos batimentos cardíacos de causa neurológica.

Em nenhum desses casos as palpitações cardíacas são potencialmente fatais nem estão relacionadas com a tireoide. São, na verdade, um incômodo causado pelo EBV.

Alterações na frequência cardíaca

Quando o sistema nervoso central fica hipersensível devido ao ataque de neurotoxinas no último estágio do EBV, as mensagens que o cérebro envia para as glândulas adrenais se tornam extremamente incoerentes. Essas glândulas passam a receber várias mensagens para produzir adrenalina a todo vapor ou para reduzir de maneira radical a produção desse hormônio, e a frequência cardíaca aumenta ou diminui de acordo com a mensagem, pois a adrenalina está ligada à frequência cardíaca. Como não é um estímulo externo, por exemplo estresse ou relaxamento, que está influenciando a atividade das adrenais, o efeito sobre a frequência cardíaca pode parecer aleatório, e não induzido. Essas alterações na frequência cardíaca costumam ser acompanhadas por outros quadros relacionados com as glândulas adrenais, como síndrome de Cushing, doença de Addison (ambas são causadas pelo EBV) e transtorno do estresse pós-traumático (TEPT).

Aperto no peito

Uma sensação de aperto no peito pode ser causada pelo EBV e/ou por suas neurotoxinas, que inflamam os nervos vago e frênico, às vezes provocando ansiedade ou levando a um diagnóstico de ataque de pânico.

Hipertensão arterial (pressão alta)

Se você recebeu o diagnóstico de hipertensão e os médicos não conseguem identificar um problema cardiovascular, é bem provável que a explicação seja um fígado preguiçoso ou estagnado. Isso porque o coração recebe sangue limpo do fígado, um processo que funciona perfeitamente quando o fígado, o filtro do organismo, está saudável. Mas quando o fígado está comprometido – enrijecido por tecido cicatricial (resultante do dano causado pelo EBV ao órgão), obstruído por uma dieta rica em gordura, sobrecarregado com resíduos e outras toxinas do EBV ou por todos esses fatores – ele não consegue filtrar tão bem e passar os resíduos tóxicos para os rins e o intestino a fim de que sejam eliminados. Esses resíduos, então, se acumulam e voltam para a corrente sanguínea e o sistema linfático. Isso significa que o sangue fica "mais sujo" e mais espesso, e o coração tem de fazer mais esforço para bombeá-lo.

Para ter uma ideia de como isso funciona, pense em um copo de água. É fácil chupar a água com um canudinho? Facílimo! E uma Coca-Cola? Como o líquido é um pouco mais denso, você terá de fazer um pouco mais de força para que o líquido suba. E um *milk-shake*? O *milk-shake* é muito mais espesso, portanto você precisaria sugar com muito mais força. É isso o que acontece com o coração que está tentando impulsionar o sangue mais viscoso, que requer mais pressão.

Colesterol alto

Um fígado lento, cheio de toxinas, pré-gorduroso ou gorduroso devido a uma alimentação rica em proteínas e gorduras e repleto de resíduos tóxicos do EBV pode aumentar os níveis de colesterol.

Tinido (zumbido no ouvido)

No quarto estágio, o EBV pode atingir os nervos do labirinto no ouvido interno, provocando inflamação e vibração que, por sua vez, causam uma sensação de zumbido ou até mesmo de surdez. Essa é a explicação mais comum do tinido.

Outra possibilidade é que as neurotoxinas do EBV inflamem os nervos do ouvido interno, e a simples exposição desses nervos às neurotoxinas podem produzir esse sintoma.

Vertigem, doença de Ménière, tontura e problemas de equilíbrio

Esse sintoma não é causado pela presença de cristais de cálcio, ou otólitos, no ouvido interno. Ao deixar a tireoide e passar para o quarto estágio, o EBV se desloca com grande velocidade e se multiplica rapidamente, liberando uma enorme quantidade de neurotoxinas na corrente sanguínea. O nervo vago e o nervo frênico tornam-se sensíveis e alérgicos às neurotoxinas e inflamam, provocando uma "sensação de rotação" e outros problemas de equilíbrio desconcertantes. Ao ficar inchado, o nervo vago exerce certa pressão no tórax e no pescoço e, como ele vai para o crânio, causa uma levíssima inflamação na base do cérebro. Esse inchaço do próprio cérebro (tão pequeno que não é detectado por imagens de ressonância magnética ou tomografia computadorizada) pode agravar os problemas de equilíbrio, fazendo com que o indivíduo se sinta constantemente em um barco ou a bordo de um avião que está fazendo um pouso turbulento.

Bócio

O bócio de hoje é uma infecção por EBV na tireoide que provoca acúmulo de líquido e inchaço. Raramente o bócio é causado por uma simples carência de iodo, como antigamente.

Aperto na garganta

Esse é outro sintoma muitas vezes causado pelas neurotoxinas do EBV, que inflamam o nervo vago. Como esse nervo percorre a área do pescoço, a inflamação nervosa pode produzir uma sensação incômoda de aperto na garganta.

Em alguns casos, o aperto na garganta é causado por uma tireoide particularmente inflamada e aumentada pelo EBV.

Inchaço da língua

A inflamação do nervo vago pode produzir uma cadeia de inflamação nervosa, o que significa que os nervos da língua também podem ficar inflamados por causa do EBV, provocando o inchaço do órgão.

Alterações do olfato e do paladar

A inflamação do nervo vago pelas neurotoxinas do EBV ou pelas células virais também pode levar à inflamação das ramificações desse nervo, afetando a língua e as papilas gustativas e/ou a cavidade nasal.

Gosto metálico na boca

Quando o EBV se alimenta de uma grande quantidade de metais pesados tóxicos (como mercúrio) presentes no organismo, as neurotoxinas do vírus na corrente sanguínea contêm níveis elevados desses metais. Isso pode produzir um gosto metálico na boca. Esse sintoma também pode ocorrer quando o paciente está tentando se desintoxicar dos metais pesados sem ingerir uma "equipe" completa de alimentos e suplementos que ajudam na eliminação desses metais. (Para saber mais sobre desintoxicação de metais pesados, veja o Capítulo 23: "Reabilitação da tireoide em 90 dias".)

Rouquidão ou alteração da voz

Uma leve inflamação da tireoide causada pelo EBV é suficiente para produzir esse sintoma. Outra causa frequente é o refluxo gástrico crônico relacionado ao EBV (falarei mais sobre isso em breve). Por último, laticínios, ovos e trigo são alimentos que levam a uma grande formação de muco e são um combustível para o EBV. A ingestão desses alimentos induz o vírus a produzir uma quantidade maior de resíduos, que sobrecarregam o sistema linfático e podem provocar rouquidão.

Unhas quebradiças ou estriadas

O zinco é um dos minerais mais importantes no combate ao EBV. O organismo esgota rapidamente seus estoques de zinco; por esse motivo, é muito comum que as pessoas infectadas pelo EBV tenham carência desse mineral, se é que já não tinham antes. Essa carência de zinco é responsável pelos problemas de unha.

Pele seca e rachada

Quando o fígado não funciona bem por causa de uma infecção por EBV, muitas vezes ele não consegue processar as gorduras nem impedir que uma grande quantidade de gordura entre na corrente sanguínea. Níveis mais elevados de gordura na corrente sanguínea reduzem a quantidade de oxigênio fornecida à derme; com menos oxigênio, as toxinas não podem ser devidamente eliminadas pela pele. Esta, então, acaba abrigando as toxinas, as quais

causam inflamação e rachadura na pele na tentativa de eliminá-las.

Constipação intestinal

A causa mais frequente de constipação intestinal crônica é um fígado lento, gorduroso ou estagnado e sobrecarregado por uma alimentação rica em gorduras e pela presença de EVB e metais pesados. Ao mesmo tempo, bactérias como estreptococos proliferam no trato digestório, provocando inflamação em várias partes do intestino.

A constipação também pode ser causada pelas neurotoxinas do EBV que chegam ao cérebro por meio da corrente sanguínea, enfraquecendo o sistema nervoso central e produzindo fadiga neurológica, o que reduz a velocidade dos sinais que o cérebro envia ao cólon para a realização dos movimentos peristálticos.

Diarreia crônica

Um quadro crônico de fígado doente, lento, estagnado, gorduroso ou com formação de tecido cicatricial, aliado a um pâncreas inflamado e níveis elevados de estreptococos (cofator do EBV) no intestino, pode desencadear uma resposta de eliminação no organismo. Além disso, quando o fígado libera grandes quantidades de subprodutos do EBV e de outros resíduos no intestino, a mucosa intestinal pode se tornar agitada e inflamada e tentar eliminar esses resíduos rapidamente por meio da diarreia. Tanto o EBV como o estreptococo se nutrem de alimentos como leite, queijo, manteiga, ovos, canola e soja transgênica, portanto esses alimentos provocam maior agitação intestinal, permitindo o desenvolvimento de afecções como síndrome do intestino irritável (SII), doença de Crohn e doença celíaca.

Perda da libido

Esse sintoma também não é causado pela tireoide. Muitas pessoas com hipotireoidismo e tireoidite de Hashimoto têm libido elevada. Na verdade, o desejo sexual das mulheres é determinado pela força das adrenais. Trata-se de um mecanismo protetor do organismo; se as glândulas adrenais não tiverem reservas suficientes para o parto, elas suprimem a libido. (Os homens, em contrapartida, podem ter libido elevada mesmo que suas glândulas adrenais estejam comprometidas.)

Menstruação irregular

Os ciclos e fluxos menstruais podem se tornar irregulares por diversas razões, mas nenhuma delas está relacionada com a tireoide. A causa mais frequente é uma infecção crônica pelo EBV no útero e nos ovários. Lembre-se de que na segunda fase do segundo estágio do EBV o vírus pode entrar nos órgãos genitais. Independentemente de provocar ou não o desenvolvimento de miomas uterinos ou cistos ovarianos, a presença do vírus pode impedir o funcionamento normal do sistema reprodutor.

Outra possível causa de irregularidade dos ciclos menstruais é uma disfunção das adrenais. Além disso, uma alimentação com alto teor de proteínas, gorduras, laticínios e ovos pode provocar problemas menstruais.

Visão turva e outros problemas de visão

Quando a visão turva não pode ser explicada nem corrigida pelo oftalmologista e/ou pelo uso de óculos de grau, provavelmente o problema pode ser atribuído às neurotoxinas do EBV na corrente sanguínea que (1) provocam um curto-circuito e reduzem os neurotransmissores e (2) enfraquecem o nervo óptico.

As células do vírus Epstein-Barr também podem entrar nos olhos e causar destruição, às vezes chegando a provocar descolamento da retina ou glaucoma. O vírus do herpes-zóster também tem a capacidade de enfraquecer os nervos ópticos.

Moscas volantes

A inflamação do nervo óptico pelas neurotoxinas do EBV pode produzir experiências de pontos escuros, nuvens, lampejos e *flashes* brancos nos olhos.

Olhos saltados

Esse sintoma costuma ser associado à doença de Graves e ao hipertireoidismo, mas é preciso ressaltar que nem sempre ele ocorre e que não é o próprio organismo que cria o problema. Também nesse caso, a causa subjacente é o EBV: quando algumas variedades agressivas do vírus induzem a glândula tireoide a formar mais tecido, esse tecido extra produz hormônios tireoidianos em excesso, que, por sua vez, causam o inchaço que faz com que os olhos fiquem saltados. Essa é uma reação esteroide; a mesma coisa acontece com alguém que toma continuamente uma grande quantidade de hormônio de crescimento.

Descoloração da pele

Uma leve infecção por EBV, que impede o funcionamento do fígado, pode criar problemas de bilirrubina que não aparecem nos exames de sangue como uma verdadeira icterícia. A tireoide poderá ser responsável se a pele apresentar apenas uma leve coloração amarela. Pode ter certeza de que esse sintoma não tem nada a ver com hipotireoidismo; trata-se de um problema hepático.

Nesta lista de sintomas, você deve ter notado que o fígado desempenha um papel importantíssimo na saúde. Quando alguém tem EBV no fígado há muito tempo, e sobretudo se tomou uma quantidade razoável de antibióticos ou outros medicamentos, esse órgão fica sobrecarregado demais para processar a bilirrubina, o pigmento amarelo formado pelo processo normal de destruição das hemácias velhas. Mas, em vez de ser eliminada, a bilirrubina se acumula e volta para a corrente sanguínea, conferindo uma cor amarelada à pele.

Para uma explicação sobre descoloração da pele relacionada à circulação, veja "Síndrome de Raynaud" mais adiante.

O QUE SIGNIFICAM OUTROS POSSÍVEIS PROBLEMAS DE SAÚDE

Quem sofre de distúrbios da tireoide muitas vezes tem outros problemas de saúde que são erroneamente considerados problemas distintos. É desanimador receber diversos diagnósticos, pois você acha que tem algo de errado com você e fica sempre com um pé atrás, com medo de que o fato de ter um diagnóstico de doença autoimune tireoidiana possa deixá-lo predisposto a desenvolver outras doenças autoimunes.

Tire isso da cabeça! A verdade é que o EBV provoca tantos problemas de saúde, muitos deles autoimunes, que é altamente provável que você não tenha vários sintomas e várias doenças sem relação entre si. Pelo contrário, pode ser que todos tenham a mesma origem. Todas as doenças causadas pelo EBV, incluindo síndrome da fadiga crônica, artrite reumatoide, doença de

Lyme, fibromialgia e lúpus, costumam coexistir com problemas de tireoide, porque todas são causadas pelo mesmo vírus. Este livro lhe ensinará a se livrar do vírus e lhe fornecerá todos os instrumentos de que você precisa para tratar a verdadeira causa do seu problema e finalmente seguir em frente.

Vamos dar uma olhada em alguns dos distúrbios mais frequentes que acompanham as doenças da tireoide. Lembre-se de que essas não são as respostas convencionais que você encontrará em outros textos.

Perimenopausa e menopausa

Ondas de calor (fogachos), aumento de peso, queda de cabelo, problemas de memória, fadiga e confusão mental – não se sabe se esses sintomas devem ou não ser atribuídos a uma doença da tireoide ou à menopausa. Uma mulher pode receber um diagnóstico de menopausa e de doença da tireoide ou só de menopausa, mas em ambos os casos terá a sensação de que seu corpo está se rebelando e envelhecendo rapidamente.

A verdade é que esses sintomas não se devem nem a uma disfunção da tireoide, nem a uma transição hormonal, nem ao envelhecimento. Quase sempre a causa é o EBV; como eu disse na primeira parte deste capítulo, o vírus é capaz de produzir todos esses sintomas. É possível também que a exposição à radiação ou a pesticidas contribua para os incômodos classicamente associados à menopausa.

Como descrevi em detalhes no primeiro livro da série *Médium Médico*, a menopausa não deve ser um processo doloroso e incômodo. Na verdade é o início de um lento envelhecimento. Acontece que, antigamente, por causa do seu período de incubação, o EBV começava a infectar a tireoide e a causar sintomas na época em que as mulheres estavam entrando na menopausa, e a coincidência foi confundida com causalidade. Hoje, com o surgimento de cepas mais agressivas de EBV que se desenvolvem com rapidez, as mulheres têm hipotireoidismo mais cedo. Não é raro que jovens de 25 anos ou menos recebam o diagnóstico de perimenopausa. Esse é um erro que provoca uma crise de identidade em muitas jovens, pois elas sentem que estão envelhecendo antes da hora, quando, na realidade, o problema é viral e tratável.

Infertilidade, aborto espontâneo e complicações da gravidez

Há uma concepção muito errada e cada vez mais difundida de que o hipotireoidismo cria problemas como aborto espontâneo, infertilidade, pré-eclâmpsia e baixo peso ao nascimento. Há inclusive uma teoria segundo a qual o hipotireoidismo da mãe pode contribuir para o desenvolvimento de transtorno de déficit de atenção e hiperatividade (TDAH) do bebê. Do jeito que as coisas estão, daqui a alguns anos qualquer problema da gravidez será atribuído à tireoide da mãe. A medicina tradicional se juntará à medicina alternativa nesse pensamento e, embora possa parecer avançado, afastará a verdade sobre o que causa tanta dor e tanto sofrimento. Porque, se os médicos ainda não entenderam os verdadeiros mecanismos das doenças da tireoide, como podem estabelecer uma ligação sólida entre eles e os problemas da gravidez?

Se lhe disseram que o hipotireoidismo é responsável por seu aborto espontâneo, por sua dificuldade de engravidar ou por seus problemas na gravidez ou no parto e você ficou satisfeita com essa explicação, não vou contradizê-la. Porém, há uma explicação bastante real para o que você tem passado, e a culpa não é sua. Sim, é verdade que é muito comum ter hipotireoidismo antes ou durante a gravidez. Mas isso não quer dizer que seja a causa de problemas reprodutivos. Um problema de tireoide deve ser considerado um sinal ou um indicador do que de fato está acontecendo, e não a sua origem.

A verdadeira origem é algo completamente diferente, algo ignorado, que recebe pouco financiamento e, portanto, não é objeto de muitas pesquisas. O mesmo agente patogênico que está por trás de uma doença da tireoide também está por trás de várias dificuldades reprodutivas: o EBV. Mais uma vez o corpo leva a culpa

quando a verdadeira causa do problema é o patógeno. Na realidade a tireoide nunca é responsável por abortos espontâneos. Suas frequências, semelhantes às radiofrequências, sustentam o sistema reprodutor e o feto em desenvolvimento, mesmo quando a glândula está com problema. A tireoide é tão avançada que consegue evitar problemas de gravidez quando a sua produção de hormônios tireoidianos está baixa. Além disso, como já vimos, para compensar essa produção deficiente as glândulas adrenais produzem uma mescla hormonal semelhante aos hormônios tireoidianos (embora não sejam *exatamente* iguais devido à sua composição química singular e, portanto, ainda não são detectados pelos exames de sangue atuais).

O verdadeiro problema é quando o EBV atinge o sistema reprodutor. Como eu disse antes, no trajeto para o segundo estágio, muitas vezes o EBV entra nos órgãos genitais. Isso cria as condições para problemas posteriores de fertilidade e gravidez. Quanto o vírus atinge o terceiro estágio e entra na tireoide, muitas vezes desencadeando hipotireoidismo, o útero e/ou os ovários já o estão combatendo há algum tempo. Os problemas, então, começam a surgir quando a tireoide é afetada. Isso ocorre com frequência nos anos férteis da mulher, justamente quando o vírus pode causar mais danos.

Além disso, a gravidez e o parto, com seus influxos de hormônios que nutrem o

EBV, podem desencadear uma infecção leve ou latente de EBV que vai avançar e se propagar. A gestação também tira a energia do sistema imunológico, deixando a mulher mais suscetível ao EBV presente em seu organismo. Isso significa que uma infecção viral que não provocou sintomas durante anos de repente pode passar para a tireoide ou se reativar e se tornar sintomática e problemática quando a mulher engravida.

Por exemplo, uma jovem teve mononucleose no começo da faculdade e na época da sua formatura o EBV já tinha avançado até o útero, causando miomas uterinos. Porém, ela não tinha como saber que os miomas estavam relacionados com a mononucleose. Como o vírus alternou períodos de atividade e latência quando ela estava na faixa dos 20 anos e depois migrou para a tireoide ou mais além, pode ser que ela tenha tido outros sintomas de EBV, como aumento de peso, confusão mental, dor articular, fadiga, queda de cabelo e pele seca e rachada. Mas novamente, não havia nenhum indício de que esses sintomas estavam relacionados com a mononucleose ou os miomas. Depois, digamos que ela tenha engravidado aos 30 e poucos anos e voltado a ter aqueles sintomas, porém mais intensos, além de quase perder o bebê. Com base nos resultados de seus exames de sangue, o médico diagnosticou hipotireoidismo e explicou que a causa dos sintomas e da ameaça de aborto eram os baixos níveis de hormônios tireoidianos. Na verdade, o tempo todo a culpa era do EBV.

Portanto, não é a tireoide comprometida que está *causando* os problemas de fertilidade; é o vírus no sistema reprodutor que está provocando cistos, miomas, irregularidades menstruais, obstrução das tubas uterinas, pré-eclâmpsia e/ou inflamação oculta e indetectável do útero, que podem representar um obstáculo a uma concepção e uma gestação sadias.

Esse último problema, a inflamação uterina, é responsável por muitos abortos espontâneos. Quando atinge o útero, o EBV inflama o órgão, criando um espasmo impossível de detectar, mas que pode interromper uma gravidez. Abortos assim são mais frequentes em mulheres com elevada carga viral e altas concentrações de metais pesados tóxicos que nutrem o EBV. (Os metais pesados tóxicos presentes no útero ou transmitidos pelo esperma também podem criar problemas para o feto. Um exemplo é o transtorno de déficit de atenção e hiperatividade (TDAH). Para uma explicação completa desse transtorno, veja o capítulo dedicado ao TDAH e ao autismo no livro *Médium Médico*.)

Algumas mulheres têm sintomas de EBV após o parto. Como vimos no Capítulo 2: "Fatores que ativam o vírus da tireoide", isso acontece porque a grande quantidade de hormônios que entra na corrente sanguínea durante o parto é um combustível para o vírus Epstein-Barr. A quantidade de adrenalina liberada durante esse processo é quase a mesma que uma pessoa que não dá à luz produz durante toda a vida e, portanto, suficiente para enfraquecer o sistema imunológico e reativar o EBV. O resultado é que a mulher pode ter intensa fadiga, depressão, ansiedade, aumento de peso e confusão mental, que o médico diagnostica erradamente como depressão pós-parto, distúrbio da tireoide ou até doença de Lyme. (Se a mulher que deu à luz não tiver infecção de EBV, durante um curto período ela poderá ter um leve quadro de fadiga adrenal, prostração, um pouco de depressão e fadiga, até se recuperar da descarga hormonal.) Com uma presença mais ativa e agressiva do EBV, a mulher pode ter maior dificuldade de engravidar ou de levar a termo outra gestação. Isso não significa que você precisa evitar filhos. Gravidez e parto são fases maravilhosas e milagrosas da vida. Basta tomar muito cuidado com suas glândulas adrenais e com a sua saúde de modo geral para ser uma mãe forte.

Outro fator importante que contribui para a infertilidade de muitas mulheres é um sistema reprodutor com "bateria" fraca. Isso pode ocorrer sem atividade viral no organismo ou por causa do EBV, que drena a energia e os recursos do sistema reprodutor. Nesse caso, é melhor reduzir a carga viral e recarregar a bateria. Para mais informações, leia o capítulo "Fertility and Our Future" ["Fertilidade e o nosso futuro"] em meu livro "*Medical Medium Life-Changing Foods*.

Síndrome dos ovários policísticos

Como acabamos de ver, ao se deslocar pelo corpo o EBV pode selecionar os ovários para nidificar. Quando o sistema imunológico tenta bloquear a sua propagação, o vírus induz a formação de cistos nos ovários, onde continua a viver e a se multiplicar. À medida que os cistos se desenvolvem, eles sobrecarregam o sistema imunológico, permitindo que o EBV passe mais rapidamente para o terceiro estágio: infecção e destruição da tireoide. É por isso que síndrome dos ovários policísticos (SOP) e doenças da tireoide ocorrem concomitantemente com tanta frequência.

O aumento de peso também costuma ser associado à síndrome dos ovários policísticos. Mas não ocorre *por causa* da SOP nem por causa de um desequilíbrio hormonal. Atribuir o aumento de peso à SOP é apenas uma maneira fácil de as autoridades médicas ignorarem o verdadeiro problema. Como vimos na seção sobre aumento de peso deste capítulo, tudo está relacionado com o fígado e o sistema linfático. A verdade é que, em cerca de metade dos casos de SOP, a mulher não engorda. As mulheres que têm apenas cistos ovarianos sem problema de peso em geral são mais jovens, tem um fígado relativamente pouco sobrecarregado e um sistema linfático mais saudável. Em contrapartida, em mulheres que convivem há muitos anos com o EBV, com seus resíduos e outras toxinas e ingerem muitos alimentos prejudiciais à saúde, que sobrecarregam o fígado e comprometem o sistema linfático, o aumento de peso pode ser pronunciado. O que acontece é que, ao mesmo tempo, o EBV está causando a síndrome dos ovários policísticos.

Câncer de mama

A verdadeira causa do câncer de mama é o vírus Epstein-Barr. Quando o EBV migra do fígado para a tireoide, o sistema linfático tenta capturá-lo na área do tórax, e algumas variedades do EBV, quando capturadas nesse local, formam tumores, cistos ou lesões. É por isso que o câncer de mama muitas vezes não se limita aos seios, acometendo também as axilas e os linfonodos.

Mutação do gene MTHFR

Se você recebeu um diagnóstico de mutação do gene MTHFR, deve saber que, tecnicamente, não se trata de uma mutação genética, não importa o que lhe digam. Na verdade, o que acontece é que uma infecção viral de EBV (e talvez também de outro vírus) atacou o fígado que, por sua vez, afetou o processo de produção e assimilação de vitamina B_{12} e de outros nutrientes essenciais pelo organismo. Isso eleva os níveis de homocisteína, fazendo com que o novo e extremamente instável teste de mutação do MTHFR apresente resultado positivo. Esse é apenas outro teste de inflamação (falho), como os que veremos em "Grande Erro 4: Inflamação como causa". Uma vez que a infecção viral esteja sob controle ou tenha sido debelada, o resultado do teste de mutação genética muda e mostra que você não tem uma mutação genética, uma prova de que, desde o início, não era de fato uma mutação genética. Esse é um assunto polêmico, pois os diagnósticos de mutação genética estão em alta, e excelentes médicos e outros profissionais de saúde investem muito tempo e energia nessa teoria ainda confusa. Falarei mais sobre isso no futuro.

Lesões que não saram

É desanimador quando você tem uma lesão que deveria ter melhorado há muito tempo, mas que ainda causa dor e sofrimento, e os médicos não conseguem entender por que isso acontece. Seus entes queridos também não entendem por que você não é mais o mesmo. Em geral, as pessoas que estão nessa situação são levadas a crer que estão inventando a dor, que querem chamar atenção ou que não estão se tratando como deveriam. Não se deixe abater! Essas não são as verdadeiras explicações para o seu sofrimento.

Quando você se machuca, as bainhas de mielina que recobrem os nervos na área afetada ficam esgarçadas. Os nervos lesados estimulam a produção de um hormônio de "alarme" que ativa os mecanismos de cura do corpo. Mas, quando o EBV está presente no organismo, ele também detecta esse hormônio e corre para atacar os nervos. O vírus se agarra aos nervos e os mantêm inflamados por um longo período, às vezes por anos, se o EBV não for tratado.

Se você estiver no quarto estágio do EBV, as neurotoxinas virais também serão liberadas em níveis recordes e causarão problemas nervosos, mesmo sem um acidente ou uma lesão. Como você viu em alguns sintomas descritos anteriormente, por exemplo ansiedade, formigamento, dormência e tontura, níveis elevados dessas neurotoxinas na corrente sanguínea tornam os nervos sensíveis, alérgicos e inflamados só por sua proximidade. O resultado é maior dificuldade de se curar quando o EBV está ativo no organismo. Depois que você debelar o vírus, poderá seguir em frente.

Fibromialgia

As dores, a sensibilidade ao toque, o cansaço e a rigidez da fibromialgia são causados pelas neurotoxinas do EBV no quarto estágio, que produzem uma inflamação crônica do sistema nervoso central e dos nervos de todo o corpo. Isso pode provocar lacerações e rupturas, que criam pontos sensíveis nos nervos. Algumas variedades agressivas de EBV se ligam a esses pontos fracos, provocando ainda mais inflamação e dor.

Síndrome de fadiga crônica, síndrome da disfunção imune, encefalomielite miálgica, doença sistêmica de intolerância ao esforço

Enquanto os médicos se esforçam para compreender essa grande fadiga que já foi considerada preguiça, esse quadro recebe outros nomes. A verdade é que a síndrome da fadiga crônica, ou o nome que você preferir, é uma fadiga neurológica causada por uma infecção crônica de EBV no quarto estágio. As neurotoxinas virais inflamam e debilitam o sistema nervoso central, provocando uma exaustão que muitas vezes é confundida com fadiga adrenal (para saber mais sobre a diferença entre fadiga adrenal e fadiga neurológica, veja a seção sobre fadiga no início do capítulo). Em suas formas mais agressivas, as neurotoxinas provocam uma leve encefalite (que não é detectada por imagens de ressonância magnética ou tomografia computadorizada) que causa uma fadiga ainda mais intensa.

Eczema e psoríase

Essas afecções cutâneas, na verdade, são provocadas por problemas de fígado que ainda não foram esclarecidos pela medicina. Elas não são causadas por problemas relacionados às enzimas hepáticas revelados pelos rudimentares exames de sangue atuais, que não detectam o que de fato está acontecendo com esse órgão complexo. Eczema e psoríase são causados por um patógeno no fígado, em geral o EBV, que se alimenta dos altos níveis de cobre tóxico e de resíduos de DDT e pesticidas. Ao absorver essas substâncias tóxicas, o vírus libera uma potente dermotoxina que vai para a pele, provocando grave erupção cutânea, descamação, rachaduras, irritação e prurido.

O ideal é que essas dermotoxinas e os outros resíduos fossem filtrados pelo fígado e eliminados do organismo pelo trato intestinal e pelos rins. Entretanto, quando o EBV sobrecarrega o fígado e o resto do corpo, os processos normais de desintoxicação são interrompidos, e essas toxinas tentam sair pela pele. Quanto pior estiver o fígado, pior será o eczema ou a psoríase. As pessoas que têm eczema e psoríase também são propensas a ter queda de cabelo.

Lúpus

Os médicos ainda não conseguiram identificar as causas dessa doença inflamatória, que tem sido erroneamente considerada autoimune. Não é assim que funciona; o lúpus não é um indício de que o sistema imunológico ficou maluco e está atacando o corpo. A verdadeira causa do lúpus é o EBV. Em geral, o lúpus é uma reação alérgica aos resíduos virais: dermotoxinas (por isso os problemas de pele tão comumente associados ao lúpus), neurotoxinas, subprodutos e restos de células virais mortas.

Quando uma quantidade muito grande desses resíduos se acumula ao longo do tempo, no terceiro estágio do EBV o organismo pode se tornar hipersensível, produzindo vários sintomas de inflamação. Isso também eleva os níveis de homocisteína, o que faz com que os testes de mutação genética apresentem resultados falso-positivos. (Quando o EBV é debelado, esses testes de mutação genética retornam ao normal.)

Como o lúpus começa no terceiro estágio, quando o EBV também ataca a tireoide, qualquer pessoa que tenha lúpus tem a tireoide comprometida, mesmo que não saiba disso.

Esclerose múltipla

O vírus Epstein-Barr é a causa oculta da esclerose múltipla (EM). Existem dois tipos de EBV que levam a esse diagnóstico: (1) esse tipo de EBV provoca sintomas neurológicos, como fraqueza nas pernas e nos braços, tremores leves, formigamento e dormência intensos. Esses sintomas são causados pelas neurotoxinas do EBV que inflamam vários nervos do corpo. Em geral esse quadro é diagnosticado como esclerose múltipla (ou doença de Lyme), embora os exames de tomografia não mostrem a existência de lesões. (2) esse outro tipo de EBV atinge o cérebro, onde provoca lesões, formas leves de encefalite e sintomas muitos semelhantes aos do tipo anterior. Se você foi diagnosticado com lesões cerebrais, não tenha medo, centenas de milhares de pessoas têm várias lesões cerebrais, pequenas ou grandes. Em muitos casos, os sintomas que acompanham esse tipo de EBV não são causados pelas lesões propriamente ditas, mas pelas neurotoxinas do EBV.

Como a esclerose múltipla se manifesta no quarto estágio do EBV, as pessoas que têm essa doença também têm problema de tireoide, diagnosticado ou não. A melhor maneira de tratar esses dois tipos de esclerose múltipla, assim como o problema de tireoide, é combatendo o EBV e fortalecendo o sistema nervoso. (Para mais informações sobre esclerose múltipla, leia o capítulo sobre essa doença em *Médium Médico*.)

Doença de Lyme

Dependendo do médico consultado, alguns sintomas podem ser diagnosticados como esclerose múltipla, fibromialgia, síndrome de fadiga crônica, artrite reumatoide, esclerose lateral amiotrófica (ELA), infecção parasitária, lúpus ou doença de Lyme, porque todas essas doenças são causadas por vírus e, portanto, não há uma linha clara entre elas. É isso mesmo: como eu disse em meu primeiro livro, a doença de Lyme é de origem viral, e não bacteriana. Não digo isso para negar o progresso feito pela medicina, que reconhece o

grande número de pessoas com sintomas da doença de Lyme e está tentando dar as respostas que elas procuram. O próximo passo será as pesquisas médicas descobrirem que a causa da doença de Lyme é viral, embora as bactérias estejam presentes. Quase todos os sintomas da doença de Lyme são causados pelo EBV, embora possam ser causados também por todos os outros vírus da família do herpes, desde o HHV-6 até o HHV-9, o HHV-10, o HHV-11 e o HHV-12, ainda não descobertos. Surpresa! Se você ficou chocado, leia o capítulo sobre doença de Lyme do livro *Médium Médico* para obter as respostas a todas as suas perguntas.

Se você já leu o capítulo que recomendei, deve ter notado que a lista de fatores desencadeantes da doença de Lyme é muito semelhante à lista de fatores que ativam o vírus da tireoide apresentada no Capítulo 2 deste livro. Isso porque, mais uma vez, a doença de Lyme e as doenças da tireoide são virais e, portanto, muitos desencadeantes dos sintomas são os mesmos.

Artrite reumatoide

O inchaço, a dor, a rigidez e, às vezes, a deformidade das articulações não são causados por uma doença autoimune; essa explicação da artrite reumatoide não poderia estar mais longe da verdade. O organismo não fica confuso e começa a atacar as articulações. O que acontece é que uma variedade específica do EBV, no quarto estágio, entra no tecido conjuntivo, nas articulações e nos ligamentos e causa inflamação, o que indica que o organismo está tentando manter o invasor a distância. O inchaço nos nós dos dedos, na coluna cervical e em outras estruturas indica que o sistema imunológico está tentando impedir que o vírus penetre mais fundo e cause danos permanentes aos nervos e tecidos. Em suas formas mais brandas esses sintomas podem se manifestar como dores sem causa aparente; em suas formas mais avançadas o resultado é grave inchaço articular e um diagnóstico de artrite reumatoide.

Distúrbios do tecido conjuntivo (incluindo a Síndrome de Ehlers-Danlos)

Esses distúrbios são causados por uma variedade de EBV no quarto estágio (às vezes no terceiro) que se nutre de diferentes toxinas presentes no fígado, incluindo resíduos de DDT e outros pesticidas, mercúrio e alguns solventes. Muitos desses compostos podem ser transmitidos de uma geração para outra. Quando o vírus se alimenta desses compostos, libera neurotoxinas e uma toxina específica que ataca o tecido conjuntivo, uma combinação que enfraquece o tecido conjuntivo e, ao mesmo tempo, inflama os nervos. Como esse é um distúrbio de estágio avançado do EBV, é sinal de que existe também problemas de tireoide, embora não seja um *sintoma* de tireoide.

Sarcoidose

Algumas variedades de EBV concentram-se menos no sistema nervoso central, focando o sistema linfático e os órgãos. Nesses casos, quando o vírus passa para estágios mais avançados, muitas células virais ficam para trás a fim de atacar e inflamar os linfonodos em torno dos pulmões, do coração, do fígado e do pescoço, produzindo inchaço e tecido cicatricial em todo o sistema linfático, bem como dentro e ao redor dos órgãos. Esse quadro se transforma em sarcoidose no quarto estágio do vírus, o que significa que a sarcoidose é uma indicação de que, nesse ponto, o paciente também desenvolveu uma doença da tireoide (terceiro estágio do EBV), embora, também nesse caso, não seja causada pela tireoide.

Fibrose pulmonar, fibrose cística, doença pulmonar intersticial

Todas essas doenças que afetam os pulmões são causadas pelo EBV e por cepas resistentes aos antibióticos de um cofator do EBV, o estreptococo, a mesma bactéria responsável por tantos problemas comuns, como infecções crônicas do trato urinário (ITU) e faringoamigdalite estreptocócica. Nesses casos é superimportante evitar o consumo de ovos, laticínios, trigo e carne de porco.

Hipoglicemia e diabetes tipo 2

É muito comum que o diabetes tipo 2 acompanhe uma doença da tireoide, pois o EBV, outras toxinas e uma alimentação rica em gorduras tornam o fígado lento ou estagnado e incapaz de armazenar glicose na forma de glicogênio para proteger o pâncreas, necessário à produção de insulina. Ao mesmo tempo, enquanto as glândulas adrenais compensam a tireoide, a adrenalina em excesso causa danos ao pâncreas, diminuindo ainda mais a sua capacidade de produzir insulina. Consequentemente, ocorre um desequilíbrio dos níveis sanguíneos de glicose. (Um capítulo do meu primeiro livro traz uma explicação completa sobre hipoglicemia e diabetes tipo 2.)

Refluxo gástrico

Quando alguém tem azia, metade do problema está no estômago e metade no fígado. Isso porque, na verdade, o refluxo gástrico é causado por baixos níveis de ácido clorídrico (um ácido benéfico) no estômago; isso costuma acontecer quando o fígado não funciona bem por causa do EBV e, portanto, ele produz uma quantidade insuficiente de bile para auxiliar na digestão. Como consequência, aumentam os níveis de ácidos ruins no estômago que, quando sobem para o esôfago, causam azia.

A medicina e as pesquisas científicas não sabem que o EBV não só contribui para o refluxo gástrico como impede a cura da tireoide. Quando se tem níveis elevados de ácidos nocivos no estômago por causa dos baixos níveis de ácido clorídrico (o ácido bom), esses ácidos ruins sobem pelo esôfago durante o sono e chegam até a garganta, onde liberam amônia, que pode passar diretamente para a tireoide e inibir a sua cura.

Estreptococo

Como o estreptococo é um cofator do EBV, ele prospera quando o vírus prospera. É por isso que quem tem problemas de tireoide costuma ter sinusite, hipersensibilidade vesical, infecções do trato urinário, vaginose bacteriana, superproliferação bacteriana no intestino delgado, síndrome do intestino irritável, acne e dor de garganta, todos problemas causados pelo estreptococo.

Doença celíaca

A doença celíaca não é uma doença autoimune, tampouco se limita a uma sensibilidade ao glúten. Mais precisamente, o glúten é um dos fatores que desencadeiam essa inflamação intestinal, que, na verdade, é causada pelo estreptococo, cofator do EBV. Outros alimentos que o estreptococo adora no intestino são ovos, laticínios e milho, assim como biofilme, neurotoxinas, restos virais, outros resíduos do EBV e metais pesados tóxicos que passam do fígado para o trato intestinal. Essas substâncias fazem o estreptococo proliferar, causando irritação.

Síndrome de Raynaud

Essa descoloração cutânea é consequência de um fígado parcialmente obstruído pelo EBV e por seus resíduos, que voltam para a corrente sanguínea. Na maioria dos casos de síndrome de Raynaud, o paciente tem uma infecção crônica de EBV desde a infância e, embora grande parte do vírus tenha migrado para a tireoide e outros órgãos, uma parte permaneceu no fígado, causando problemas a longo prazo. Quando o sangue se encontra repleto dessas toxinas virais, ele fica espesso e tóxico, e o resultado é má circulação nas extremidades, o que provoca descoloração. Muitos portadores de síndrome de Raynaud também têm um pouco de formigamento e, às vezes, até dormência, porque os resíduos que voltam para a corrente sanguínea contêm neurotoxinas.

Síndrome de Cushing

A síndrome de Cushing é considerada uma disfunção adrenal pelos médicos, o que até certo ponto está certo. O que eles não entendem é a verdadeira causa de fundo: quando alguém tem uma doença crônica da tireoide causada pelo EBV, isso significa que suas glândulas adrenais passaram anos trabalhando excessivamente, tentando substituir a tireoide na produção de hormônios tireoidianos. Um fígado comprometido pelo EBV sobrecarrega ainda mais as glândulas adrenais. Além disso, as pessoas que têm síndrome de Cushing em geral foram submetidas a um nível altíssimo de estresse, aliado a outros fatores, como alimentação ruim, o que debilitou as adrenais. Essas glândulas, então, ficam disfuncionais, e o resultado é aumento de peso em algumas áreas do corpo, com pernas e braços muito finos. Embora você possa ouvir afirmação em contrário, a verdadeira síndrome de Cushing acomete pessoas entre 45 e 65 anos de idade, porque leva tempo para haver um desequilíbrio das glândulas adrenais.

Hepatite C

Essa inflamação crônica do fígado é causada pelo EBV, que cria tecido cicatricial no órgão, uma descoberta que a medicina e as pesquisas científicas estão prestes a fazer. Como demora anos para que o EBV leve à formação desse tecido cicatricial, quando o quadro se transforma em hepatite C outras células do EBV já migraram para a tireoide ou para além dela. Isso significa que quem tem hepatite C também tem a tireoide comprometida. Essa é uma das razões pelas quais a hepatite C costuma acometer pessoas mais velhas.

Fascite plantar

Quando o EBV libera grandes quantidades de neurotoxinas em todo o corpo, essas neurotoxinas se dispersam e se instalam em nervos fracos. Se o paciente tiver exercido atividades intensas com os pés ou já tiver machucado os pés ou os tornozelos (dançando, fazendo esportes, torcendo o tornozelo ou em um acidente), as neurotoxinas irão encontrar esses nervos e provocar inflamação e dor (p. ex., o nervo tibial e o nervo isquiático, também conhecido como ciático). Em muitos casos, a fascite plantar ocorre muito tempo depois da lesão inicial, que pode ter ocorrido anos antes da infecção ativa por EBV em último estágio.

Doença das paratireoides

Embora as quatro pequeninas glândulas chamadas paratireoides funcionem separadamente da tireoide, quando elas apresentam problemas o culpado é o mesmo das doenças da tireoide: o EBV. Juntas, essas glândulas, cada uma mais ou menos do tamanho de uma semente de girassol sem casca, são responsáveis por manter o equilíbrio dos níveis de cálcio no organismo; em essência, elas regulam os níveis de cálcio

na corrente sanguínea. No hiperparatireoidismo geralmente uma ou mais dessas glândulas ficam inflamadas, aumentadas, calcificadas, císticas ou cancerosas devido a uma infecção por EBV (a medicina e as pesquisas científicas ainda não sabem que essa é a causa), com consequências negativas sobre a produção de cálcio e o sistema de monitoramento do organismo.

Há uma ligação entre a tireoide e as paratireoides: quando o organismo está formando nódulos na tireoide para tentar barrar as células do EBV, as paratireoides ficam envolvidas. Lembre-se de que nódulos são "prisões" de cálcio, portanto as glândulas paratireoides podem reagir a essa formação de nódulos com uma produção excessiva de paratormônio (para ajudar o organismo a produzir nódulos) ou, em alguns casos, com uma produção insuficiente de paratormônio (para proteger as reservas de cálcio), dependendo das necessidades individuais. A hiperatividade da paratireoide nessas circunstâncias não é revelada pelos exames de sangue, porque o cálcio extra é usado imediatamente.

A tireoide, graças ao seu formato alado, confere proteção às paratireoides (essas glândulas precisam ser protegidas do sol).

Assim como nas doenças da tireoide, as doenças da paratireoide não são necessariamente reveladas pelos exames de sangue, portanto existem pessoas que têm hiperparatireoidismo não diagnosticado. Uma causa frequente dessa doença é o

EBV, que sai da tireoide no final do terceiro estágio e começa a atacar o sistema nervoso central. Nesse ponto, o cérebro começa a precisar de mais eletrólitos para apoiar a função dos neurotransmissores e os impulsos elétricos, o que induz as paratireoides a requererem mais cálcio a fim de suportar essa função elétrica extranecessária para que o sistema nervoso central consiga combater o EBV. O vírus também pode atingir as próprias paratireoides, prejudicando o seu funcionamento e provocando diretamente a doença. A medicina e as pesquisas científicas ainda não descobriram nada isso.

POR QUE AS MULHERES?

Por que muitos dos sintomas e das doenças que acabei de descrever acometem mais mulheres do que homens? Por que ouvimos falar com tanta frequência sobre problemas de tireoide e doenças crônicas misteriosas como um problema feminino?

Para começar, algumas dessas percepções são distorcidas. Antigamente, os homens tinham mais dificuldade de admitir que estavam doentes. Nas décadas de 1940 e 1950, enquanto as mulheres iam ao médico por causa de problemas de saúde, os homens também tinham crises de depressão, ansiedade, oscilações do humor, sudorese excessiva, flutuações da temperatura corporal, confusão mental, palpitações cardíacas etc. No entanto, o estoicismo

tinha um grande valor para os homens. Eles haviam aprendido desde cedo que tinham de ser fortes e estáveis, e muitos não iam ao médico nem revelavam seus sintomas, criando a ilusão de que estes eram exclusivamente femininos. Depois, quando os sintomas das mulheres passaram a ser amplamente considerados como menopausa, os sintomas masculinos semelhantes foram ainda mais estigmatizados. Além de hesitar em admitir uma "fraqueza", os homens tinham medo de que dissessem que eles estavam na andropausa.

Embora não seja tão evidente, muitos homens contraem o EBV, e não há nada do que se envergonhar. Problemas de fígado, aumento de peso, pernas inquietas, hipertensão arterial, colesterol alto e constipação intestinal são apenas alguns exemplos de sintomas que provavelmente você pode identificar em pelo menos um homem que você conhece. O câncer de próstata também é causado pelo EBV.

Ainda assim, é verdade que as mulheres são mais acometidas por sintomas crônicos, como doenças da tireoide, do que os homens. Em grande parte, isso tem a ver com o ciclo reprodutivo feminino. Todo mês, o organismo da mulher emprega uma quantidade tremenda de energia e recursos para preparar o corpo para uma possível gravidez. Durante o período menstrual, 80% do seu sistema imunológico ativo e das suas reservas são utilizados na renovação do útero e, consequentemente, o organismo tem muito menos energia para evitar doenças. Durante a ovulação, 40% do seu sistema imunológico e das suas reservas são concentrados nesse processo, mais uma vez deixando a porta aberta para doenças. Além disso, a produção de cortisol e adrenalina aumenta nesses períodos, enviando combustível para o EBV na corrente sanguínea. Tudo isso significa que duas vezes por mês as mulheres ficam mais suscetíveis a ameaças à saúde como o EBV. É por isso que muitas vezes as mulheres têm gripes, resfriados, enxaqueca ou dor de garganta um pouco antes da menstruação ou durante a menstruação, porque ocorre uma queda em seu sistema imunológico.

Sem mencionar que hoje em dia há muito mais expectativas em relação às mulheres: pressionadas a cuidar da casa, agradar seus parceiros, serem simpáticas e solidárias com os amigos, cuidar da família e se preocupar com a aparência, a maioria das mulheres acaba desempenhando praticamente dez, vinte ou trinta funções. Além de todo esse desgaste físico e mental, a percepção, a intuição e a compaixão necessárias para fazer tudo isso podem levar a um

esgotamento se elas não tiverem a oportunidade de se recuperar. É muito fácil ficarem esgotadas com tudo isso acontecendo, e um sistema imunológico deteriorado permite o avanço do EBV.

Isso significa que as mulheres não conseguem ficar impunes se não cuidarem da própria saúde. Se você é mulher e sente que precisa de permissão para fazer da sua saúde uma prioridade, você a tem. Principalmente durante a menstruação, a ovulação, a gestação e a recuperação do parto, tome as medidas necessárias para manter o equilíbrio. É a melhor coisa que você pode fazer para aqueles que dependem de você.

Não importa quem você seja, saiba que seus problemas de saúde não depõem contra você. Se você é homem, lembre-se: os sintomas e as doenças descritos neste capítulo não acometem somente as mulheres; o EBV é democrático. Você também merece cuidar de si. Com as informações que forneci sobre o EBV, você poderá ver os seus problemas de saúde sob uma óptica totalmente nova.

CAPÍTULO 6

Câncer de Tireoide

Fui apresentado ao câncer aos 4 anos de idade, na mesma época em que recebi meu primeiro dom do Espírito. Eu estava sentado à mesa de jantar com minha família quando o Espírito apareceu para mim e me disse para informar à minha avó que ela tinha câncer de pulmão. Apesar de não saber o que significava aquela palavra, eu a repeti, para choque de todos os que estavam à mesa. Não demorou muito, o médico confirmou que a revelação era verdadeira.

Mais tarde, perguntei ao Espírito como isso tinha acontecido. Por que minha avó estava com câncer? O Espírito respondeu que era uma combinação de um vírus, o EBV, e uma variedade de toxina na forma de metais pesados, DDT e outros pesticidas, solventes, plásticos e petróleo. Eu era muito pequeno e não conhecia essas palavras, mas sentia que se referiam a algo grave. Desde então, eu encaro o câncer como

algo pessoal. Ao longo de décadas, ajudei inúmeras pessoas que tinham câncer a encontrar respostas, segurança e cura.

Já me perguntaram por que não falei sobre câncer em meus livros anteriores. Na verdade, eu tratei dessa doença em meus dois outros livros, principalmente em *Medical Medium Life-Changing Foods*, em que cito dezenas de alimentos que ajudam a combater a doença e alimentos benéficos para tipos específicos de câncer, inclusive câncer de tireoide. Mas eu entendo porque as pessoas querem saber mais. Essa é uma doença assustadora que continua a representar um mistério para a medicina e para as pesquisas científicas. Não se sabe nem mesmo por que ela existe, tampouco como se proteger, e as pessoas ficam em um vácuo.

Em cada livro que escrevo, quero fornecer a maior quantidade possível de informações sobre cura. Mas, no final, acabo me dando conta de que é impossível esgotar o assunto em um único livro. Até agora eu não consegui examinar detalhadamente essa doença, mas acho que por fim chegou o momento de fazer isso.

UM PASSADO NÃO TÃO DISTANTE

Outras pessoas lhe dirão que o câncer sempre fez parte da história da humanidade, desde a Antiguidade. Elas lhe dirão que o câncer pode ser encontrado em múmias e, um dia, lhe dirão até que encontraram essa doença em um homem das cavernas que foi conservado no gelo por dezenas de milhares de anos.

A verdade é que o surgimento do tumor maligno é relativamente recente. Embora antigamente os tumores pudessem levar à morte se crescessem a ponto de impedir o funcionamento de um órgão, eles não eram causados por células cancerosas; eram benignos. Quando os antigos gregos usavam a palavra que deu origem ao termo *câncer*, eles não se referiam ao que chamamos hoje de "câncer". Era um termo genérico para todas as doenças, que eles usavam quando um paciente acabava morrendo sem explicação. Os tumores (benignos) representavam apenas uma pequenina parte dessa definição. Os tumores daquela época se formavam a partir de velhas cicatrizes de feridas e de metais pesados tóxicos que saturavam tecidos vivos. As verdadeiras origens dos tumores malignos remontam somente à Revolução Industrial.

Mas por que não nos dizem isso? Por que somos levados a crer que o câncer é praticamente pré-histórico? Porque, se acreditarmos que ele existe desde o início da humanidade, pensaremos que temos uma predisposição genética para essa doença e, portanto, que a culpa é nossa. Se ficarmos convencidos de que somos nós mesmos que criamos o câncer dentro de nós porque somos seres humanos frágeis, não procuraremos as respostas que deveríamos saber.

Mas você merece ter essas respostas, portanto vamos acabar com o mistério que cerca o câncer de tireoide.

O VÍRUS DO CÂNCER DE TIREOIDE

Em 98% dos casos, o câncer é causado por um vírus e por pelo menos um tipo de toxina. Existem muitos vírus que podem estar associados ao câncer; o vírus Epstein-Barr é um deles e, com as toxinas, é responsável pelo câncer de tireoide. (O EBV também é responsável pelo câncer de mama, pelo câncer de fígado, por quase todos os cânceres de pulmão, pelo câncer de pâncreas, de cólon, de próstata, por cânceres do sistema reprodutor feminino, pela leucemia e por muitos outros.)

É fácil pensar que, se mãe e filha que são muito parecidas e têm a mesma voz desenvolvem câncer de tireoide, a causa é genética. É isso que somos levados a crer para evitar que investiguemos fontes externas.

Embora as características faciais e as cordas vocais obviamente sejam genéticas, a doença não é. A verdadeira equação é a seguinte: **vírus + toxinas = câncer.**

Quando determinado vírus tem o combustível certo na forma de algumas toxinas, pode ocorrer o desenvolvimento de câncer. Como você pode observar, os genes não têm nada a ver com isso. O que os médicos interpretam como suscetibilidade genética para câncer na verdade é a transmissão do vírus e de toxinas por gerações ou da exposição de todos os membros da família ao mesmo vírus e às mesmas toxinas, uma vez que vivem juntos. A mãe e a filha podiam ter herdado o EBV de seus antepassados e, depois, durante a infância da filha, ambas terem sido expostas a toxinas nocivas que alimentaram o vírus.

Para analisar como o vírus Epstein-Barr se tornou parte da equação do câncer, vamos voltar ao desenvolvimento histórico do EBV. Primeiro houve a Revolução Industrial e, com ela, a criação de novos compostos químicos carregados de metais pesados, que começaram a poluir o nosso mundo e o nosso corpo. Como o bom e leal vírus que ainda era, o EBV se alimentava dessas substancias tóxicas no intuito de tentar nos proteger. Porém, as células virais reprocessavam essas substâncias, deixando-as ainda mais tóxicas. Depois, para se proteger, elas as liberavam nos tecidos adjacentes, seja no fígado, nos pulmões, no pâncreas, nos seios, na tireoide ou em outro órgão qualquer. Depois de eliminadas como subprodutos, essas substâncias tóxicas reprocessadas serviam de alimento novamente para o vírus. Esse era um processo contínuo, e somente as células virais mais fortes, que conseguiam tolerar essas substâncias cada vez mais tóxicas, sobreviviam e se multiplicavam.

No início dessas transformações, o EBV ainda não era cancerígeno. Podiam se formar tumores benignos a partir de tecido humano morto pelos subprodutos tóxicos reprocessados pelo EBV. Era basicamente isso. (Tumores malignos causados pelo EBV ainda eram raríssimos. Aqueles que se formavam eram consequência da primeira cepa mutada de EBV que havia entrado em contato com os primeiros compostos químicos experimentais.) O que esse período realmente fez foi preparar o terreno para que algumas cepas de EBV se tornassem cancerígenas ao encontrar o combustível certo.

Décadas mais tarde, quando entramos na segunda metade do século XIX, o vírus ficou ainda mais forte. Foram criadas outras substâncias químicas industriais, dessa vez os fungicidas, herbicidas e antibióticos experimentais do final do século XIX, que levaram o EBV a um novo patamar, forçando-o a sofrer mutação. Desse modo, ele deixou de ser benéfico para o nosso organismo. Com esses novos compostos químicos como combustível, os resíduos tóxicos do EBV se tornaram mais potentes do que nunca. Quando esses subprodutos virais saturavam o tecido vivo de qualquer parte do corpo, como a tireoide, a formação de queloides e tumores benignos a partir de tecido cicatricial e células humanas mortas se tornava mais comum. O EBV, ao mesmo tempo, estava sofrendo mutação para tolerar seus próprios resíduos tóxicos reelaborados. Então ele só se defendia.

Quando entramos no século XX, algumas variedades de EBV se especializaram na formação de câncer. E, nos últimos cem anos ou mais, essas cepas de EBV continuaram sofrendo mutações à medida que consumiam novas toxinas cada vez mais fortes.

COMO SE FORMA O CÂNCER DE TIREOIDE

Quando alguém contrai uma das cepas mutadas de EBV que causa câncer, a cepa continua sofrendo mutações no organismo se tiver o combustível certo na forma de toxinas. O vírus absorve as toxinas que encontra pelo caminho e libera substâncias ainda mais tóxicas no organismo, quase como o processo de síntese por tentativa e erro empregado no desenvolvimento de novos e potentes compostos pelas indústrias químicas. Provavelmente parece semelhante à descrição da produção de neurotoxinas e dermotoxinas apresentada no Capítulo 3, e é mesmo. A diferença é que as cepas de EBV que causam câncer em geral produzem menos neurotoxinas e dermotoxinas que outras variedades de EBV; elas são concebidas para transformar as toxinas em substâncias ainda mais danosas para as células. Se nesse ponto o vírus estiver na tireoide, as substâncias tóxicas reprocessadas irão saturar a área da glândula onde as células virais estão localizadas, danificando o tecido tireoidiano. Os vírus irão consumir as células teciduais mortas repletas de toxinas e grande parte deles começará a morrer por causa da toxicidade; na verdade, nesse estágio a carga viral da tireoide pode reduzir de 50 a 70%.

Tem início outro ciclo. As células de EBV mais bem equipadas para suportar as toxinas sobrevivem e se nutrem de todas as toxinas presentes no organismo, velhas e novas. Além disso, seus subprodutos virais – agora mais potentes ainda depois de outra rodada de reprocessamento – saturam novamente o tecido tireoidiano, matando algumas células sadias desse tecido. E o vírus também irá consumir essas células teciduais saturadas de toxinas. As células de EBV que não conseguem tolerar o aumento de toxicidade morrem, e a nova leva de sobreviventes será ainda mais forte do que antes.

Começa um terceiro ciclo. Dessa vez, enquanto ressintetiza e reprocessa outra batelada de toxinas, o vírus satura outra vez o tecido tireoidiano adjacente e consome as células mortas tóxicas resultantes. Mas em vez de morrerem como as células virais dos ciclos anteriores, que ocorreram de seis meses a dois anos antes, dessa vez as células virais tóxicas atingiram a sua capacidade de mutação. Em uma tentativa desesperada de sobreviver, uma vez que não conseguem mais sofrer mutação, essas células virais agonizantes produzem um composto químico enzimático que as transforma em células cancerosas vivas. Agora, em vez de estarem à beira da morte, elas ganham uma ultravida.

Com novas estruturas, essas células consomem as células tireoidianas reprocessadas e saturadas de toxinas para se reproduzir e se multiplicar, dessa vez como câncer. Durante esse processo, as células cancerosas liberam uma nova substância bioquímica enzimática nos tecidos tireoidianos vizinhos, transformando lentamente também essas células humanas em células cancerosas.

As células cancerígenas de origem viral e as células cancerosas de origem humana se juntam para sobreviver. Ocorre um processo de angiogênese, em que se formam pequeninos vasos sanguíneos, semelhantes às nervuras de uma folha, para levar nutrientes além da membrana microscópica que reveste o aglomerado de células cancerosas. (Angiogênese é um conceito descoberto pela medicina e pelas pesquisas científicas, mas os detalhes que estamos analisando neste capítulo ainda não são conhecidos.)

Enquanto isso, ainda existem células ativas do EBV na tireoide que não se tornaram cancerígenas. Elas estão continuamente consumindo e reconsumindo toxinas, e seus resíduos podem continuar matando tecido tireoidiano vivo. Os vasos da massa de células tumorais absorvem as toxinas reprocessadas e as células humanas mortas como combustível, permitindo a formação de um cisto ou de um tumor maligno na tireoide que, depois, cresce e se expande.

SÃO NECESSÁRIOS DOIS FATORES

Vamos deixar bem claro que o EBV não se traduz automaticamente como câncer da tireoide. Em primeiro lugar, só algumas cepas mutadas de EBV dos grupos 4 e 5 podem formar células tumorais. Em segundo, é preciso uma mistura de toxinas particularmente forte para fazer parte da equação. Como você pôde ver no processo que acabamos de analisar, o EBV precisa de combustível em cada etapa do caminho para que ocorra o desenvolvimento de um câncer.

Não querem que pensemos demais nessas toxinas envolvidas no câncer. Não querem que saibamos que as herdamos. Como eu disse, querem que pensemos que o câncer é genético, pois nesse caso a culpa seria nossa. E se a culpa é nossa, ninguém mais deve pagar o preço. Pense no mesotelioma, um câncer causado por exposição ao amianto (um dos raros tipos de câncer que não envolve um vírus). Quando a causa do mesotelioma veio à tona, as empresas foram obrigadas a criar um fundo de bilhões de dólares para ressarcir os pacientes de câncer e seus familiares. Essa é apenas uma das toxinas de origem industrial. Imagine o que aconteceria se as indústrias responsáveis pela produção de todas as várias toxinas que alimentam o EBV fossem expostas. Seria necessário destinar bilhões de dólares só para as pesquisas sobre o EBV e suas mutações. Seria catastrófico: seriam ajuizadas ações coletivas, dezenas de fundos de trilhões de dólares teriam de ser criados, e as indústrias pagariam o preço de mais de 150 anos de câncer.

Então, em vez de dizerem a verdade sobre a origem de vários tipos de câncer, dizem que nós é que criamos a doença com o nosso DNA ou até mesmo com nossos pensamentos. A medicina e as pesquisas científicas se concentram na genética e no tratamento do câncer já estabelecido, e a sua origem permanece no escuro.

Mas agora você conhece a verdade sobre as toxinas. São muitas as variáveis que influenciam a formação e o desenvolvimento de um câncer causado pelo EBV (ou por qualquer outro vírus). Será que alguém tem mais dioxinas no organismo? Mais metais pesados, mais pesticidas, mais medicamentos? De que tipos? Que substâncias tóxicas nós herdamos das gerações anteriores? E o vírus, de que cepa é? Que tipo de mutação ele sofreu? Se alguém tiver menos toxinas e uma cepa menos agressiva do vírus pode ser que seu câncer não seja tão pernicioso; se não for esse o caso, ele poderá se desenvolver muito mais rapidamente. É preciso levar em consideração também o sistema imunológico. Ele está comprometido ou ainda está forte? Para que possamos compreender melhor o câncer, as pesquisas científicas deveriam se concentrar nesses aspectos.

UMA FÓRMULA PARA A CURA

A fórmula vírus mais toxinas pode parecer assustadora, mas é muito pior não saber como ou por que somos acometidos pelo câncer.

Digamos que você soube de um nonagenário que fumou durante setenta anos e nunca teve câncer de pulmão. Ele pode ter tido outros problemas de saúde causados pelo fumo, mas não câncer. Então você pensa em alguém que teve câncer de pulmão e nunca fumou um cigarro na vida, embora tenha sido exposto a outros tipos de substâncias tóxicas. O que distingue esses dois casos? Até agora, é provável que você dissesse que era um mistério ou, muito possivelmente, uma predisposição genética. Com base neste capítulo, você pode dizer que o homem que não contraiu câncer não tinha o vírus.

Esse conhecimento lhe dá o controle da sua própria vida, uma opção muito melhor do que viver com medo. Não importa se você quer evitar ou combater um câncer de tireoide, agora você sabe o que deve fazer: (1) reduzir a sua carga viral e (2) eliminar as toxinas do seu organismo. Este livro lhe ensinará a fazer as duas coisas.

Em seguida, vamos analisar como os exames de sangue da tireoide realmente funcionam.

CAPÍTULO 7

Exames Especulativos da Função Tireoidiana

Há décadas as mulheres tentam se fazer ouvir sobre seus sintomas. Esse não tem sido um processo fácil. Durante muito tempo elas foram levadas a crer que muitos dos sintomas descritos no Capítulo 5 estavam na cabeça delas. Então, finalmente, quando os médicos começaram a perceber a disseminação dos distúrbios da tireoide, foram criados exames para detectá-los. Com isso, muitas pessoas tiveram a prova de que há alguma coisa errada no corpo delas.

Mas e se você for uma dessas mulheres (ou desses homens) cujos resultados dos exames são "normais"? Existe uma prática antiga na medicina tradicional segundo a qual todas as informações sobre a tireoide de um paciente são fornecidas pelos níveis de TSH (hormônio tireoestimulante, também chamado de tireotrofina). Se os valores estiverem dentro dos valores de referência de 0,5 a 5, os médicos dizem que a tireoide do paciente está boa, pois foi

isso o que aprenderam. Pode ser um golpe ouvir que está tudo bem quando você sabe que tem algo de errado.

Agora alguns médicos estão tentando investigar um pouco mais a fundo. Eles atendem muitos pacientes que têm níveis normais de TSH, apesar de uma série de sintomas que parecem indicar o contrário, então tentam obter informações mais abrangentes sobre o funcionamento da tireoide dosando ao mesmo tempo os níveis de T4 livre e T3 livre. Esse é um avanço, pois significa que as mulheres estão sendo levadas a sério.

Mesmo assim, ainda estamos muito atrasados, pois os atuais exames de função tireoidiana baseiam-se na teoria ultrapassada de que o problema de fundo é uma doença da tireoide. Mas, como a esta altura você já sabe muito bem, uma tireoide comprometida não é o problema propriamente dito, mas sim uma indicação de algo muito maior: o vírus Epstein-Barr. Se você ouviu ou leu alguma afirmação em contrário, deve considerar a fonte um retrocesso à Idade das Trevas ou até mesmo à época dos dinossauros e um resquício de pensamento arcaico.

Até que os médicos se deem conta de que o EBV é o verdadeiro culpado pelos problemas de tireoide, e não um mero fator secundário, a utilidade dos exames de função tireoidiana será limitada. Mesmo que surjam novos exames revolucionários, o que vai acontecer, eles não serão suficientes. Mesmo que sejam desenvolvidos métodos de vanguarda para analisar o funcionamento da glândula tireoide, eles não atingirão o seu objetivo. O que os médicos e os laboratórios de fato precisam é de exames mais avançados para o EBV, que detectem a presença do vírus no corpo do paciente, o seu trajeto no organismo, seus níveis em vários órgãos e glândulas e a forma como ele se alimenta e sofre mutações.

Portanto, a avaliação da produção de hormônios tireoidianos é insuficiente. Esses exames fazem com que os profissionais de saúde e os pacientes se concentrem em um efeito do vírus (dano à tireoide), e não no quadro muito mais amplo de que é um vírus que está *causando* esse dano e, ao mesmo tempo, promovendo uma devastação em outras partes do corpo. Por essa razão, vou analisar detalhadamente cada um dos exames.

DOSAGEM DE HORMÔNIOS TIREOIDIANOS

Dito isso, os exames de que dispomos atualmente são dosagens de T4, T3 e TSH (hormônio tireoestimulante), os quais são peças do quebra-cabeça. Se esses exames revelarem anormalidades no funcionamento da tireoide, eles poderão ser úteis se forem interpretados como uma indicação da presença de um vírus que está afetando a glândula, e não de que a glândula está ficando fraca.

Como eu disse, muitos médicos e pacientes esclarecidos começaram a notar que os resultados desses exames podem estar dentro da faixa normal de referência mesmo quando todos os outros sinais indicam que alguma coisa está errada. O motivo é o seguinte: infelizmente, a precisão desses exames de sangue é inconsistente. É por isso que eu me refiro a eles como "exames especulativos". Para começar, as dosagens dos hormônios tireoidianos podem variar bastante, dependendo da hora do dia e dos níveis de estresse do paciente. Trata-se de um fenômeno muito parecido com a "síndrome do jaleco branco" ou a "hipertensão de consultório" que muitas pessoas têm quando o médico mede a sua pressão arterial no consultório. Só o fato de estarem na presença do médico faz suas mãos começarem a suar e a sua pressão arterial subir acima dos níveis normais. Consequentemente, os valores obtidos não serão precisos.

Da mesma maneira, a bioquímica do sangue pode ser completamente alterada durante a coleta de sangue no laboratório, pois, de repente, as glândulas adrenais inundam a corrente sanguínea de adrenalina (também conhecida como epinefrina) e cortisol (também conhecido como hidrocortisona), ambos esteroides, em preparação para o efeito de luta ou fuga, rompendo a homeostasia. Por causa desses níveis elevados de adrenalina e cortisol, as análises de sangue indicam uma produção mais do que suficiente de T3, T4 e TSH, quer isso seja verdadeiro ou não. Ou então a adrenalina e o cortisol podem estar saturando o cérebro e sobrecarregando a glândula hipófise, que produz TSH, alterando novamente os resultados das análises de sangue.

Mesmo que a visão da agulha não o assuste nem um pouco, a ausência de homeostasia pode afetar seus parâmetros bioquímicos do sangue. Se você tiver estresse crônico, pode ser que seus níveis de adrenalina e cortisol sejam permanentemente elevados, ou, como vimos anteriormente, que estejam altos para compensar uma tireoide pouco ativa; pode ser também que você tenha fadiga adrenal. Na fadiga adrenal, as glândulas adrenais produzem adrenalina e cortisol de maneira irregular, ora inundando a corrente sanguínea, ora produzindo uma quantidade insuficiente. Nesse caso, as glândulas podem estar hiperativas durante a coleta de sangue no laboratório, mesmo que este seja seu lugar preferido no mundo, e mais uma vez os resultados poderão ser imprecisos.

Já vi pessoas fazerem exames de sangue duas semanas seguidas para dosar os hormônios tireoidianos e os resultados mostrarem valores completamente diferentes. Um único exame é insuficiente, pois um problema de tireoide pode passar despercebido. Em relação à pressão arterial, os médicos e enfermeiros aprenderam que o melhor método consiste em medir várias vezes a pressão do paciente durante uma consulta e depois fazer uma média. Uma abordagem semelhante seria útil nos exames de função tireoidiana, mas o ideal seria fazer um exame por dia durante trinta dias e, no final do mês, calcular a média.

Essa abordagem seria mais conveniente, mas não resolveria todos os problemas, porque os próprios exames estão antiquados. Espero que daqui a algumas décadas os médicos finalmente descubram a verdadeira causa viral das doenças da tireoide e que os exames sejam melhores. Até lá, os profissionais de saúde e os pacientes terão de recorrer a exames muito amplos e incapazes de detectar as sutis alterações hormonais que podem sinalizar uma doença da tireoide. Os exames especulativos de função tireoidiana são tão instáveis que talvez fosse melhor cerrar o punho por dez segundos, abrir a mão e ver se leva mais de três segundos para a palma voltar a ter coloração normal, indicando um problema da tireoide.

Milhões de mulheres têm hipotireoidismo, mas não sabem disso porque os exames atuais não detectam. Às vezes leva meses ou anos para que a doença se desenvolva a ponto de ser detectada. Enquanto isso, a saúde da paciente se deteriora devido à progressão do vírus, sem que ela obtenha respostas. Ela pode fingir que tudo está bem, mas nem por isso vai melhorar.

Isso não quer dizer que você não deve fazer exames de tireoide. Basta que tenha conhecimento das informações acima para interpretar os resultados da maneira correta. Se você vai fazer exames de tireoide, peça dosagem de TSH, T3 livre, T4 livre e pesquisa de anticorpos antitireoidianos.

O exame de T3 reverso é um modismo que não vale muito a pena. Embora possa revelar problemas reais, é muito vago e de difícil interpretação. Você pode pedir que o médico solicite esse exame, mas ele não ajudará a identificar o seu problema com precisão.

DOSAGEM DE ANTICORPOS ANTITIREOIDIANOS

A dosagem de anticorpos antitireoidianos merece um pouco mais de atenção, porque, entre os exames de função tireoidiana, é o que mais chega perto de detectar atividade viral. Mas nesse caso também é uma questão de perspectiva. Atualmente, os médicos acreditam que os anticorpos detectados nesses exames são autoanticorpos (também chamados de anticorpos antimicrossomais), ou seja, anticorpos produzidos pelo sistema imunológico para atacar o tecido tireoidiano. Os anticorpos são considerados uma evidência de que o próprio organismo está atacando a tireoide, e o resultado é um diagnóstico de doença autoimune. Na verdade, não é isso o que acontece; essa interpretação se baseia exclusivamente em pressuposição. Quando os cientistas descobriram a existência de atividade dos anticorpos e não conseguiram entender por que isso acontecia, a teoria de uma disfunção do organismo foi conveniente. O problema é que nem a medicina tradicional nem a medicina alternativa abandonaram essa teoria.

Lembre-se de que o seu corpo não ataca a si mesmo. Os anticorpos revelados em exames como o de anticorpos antitireoperoxidase (TPO) são, na verdade, a sua tábua de salvação. Eles não atacam a tireoide, não causam nenhum dano à glândula. Esses anticorpos são produzidos pelo sistema imunológico para atacar o verdadeiro causador de problemas: o EBV.

Em parte, o que confunde os médicos é que a medicina e as pesquisas científicas ainda não descobriram o sistema imunológico específico da tireoide que vimos no Capítulo 5: "Explicação sobre sintomas e doenças". Os linfócitos especializados sobre os quais falamos, e que ainda não foram catalogados, são alocados para a área da tireoide, como soldados, para proteger a glândula. Mesmo que esses linfócitos sejam temporariamente afastados da tireoide durante a transição do segundo para o terceiro estágio do vírus, a tireoide, uma glândula inteligentíssima, ao perceber que está sendo atacada envia sinais de emergência para que eles retornem. De volta, os linfócitos atuam simbioticamente com os anticorpos produzidos pelo sistema imunológico, permitindo que esses anticorpos entrem na tireoide para atacar o EBV e eliminá-lo do organismo. O problema é que os médicos acham que a origem do problema é a atividade dos anticorpos. Isso não é verdadeiro. Os linfócitos especializados e esses anticorpos trabalham juntos para defender você.

Portanto, quando olhar os resultados de uma pesquisa de anticorpos antitireoidianos, lembre-se de que a presença de anticorpos revela a existência de atividade viral na tireoide, e não uma reação equivocada do organismo, e que a ausência de anticorpos não significa que o EBV não esteja na tireoide. Assim como os outros, esse exame ainda tem de ser aprimorado. Seu ponto fraco é não ser sensível o bastante para detectar quantidades menores de anticorpos. Quando o EBV está em sua fase inicial na tireoide, o sistema imunológico ainda não lançou mão de todos os seus recursos e, portanto, a atividade dos anticorpos

pode não ser suficiente para ser detectada pelos exames laboratoriais.

Além disso, existem muitas variedades de EBV, que estão sempre sofrendo mutações. Isso significa que, por causa dessa diversidade, são muitas as possíveis reações dos anticorpos, e alguns são direcionados para mutações que não estão no radar dos exames laboratoriais. Os exames atuais só detectam algumas dessas reações. Tradução: seu organismo pode muito bem ter anticorpos que não são revelados pelos exames. Essas variedades de anticorpos são um "território inexplorado", pois ainda não foram descobertas e, portanto, não são pesquisadas pelos exames de sangue. São necessários financiamento e autorização para ir além do que se conhece, mas tenho certeza de que você não precisa de uma lição de burocracia e regulamentação, que, de uma maneira ou de outra, você já está bastante familiarizado com essas coisas.

VOCÊ É O SEU ESPECIALISTA EM TIREOIDE

Como esses métodos científicos de diagnóstico ainda estão em desenvolvimento, quando se trata de determinar se você tem uma doença da tireoide, você é o melhor especialista no assunto. Se os resultados dos seus exames não revelaram nada, saiba que, se você tiver algum dos sintomas do último estágio descritos no Capítulo 5, essa pode ser uma importante indicação de que a sua tireoide já foi atacada pelo EBV e continua a sofrer seus efeitos enquanto o vírus avança em seu organismo.

Acima de tudo, lembre-se de que a tireoide representa apenas uma parte do seu estado de saúde, embora a importância atribuída aos exames de tireoide faça parecer outra coisa. Se os resultados de seus exames anteriores o levaram a crer que está tudo na sua cabeça ou que a sua tireoide está em péssima forma, ou ainda que, de alguma maneira, a culpa é sua, não se deixe abater. Em última análise, os exames atuais não ajudam a revelar a origem do seu problema de saúde nem oferecem respostas. Eles determinam se alguém deve tomar medicamentos para tireoide, um tópico sobre o qual vou discorrer no próximo capítulo.

CAPÍTULO 8

Medicamentos para a Tireoide

Durante séculos acreditou-se que era possível curar uma parte do corpo ingerindo-se a mesma parte do corpo de um animal. Por exemplo, se alguém tinha um problema na perna, deveria comer perna de cordeiro para se curar. Se o problema fosse no cérebro ou nos rins, deveria comer cérebro ou rim, respectivamente. Se fosse nos olhos, seria aconselhado comer o globo ocular de um animal. A propósito, essa não era apenas uma crença popular, mas o pensamento médico predominante ensinado nas mais conceituadas faculdades de medicina.

O problema desse tipo de tratamento é que nunca funcionava. A perna, o cérebro, o rim, o olho ou qualquer outra parte do corpo continuava doente, a menos que o paciente arranjasse outro tratamento – mas ninguém se dava conta disso. Essa teoria, que surgiu na Idade Média, parecia fazer tanto sentido que perdurou por séculos.

(Acredite se quiser, mas ela ainda é seguida no mundo dos suplementos nutricionais, em que ainda se acredita que, se alguém ingerir uma cápsula contendo matéria cerebral ou bile, de alguma maneira ajudará o próprio cérebro ou o próprio fígado). Quando o bócio começou a se tornar um problema disseminado na época da Revolução Industrial, esse tratamento ainda fazia parte do arsenal médico. Então, um médico decidiu verificar se a administração de tireoide de porco desidratada e moída a um paciente que tinha bócio reduziria o volume da glândula. E pela primeira vez esse tipo de tratamento funcionou. No século XVIII, a tireoide desidratada tornou-se um remédio comum para bócio que podia ser comprado nas farmácias. Ninguém sabia porque diminuía o bócio, mas todos estavam felizes com o tratamento.

Será que era uma cura milagrosa? Não. A ingestão de tireoide só funcionava porque naquela época o bócio era causado por uma grave carência de iodo (devido ao processamento dos alimentos industrializados, que retirava seus nutrientes), aliada à sobrecarga tóxica da poluição ambiental, e a tireoide suína era uma rica fonte de iodo.

O tempo passou, e uma carência generalizada de iodo abriu caminho para a primeira onda de vírus Epstein-Barr que atacava a tireoide. Mas o vírus ainda era tão brando que, para matá-lo, bastava uma pequena dose de iodo (um antisséptico), fornecida pela tireoide suína desidratada.

Com o tempo, o EBV sofreu mutação e ficou mais forte, e as pessoas passaram a ter problemas mais graves que o bócio provocado por carência de iodo e o leve bócio viral. Elas desenvolviam os sintomas de EBV descritos no Capítulo 5 e que são confundidos com sintomas de doença da tireoide. Ainda assim, a tireoide desidratada parecia fazer efeito em muitos desses pacientes. Por quê? Não é por que a medicação continha T3 ou T4, não tinha nada a ver com reposição de hormônios tireoidianos. A razão é que com a tireoide desidratada a medicina havia descoberto, por acaso, o primeiro composto esteroide. Os hormônios concentrados na tireoide animal agiam como um medicamento imunossupressor e anti-inflamatório em alguns pacientes. Como consequência, o bócio diminuía, assim como outros sintomas virais, e *parecia* que o paciente estava melhorando. Na

realidade, a preparação bloqueava a resposta do sistema imunológico ao EBV.

A VERDADE SOBRE OS HORMÔNIOS TIREOIDIANOS

Os medicamentos para tireoide usados hoje em dia não são muito diferentes dos medicamentos de antigamente. Alguns deles, na verdade, ainda são feitos de tireoide suína desidratada; outros são sintéticos. De qualquer maneira, os medicamentos atuais agem como esteroides, exatamente como os de antes, embora muitos médicos não percebam isso. E ninguém sabe que é por causa do efeito dos esteroides que algumas pessoas têm um pouco mais de energia e clareza mental, além de dormir melhor, quando estão começando a tomar medicamentos para a tireoide. Esse é um alívio parcial de uma leve infecção viral, nada mais.

Outro motivo pelo qual algumas pessoas se sentem melhor ou emagrecem quando tomam medicamentos para tireoide não tem nada a ver com o medicamento em si. Como eu disse, em geral as pessoas que apresentam essa melhora são as que, ao mesmo tempo, mudam seus hábitos alimentares, tomam suplementos e/ou fazem mais exercício. É a eliminação dos alimentos preferidos do EBV, juntamente com os nutrientes que reforçam o sistema imunológico e as mudanças no estilo de vida, que fazem com que a saúde dessas pessoas melhore. (Tomar medicamentos para a tireoide durante anos torna o fígado preguiçoso e, como são compostos esteroides, faz com que as glândulas adrenais se tornem hipoativas.) Esses fatores geralmente se convertem em eventual acúmulo de gordura no abdome e em outras partes do corpo.

Os médicos têm a falsa impressão de que as melhoras mencionadas acima se devem à reposição hormonal, mas também nesse caso não tem nada a ver com isso. Sejam de origem animal ou sintéticos, os hormônios contidos nesses medicamentos não são bioidênticos aos hormônios da tireoide humana, o que significa que eles não contêm compostos químicos importantes, os quais ainda não foram descobertos, e que distinguem os hormônios da tireoide humana. (Além disso, a tiroxina presente nesses medicamentos engana a hipófise, enviando uma mensagem a essa glândula de que a tireoide está produzindo uma quantidade suficiente de hormônios.)

Pense na diferença entre tiroxina sintética, tiroxina desidratada de origem animal e tiroxina humana como a diferença entre amamentar um bebê com leite artificial, leite de vaca ou leite materno. Diversas pesquisas já demonstraram que, por mais parecidas que possam ser as fontes externas, o leite materno é inigualável. Um dia as pesquisas revelarão a mesma coisa sobre os hormônios da tireoide humana. (A única fonte capaz de substituir esses hormônios é interna, é a mescla especial produzida pelas glândulas adrenais para compensar o mau funcionamento da tireoide.) Quando alguém tem uma reação adversa aos medicamentos para tireoide, como é o caso de milhares de mulheres, é porque seu organismo detecta essa diferença e não consegue tolerar hormônios que não sejam de origem humana.

O que precisamos ter em mente é que não importa se o paciente se sente melhor, pior ou igual com o medicamento para tireoide; como ele não é receitado para a própria tireoide, não vai curar a glândula. Muitos pacientes não sabem disso. Eles acham que, como o médico lhes receitou um medicamento para tratar os sintomas da tireoide, o medicamento está tratando o problema de fundo. Enquanto isso, o EBV pode continuar a causar danos à glândula (e outros sintomas), e a doença da tireoide continuará a evoluir. Se você toma medicamento para hipotireoidismo, continuará tendo hipotireoidismo e o EBV, a menos que adote as medidas expressas que eu descrevo na Terceira Parte deste livro: "Ressurreição da tireoide", com o objetivo de se livrar do vírus e tratar a sua tireoide.

Isso explica por que você pode continuar engordando, tendo queda de cabelo e sentindo cansaço e mal-estar geral mesmo depois de ter começado um tratamento farmacológico para tireoide. Essa é uma experiência comum para milhões de pacientes: eles tomam os medicamentos todos os dias religiosamente, mas, mesmo que os exames laboratoriais mostrem níveis hormonais normais, a sua tireoide piora ao longo dos anos, porque ninguém procura encontrar o problema de fundo e tratar a verdadeira causa.

Já vi pessoas que foram submetidas à tireoidectomia (remoção cirúrgica da glândula) e que não tomavam nenhum medicamento se sentirem muito bem depois de eliminar o EBV. Também vi outras, com ou sem a tireoide, que tomavam medicamentos e ainda não tinham se livrado do EBV e que se sentiam muito mal. Se a melhora estivesse associada exclusivamente aos hormônios tireoidianos, não haveria nenhuma dessas situações: as pessoas que não têm tireoide precisariam de medicamentos e as que tomam medicamentos recuperariam a saúde. A verdade é que tudo depende do vírus da tireoide, o Epstein-Barr. Quando o EBV está presente e ativo, ele prejudica a saúde do paciente, esteja ele tomando ou não medicamento para tireoide.

Além disso, lembra dos hormônios produzidos pelas adrenais que vimos no Capítulo 4: "A verdadeira função da tireoide"? Como as adrenais produzem uma mistura de adrenalina para substituir os hormônios tireoidianos quando a tireoide está pouco ativa, o organismo basicamente cria o seu próprio medicamento. Apesar de ser tão parecida com os hormônios tireoidianos que chega a ser usada pelo organismo da mesma maneira, essa mistura de adrenalina não é detectada como hormônio tireoidiano nos exames de sangue, pois sua composição é ligeiramente diferente. Consequentemente, os médicos receitam medicamentos para a tireoide, sem saber que o sistema endócrino está produzindo uma dose do seu próprio medicamento para que a tireoide possa desempenhar suas funções. O que o organismo de fato precisa é de ajuda para reforçar o sistema imunológico, a fim de reduzir a carga viral.

Quando adotar as medidas descritas neste livro para se livrar do EBV, se você quiser também ajudar seus hormônios tireoidianos, faça seu próprio tônico para a tireoide seguindo as orientações do Capítulo 25: "Técnicas para curar a tireoide".

MEDICAMENTOS PARA A TIREOIDE E VALORES DE TSH

É importante compreender a verdadeira relação entre os valores de TSH e os medicamentos para tireoide, pois ela costuma ser mal compreendida.

Eis uma situação comum: os resultados dos seus exames de sangue mostram um nível sérico de TSH de 10, que o médico interpreta como início de um quadro de hipotireoidismo e, portanto, prescreve um medicamento. Depois de começar a tomar o medicamento você repete o exame e, dessa vez, os valores estão entre 4 a 5. É fácil pensar que isso significa que a tireoide está sendo tratada.

Mas o que acontece é que os hormônios tireoidianos fornecidos ao organismo pelo medicamento estão enganando a hipófise, fazendo com que ela acredite que você está produzindo uma quantidade suficiente de hormônios. A hipófise, então, passa a produzir menos hormônio tireoestimulante. Os valores mais baixos de TSH dão uma falsa sensação de segurança, mas a tireoide não está obtendo nenhum alívio com o medicamento. Com base no funcionamento real do seu organismo, o valor do TSH ainda deveria ser 10. O medicamento está apenas mascarando esse valor.

Com o tempo, como o EBV não está sendo combatido e ainda está bastante ativo dentro da tireoide, possivelmente devido aos fatores desencadeantes presentes em sua vida, o funcionamento da glândula ficará cada vez mais comprometido. Isso significa que, depois de fazer o tratamento farmacológico por algum tempo, você voltará ao médico e seus níveis de TSH terão subido de novo. É bem provável que o médico aumente cada vez mais a dose do medicamento. (Se não tiver muitos fatores desencadeantes em sua vida que possam reativar o vírus, a dosagem do medicamento poderá permanecer estável por muito tempo.) Anos depois, o valor do seu TSH pode voltar a subir para 10; isso significa que, sem o medicamento mascarando os

resultados, o valor do TSH na realidade seria 20. O hipotireoidismo não está sendo tratado pelo medicamento, embora pareça estar.

Esse efeito dos medicamentos para a tireoide sobre os níveis de TSH é o mesmo que seria observado ao se colocar um Band-Aid sobre um corte profundo e infectado. Se não for devidamente tratada, a ferida vai continuar a infeccionar.

O efeito dos medicamentos sobre os valores de TSH também pode ser comparado com o efeito observado ao se tirar a bateria de um detector de fumaça: mesmo que você esteja tranquilo porque não ouve nenhum sinal sonoro, tudo o que você fez foi desarmar o sistema de alarme, e não apagar o incêndio.

ATROFIA DA TIREOIDE

É bom que você fique ciente de um dos efeitos colaterais do uso prolongado de medicamentos para tireoide que é completamente desconhecido pela medicina: em algumas pessoas, esses medicamentos podem induzir a tireoide a diminuir a produção hormonal. Com isso, aos poucos a glândula encolhe e atrofia. Em suma, os medicamentos "emburrecem" a tireoide.

Assim como os músculos precisam ser usados para permanecer fortes, a tireoide precisa exercer suas funções regularmente para ficar em forma. Sabe quando uma nevasca faz com que você fique trancado em casa todo encolhidinho? No começo você fica frustrado, mas com o tempo se habitua à ociosidade forçada. Ficar em casa de pijama fica cada vez mais cômodo e natural, e quando a tempestade passa você se sente sem energia para sair e retomar suas atividades. É isso que pode acontecer com a tireoide depois de um período prolongado de tratamento farmacológico. A glândula perde um pouco da vontade de produzir hormônios, pois os medicamentos estão dizendo à hipófise que a produção de T3 e T4 é suficiente e, portanto, a tireoide não recebe os sinais do TSH que a mantêm ativa.

Mas não precisa se preocupar. Esse tipo de atrofia parcial da glândula só acomete algumas pessoas que há anos tomam hormônios da tireoide, e não a todas as que tomam esses medicamentos. E, mesmo que os medicamentos façam com que a tireoide trabalhe menos, a glândula produzirá *um pouco* de hormônio de qualquer maneira. Além disso, as frequências da tireoide que monitoram e promovem homeostasia continuam a funcionar apesar da atrofia. (Lembre-se de que é praticamente impossível esgotar os hormônios tireoidianos R4 e R5 ainda não descobertos, que desempenham um papel nessas frequências.) Ainda assim, esse é um dos possíveis efeitos colaterais de que você deve ter conhecimento.

Como você está vendo ao longo deste livro, a tireoide é resiliente. Portanto, é importante saber também que, ao começar a adotar as medidas certas para domar o EBV e reviver a sua tireoide, ela vai recuperar a sua inteligência. O riquíssimo banco de dados da tireoide é capaz de superar o estado de atrofia e voltar a funcionar como deveria.

COMO SUSPENDER O USO DOS MEDICAMENTOS PARA A TIREOIDE

Se você tomou a decisão, com o seu médico, de reduzir ou suspender o uso dos medicamentos para a tireoide, há alguns aspectos importantes que você precisa saber.

Em primeiro lugar, quando alguém toma algum medicamento, o fígado automaticamente o absorve e processa, porque esse órgão tem a função de proteger o organismo de todas as substâncias externas. Quanto mais alta for a dose e quanto maior for o período de tratamento, maior será a quantidade de medicamento absorvida e ainda retida pelo fígado. Isso não pode ser avaliado por exames laboratoriais; a medicina e as pesquisas científicas ainda ignoram esse fato. Se você espremesse o fígado de alguém que tomou medicamento para tireoide durante muitos anos, desidratasse todo o líquido obtido e colocasse em cápsulas, encheria centenas de frascos de remédio.

Se você está fazendo tratamento para tireoide há pouco tempo, pode ser que no

Medicamentos para a Tireoide

início os exames de sangue não registrem nenhuma diferença em seus níveis hormonais, pois o fígado absorve a maior parte do medicamento com rapidez. Como consequência, o médico pode acabar receitando doses mais altas ao longo do tempo, que provavelmente continuarão sendo absorvidas pelo fígado. A um certo ponto (isso varia de pessoa para pessoa; pode levar dez anos), o medicamento se acumula no fígado e se torna tóxico e incômodo para esse órgão, que começa lentamente a liberar o medicamento de volta para a corrente sanguínea, às vezes em jatos intermitentes. Isso altera os resultados dos exames de sangue, fazendo com que o médico acredite que você está produzindo mais hormônios tireoidianos do que de fato está. Essa é outra razão pela qual esses exames são apenas especulativos, e os médicos estão sempre ajustando os protocolos de muitos pacientes.

Muitas vezes os exames mostram uma melhora nos níveis hormonais e os médicos pensam que é porque a tireoide está funcionamento melhor, quando na verdade o que acontece é que o fígado atingiu a sua capacidade e começou a liberar o medicamento na corrente sanguínea. Mas o medicamento que volta para a corrente sanguínea já não é tão ativo ou viável. Ele tem apenas cerca de 5% de efeito paliativo para o organismo.

E, como ele volta para a corrente sanguínea dessa maneira (em vez de ser ingerido, decomposto no estômago e assimilado pela digestão), o seu organismo pode ter uma reação adversa, então você se torna intolerante ao medicamento. O resultado costuma ser algum tipo de alergia, que se manifesta como inchaço, taquicardia ou insônia, que você não tinha antes. Quando ocorre uma dessas reações, em geral é preciso passar de compostos sintéticos para naturais ou vice-versa, ou até mesmo suspender o tratamento, porque seu organismo se tornou hipersensível ao medicamento. Mesmo que não haja esse transbordamento, o uso prologando de medicamentos para tireoide (algumas pessoas tomam há mais de vinte anos) pode aumentar ainda mais a pressão sobre um fígado que já está lento e estagnado por causa do EBV, o que com o tempo pode acarretar aumento de peso, entre outros sintomas.

Se você faz tratamento há muito tempo, pode pedir ao médico para diminuir a dose do medicamento a fim de que o fígado possa se desintoxicar. Mas muito cuidado, não tome nenhuma decisão sozinho. Algumas pessoas decidem interromper o tratamento de modo abrupto, mas o efeito pode ser devastador, como o retorno imediato de sintomas como fadiga. Em geral elas chegam à conclusão de que precisam do medicamento, que serão eternamente dependentes dele, e retomam o tratamento.

Eis o que de fato acontece com esses sintomas: em primeiro lugar, é preciso levar em consideração a crise de abstinência.

Quando alguém tomou um esteroide durante anos e suspende abruptamente a sua administração, o organismo entra em choque, e o resultado pode ser um grande mal-estar. Por esse motivo, os médicos fazem o "desmame" lento e gradual de outros esteroides, e não deveria ser diferente com os medicamentos para tireoide.

Em segundo lugar, quando o tratamento é suspenso de repente o fígado libera os medicamentos absorvidos ao longo do tempo na corrente sanguínea, em geral de modo bem rápido. Quando todos esses hormônios entram subitamente na corrente sanguínea, o organismo pode reagir de modo adverso, provocando sintomas que as pessoas confundem com dependência da medicação, quando na verdade são sintomas de desintoxicação. Se o tratamento durou apenas de três meses a um ano, pode ser que a desintoxicação provoque só um pouco de cansaço por um dia ou uma semana, dependendo da dose tomada. Se o tratamento durou mais de um ano é especialmente importante que a retirada do medicamento seja feita de maneira lenta e gradual, a fim de não sobrecarregar o organismo. A desintoxicação hepática ajuda a desbloquear o fígado e impede um ganho de peso ainda maior.

Ao avaliar a duração do processo de retirada gradual, o médico sempre deve levar em consideração há quanto tempo o paciente tomou o medicamento para a tireoide (a redução da dose exerce um impacto na saúde e no bem-estar do paciente). Se o tratamento durou de dois a cinco anos, a dose deve ser reduzida em um quarto de cada vez, ao longo de pelo menos dois meses. Se o tratamento durou de cinco a dez anos, o processo deve se estender por pelo menos quatro meses. Se durou de dez a vinte anos, por pelo menos seis meses. Se durou mais de vinte anos, deve levar pelo menos um ano. É muito importante saber que, independentemente da duração do tratamento, a sensibilidade do paciente deve ser levada em consideração. Pode ser que o paciente já esteja apresentando fadiga neurológica ou outro sintoma ou distúrbio neurológico causado pelo EBV, o que amplificaria a sua reação ao "desmame" do medicamento. Se você quer reduzir a sua dose, consulte o seu médico.

Enquanto isso, a sua tireoide ainda está produzindo seus próprios hormônios, e as adrenais produzem os hormônios que não são detectados nos exames. Para ajudar esse processo, o seu objetivo deve ser eliminar o EBV do seu organismo e restaurar a saúde da tireoide com os recursos apresentados neste livro, a fim de que a glândula possa recuperar o equilíbrio e produzir os níveis certos de hormônios. Isso ajudará você enquanto o medicamento é eliminado do seu organismo e aumentará suas chances de se sentir melhor.

NÍVEIS DE DESCOBERTA

Alguns médicos de vanguarda já perceberam a limitação dos exames de função tireoidiana. Eles notaram que alguns pacientes apresentam os sintomas clássicos de hipotireoidismo, mas, segundo os exames de sangue, estão com os níveis hormonais na faixa normal. Mesmo assim esses médicos receitam medicamentos para a tireoide, e alguns pacientes começam a se sentir melhor. Para os pacientes, o fato de finalmente serem levados a sério e ouvidos já representa um avanço.

É muito melhor do que na época em que a mulher ia ao médico com sintomas crônicos misteriosos e ouvia que não tinha nada de errado. "Você só precisa fazer mais exercício", era o conselho que ela recebia. Ou então "Cultive um *hobby*, você deve estar com muito tempo livre". Esse é o tipo de não diagnóstico que pode fazer com que alguém perca totalmente a autoconfiança.

Essa nova abordagem também é melhor do que a de dizer a uma mulher que vai ao médico, queixando-se de dores, palpitação cardíaca, aumento de peso, queda de cabelo, problema de memória e confusão mental, que ela está entrando na menopausa ou na perimenopausa. Esse tipo de diagnóstico faz com que inúmeras mulheres se sintam velhas antes do tempo e achem que o sofrimento faz parte do envelhecimento, o que não é verdade.

Quando um médico leva em conta a tireoide ao avaliar os problemas de saúde crônicos de um paciente, esse já é um avanço. Quando esse médico reconhece que a tireoide pode estar envolvida, embora os exames de sangue não acusem nenhum problema, ou que um medicamento manipulado é melhor do que um sintético, esse é um avanço muito maior.

No entanto, essas descobertas ainda não foram feitas. São avanços que serão registrados nos livros de história. As verdades que você acabou de saber (que o EBV é a verdadeira causa dos distúrbios da tireoide e de muito mais; o que realmente significam os sintomas; como funcionam os exames de função tireoidiana; e que os medicamentos não tratam a causa subjacente da doença) são para toda a vida. A revelação de que a tireoide é uma mensageira e não o problema é o conhecimento especializado que você precisava para garantir um futuro melhor.

Enquanto trata da sua saúde, você poderá se distrair facilmente. Novas teorias surgirão, velhas teorias voltarão à baila e você poderá se perguntar se não deveria dar ouvido às informações sobre a tireoide que vê na TV ou lê na literatura especializada. Lembre-se do seguinte: se uma teoria sobre a tireoide atribui a culpa a você, ao seu corpo ou apenas aos fatores desencadeantes, ela está errada. Se um tratamento não combater o vírus, não resolverá nada.

Para muni-lo contra tanta informação errada e confusa, vamos passar agora para "Os Grandes Erros das doenças crônicas". Quando você tiver conhecimento desses grandes equívocos que impedem os avanços da medicina, vai adquirir uma nova clareza, mais confiança e liberdade e poderá finalmente se curar.

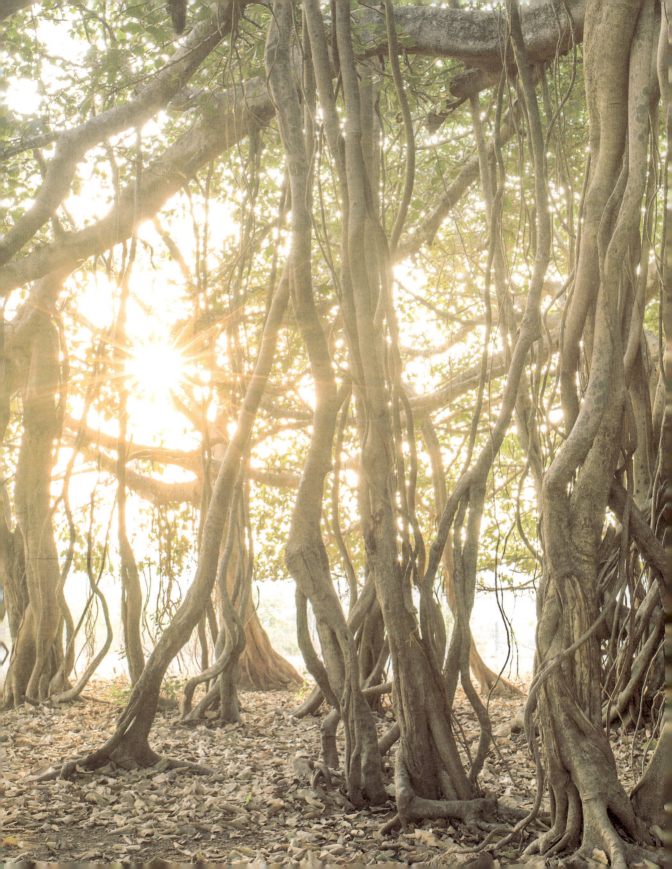

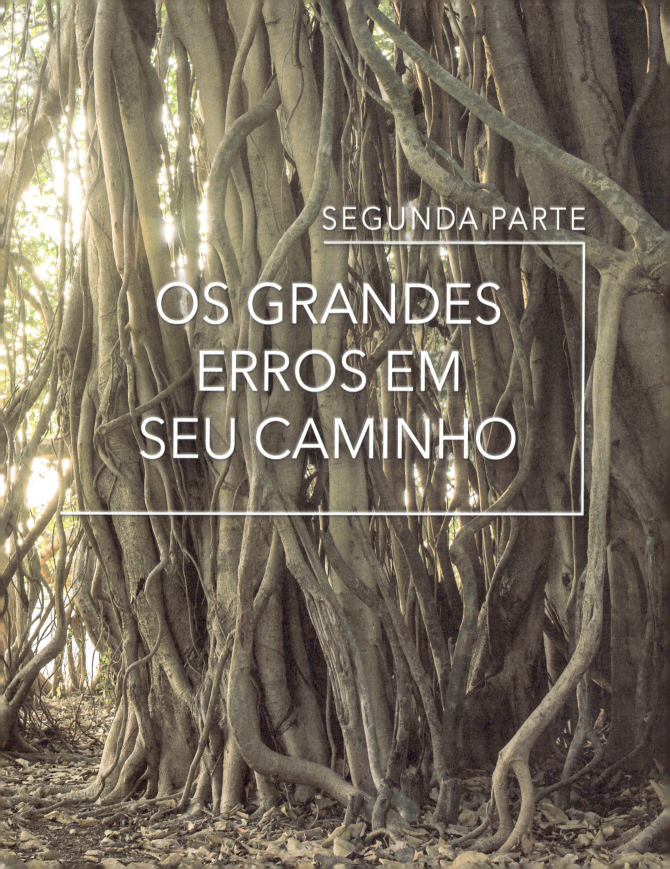

SEGUNDA PARTE

OS GRANDES ERROS EM SEU CAMINHO

CAPÍTULO 9

Uma Ponte para a Saúde

Como podemos ir de onde estamos para onde queremos? Como superamos os obstáculos para chegar até lá? Desde que estamos neste planeta, nós, seres humanos, temos nos feito essas perguntas e as respondemos construindo pontes.

Provavelmente tudo começou quando nossos ancestrais se depararam com uma das pontes da natureza, talvez uma árvore caída entre duas margens de um rio, e daí nasceu a ideia: um abismo não devia ser o fim do caminho. Podemos criar nossas próprias estruturas de suporte para chegar a *novas* terras.

Ao longo dos milênios, construtores e engenheiros desenvolveram técnicas e tecnologias para aprimorar a construção de pontes até chegar no altíssimo nível atual. Hoje vivemos em um mundo onde a maravilha dessas invenções tornou-se corriqueira. Nós atravessamos as pontes a pé, de bicicleta ou de carro sem refletir sobre o assunto. Porém, se você parar para pensar, verá que a construção de uma ponte requer um cuidado extremo. Toda ponte exige cálculos matemáticos, conhecimentos de física, projetos e planejamentos. É preciso uma habilidade extraordinária para compreender e usar as leis da natureza e, no final, construir uma ponte que seja segura e resistente para as centenas, as milhares ou milhões de pessoas que vão atravessá-la.

O que define a construção de pontes é que ela tem de ser perfeita. No produto final não há margem para erro, pois a vida das pessoas está em jogo. Se alguém tiver uma nova ideia para projetar pontes ou para aprimorar os métodos vigentes, essa ponte precisará ser testada. Será preciso criar protótipos e depois modelos mais avançados. Toda linha deverá ser exata, todo ângulo deverá ser preciso, todos os cálculos deverão ser conferidos quatro vezes e todo material terá de ser testado e aprovado. Todos os elementos deverão ser levados em consideração, e a fundação deverá ser totalmente adequada ao tipo de terreno.

No tratamento atual das doenças crônicas, para reduzir a distância entre a doença e a saúde, não existem cálculos semelhantes. Os médicos não conseguem medir, pesar e avaliar as doenças crônicas; eles não podem inserir especificações em um *software* sofisticado, como fazem os engenheiros, para ter uma imagem do caminho que alguém deveria percorrer para obter a cura. Simplesmente não há recursos financeiros que levem a medicina e as pesquisas científicas aos diagnósticos e tratamentos mais corretos e avançados. Os médicos ficam "tateando". Em parte, eles se baseiam nas áreas da medicina que recebem financiamento e tentam aplicar o que podem dos resultados dos estudos tangencialmente relacionados.

Em geral, em relação às doenças crônicas, como as doenças da tireoide, os médicos têm de se basear em teorias como as que mencionei nos capítulos anteriores deste livro, como autoimunidade, predisposição genética e metabolismo. Provavelmente parece um pouco estranho ouvir que essas são "teorias", porque na medicina contemporânea elas são tratadas como fatos. No entanto, se você investigar um pouco mais essas teorias perceberá que elas são sustentadas por muitas incógnitas. Esses são os tipos de teoria que, na construção

de pontes, teriam de ser submetidas a testes rigorosos antes de serem colocadas em prática. Durante esses testes, elas começariam a ruir, a apresentar rachaduras e a revelar seus pontos fracos. Os especialistas se dariam conta, por exemplo, de que a teoria segundo a qual na tireoidite de Hashimoto o sistema imunológico ataca a tireoide não poderia ser oferecida às pessoas como uma explicação para o sofrimento delas, porque ela não se sustenta. Ouvir que o seu corpo está atacando a si próprio não leva alguém a ter mais saúde, porque isso não é verdade.

Os especialistas também aprenderiam que tentar cobrir as rachaduras com tiras de fita adesiva, como apontar a inflamação como causa, não impediria essas rachaduras de ficarem mais profundas nem a ponte de desabar.

Eis um fato interessante sobre as doenças crônicas. Nesse campo, o termo "especialista" é singular. Em muitas outras disciplinas, mesmo em outras áreas da medicina, como a cirurgia, um especialista é alguém que entende a causa de fundo de um problema. Um cirurgião sabe como usar um bisturi e como suturar o coração para reparar uma valva com vazamento. Um advogado conhece as brechas na lei que permitem que um assassino escape impune. Quando uma ponte cai, um engenheiro sabe como documentar e estudar o fato, ele consegue identificar o problema (talvez tenha sido usado o tipo errado de aço) e corrigi-lo em todos os projetos futuros.

No entanto, para receber o título de "especialista" em doenças da tireoide ou outras doenças crônicas não é preciso saber qual é a causa dos sintomas. Essa é uma área meio nebulosa. Por mais bem-intencionados que sejam, esses profissionais estão se baseando em ideias recicladas sobre o que *parece* proporcionar melhora a *alguns* pacientes e em velhas teorias consideradas aceitáveis.

É por isso que está na hora de você mesmo se tornar um especialista em tireoide. Você já conhece o vírus da tireoide e a maneira como ele age, já conhece a verdadeira função da tireoide, a causa dos sintomas atribuídos aos distúrbios da tireoide e às doenças relacionadas e a verdade sobre os exames e os medicamentos para a tireoide. Agora vamos analisar alguns dos maiores erros relacionados às doenças crônicas. Saber como evitá-los é um dos aspectos mais importantes para construir uma ponte sólida para a saúde.

ERROS GRAVES

Todo mundo erra. Às vezes nem nos damos conta de que estamos cometendo erros, pois nos baseamos em informações erradas fornecidas por outras pessoas e acreditamos na palavra delas. Não é culpa de ninguém, mas isso não melhora em nada a situação.

Digamos, por exemplo, que você vai ao supermercado. O amigo do seu filho, que está morando com você enquanto a família dele passa por um período difícil, só come flocos de milho. Essa é a única hora do dia que você tem para fazer compras, mas quando chega no corredor de cereais vê que o espaço dos flocos de milho está vazio. Você chama um funcionário do supermercado e pergunta: "Por favor, você sabe se tem mais flocos de milho?"

Ele responde: "Eu vou verificar no estoque" e se afasta. Mas, quando volta, está de mãos vazias. "Desculpe, acabou. Você terá de esperar a próxima entrega."

Você não se conforma, como assim um supermercado sem flocos de milho? Pede, então, para falar com a gerente. Quando ela chega, você explica a situação. "Você tem certeza de que não tem mais uma caixa no estoque?"

"Jon já verificou no estoque", responde a gerente. Mas depois de olhar em seus olhos, ela diz: "Vamos verificar outra vez" e desaparece com o funcionário. Eles demoram um bom tempo para voltar, mas finalmente chegam com os braços cheios de caixas de flocos de milho.

"Me desculpe", diz o funcionário, "eles estavam em outra parte do estoque, fora de lugar."

"É verdade, sinto muito", diz a gerente. "Não sabemos como isso aconteceu, não estamos tentando arrumar uma desculpa.

Vou acompanhá-lo até o caixa e lhe dar um desconto para compensar nosso erro."

Portanto, algumas pessoas cometem equívocos. Você teve de gastar um pouco mais de tempo no supermercado. Pode ser que não tenha sido culpa de ninguém ou, quem sabe, o funcionário que geralmente recebe as mercadorias estivesse doente e seu substituto não conhecesse bem o trabalho. No final, não teve grandes problemas. O erro foi descoberto e você não foi para casa de mãos vazias. Além disso, era só uma caixa de flocos de milho. A vida de ninguém estava em jogo.

Os erros que cometemos diariamente, até os mais graves que afetam a vida de outras pessoas, ainda assim são só erros. Eles fazem parte da experiência humana. Mesmo que possam fazer mal naquele momento, podemos tentar aprender alguma coisa com eles e seguir em frente com mais essa compreensão na bagagem.

Em contrapartida, um Grande Erro não é nenhuma caixa de flocos de milho. É um erro que você não cometeu, mas cujas consequências terá de sofrer, e elas não são poucas. Um Grande Erro é um erro grave. Não é culpa de ninguém, mas nem por isso é menos perigoso. E é um erro que não é reconhecido como tal.

Alguém já lhe pregou uma peça? Pode ter sido desagradável, inoportuno ou até mesmo constrangedor, mas no final você viu que se tratava de uma brincadeira. Você descobriu o familiar, o colega ou o amigo que colocou o balde de água em cima da porta para que, quando você entrasse, ele caísse em sua cabeça. Talvez tenha até achado engraçado depois. Ou talvez nunca tenha descoberto quem foi o autor, mas de qualquer maneira percebeu que era só uma brincadeira.

E se você tivesse sido enganado ou feito de bobo sem saber? E se durante toda a sua vida tivesse sido motivo de chacota sem saber? E se os seus pais tivessem sido vítimas dessa mesma chacota e nunca tivessem se dado conta disso? E se a mesma coisa tivesse acontecido com seus avós, bisavós e tataravós? Não seria nada engraçado.

E se a brincadeira continuasse com seus filhos e netos? Não seria mais uma brincadeira. Seria inconcebível. Seria um Grande Erro.

A sociedade nos ensina que sempre temos uma escolha na vida, que não importa o que aconteça podemos escolher a direção que queremos seguir. Mas uma piada que corre por suas costas tira a sua liberdade de escolha, uma piada que silenciosamente atrapalhou a sua vida e agora está atrapalhando a vida dos seus filhos tira o seu direito de encontrar algo melhor, porque você nem mesmo tinha conhecimento desses limites.

Antes do movimento pelo sufrágio feminino nos Estados Unidos, quando as mulheres não podiam votar, muita gente achava que isso estava errado. O que permitiu a mudança foi que essa não era uma regra secreta. Era a lei que proibia as mulheres de votar. As mulheres e seus apoiadores sabiam que não devia ser assim e tiveram a oportunidade de assumir uma posição e lutar pela extensão do voto às mulheres.

Como os Grandes Erros estão escondidos sob os nossos olhos, você não tem a mesma oportunidade. Você não saberá que oportunidades está perdendo, a menos que descubra a verdade.

OS GRANDES ERROS DAS DOENÇAS CRÔNICAS

As doenças crônicas atingiram níveis epidêmicos. E, com os Grandes Erros das doenças crônicas, tem tanta coisa em jogo como no sufrágio feminino. Milhões de pessoas têm uma vida limitada, impedidas de usufruir de um direito humano fundamental, nesse caso, o direito à saúde, mesmo que em segredo. Ninguém nos diz que esses Grandes Erros estão atrapalhando a vida de milhões de pessoas e, portanto, ninguém luta contra eles. Esses erros estão tão arraigados que parecem fatos da vida. Nós confiamos neles, assim como confiamos que uma ponte é segura. Se não tem cones laranjas ou placas de desvio, acreditamos que as autoridades têm tudo sob controle e que podemos seguir em frente.

Mas a verdade é que as teorias, tendências e concepções erradas da medicina que constituem os Grandes Erros são, na verdade, erros. Alguns deles existem há gerações

e continuarão a existir por gerações a menos que sejam detidos. Muitos começaram como esforços autênticos para ajudar as pessoas ou impressionar os colegas com raciocínios elaborados e depois, assim como piadas ruins ou trens desgovernados, ganharam impulso. Agora todo mundo está a bordo desses trens, e a sua grande velocidade parece confirmar que eles estão no caminho certo. Ninguém percebe que os maquinistas e engenheiros há muito tempo perderam o controle e que os trens agora estão desenfreados.

Alguns desses erros, como a crença de que foi você quem criou a sua doença, ainda são relativamente recentes e podemos acionar o freio de emergência para parar o trem. Outros, como a teoria da autoimunidade, estão se deslocando a uma velocidade tão perigosa que a única maneira de se salvar é saltando do trem em movimento antes que ele descarrile. Quando você descobre a verdade sobre os Grandes Erros, tem os mecanismos de segurança necessários para proteger a si mesmo e aos seus entes queridos e para recuperar a liberdade que você nem sabia que tinha perdido.

Os nove Grandes Erros das doenças crônicas que vou descrever ao longo desta Segunda Parte do livro são:

- Teoria autoimune
- Concepção errada sobre a doença misteriosa
- Rótulos como resposta

- Inflamação como causa
- Mito do metabolismo
- A culpa é dos genes
- Ignorar os Quatro Implacáveis
- Está tudo na sua cabeça
- Você criou a sua doença

Esses são erros que causam muito sofrimento, que tiram a sua possibilidade de escolha, que tolhem a sua liberdade e os seus direitos e fazem com que você se sinta culpado. Como não são erros reconhecidos e assumidos, você não pode chamar o gerente e lhe pedir para verificar novamente. Depois que você cometeu um desses Grandes Erros, ninguém volta e admite que tinha procurado a resposta no lugar errado. Tampouco os Grandes Erros são submetidos a um *recall*, como deveriam ser, como um lote de carne moída contaminado por *Escherichia coli*. "Desculpe", diria o comunicado, "essas ideias não são seguras para consumo. Devolva-as e receba um reembolso completo da sua saúde mental."

Você já falou sobre seus problemas de tireoide para outras pessoas e percebeu um olhar de interrogação? Quer seja a primeira ou a enésima vez que conta a sua história a um amigo, um médico ou um ente querido, um ceticismo sutil, ou nem tão sutil assim, invade a mente deles. O que leva a esse ceticismo são os Grandes Erros, que deixam as pessoas confusas. Elas se perguntam: "Por que será que ele não melhora quando existem tantos

recursos atualmente?". E em vez de acharem que deve haver alguma coisa errada com as informações existentes, elas acham que deve ter alguma coisa de errado com você. Esse tipo de pensamento é bastante destrutivo e pode começar a tomar conta da sua própria mente.

No fundo você já sabe que não está fazendo nada de errado e que os Grandes Erros não são respostas. Você já cometeu vários deles, senão todos. Se fossem respostas, você ainda estaria procurando uma maneira de se curar.

Não existe a quem culpar pelas teorias erradas sobre doenças crônicas. Como eu disse, todos nós cometemos erros. E todos nós, sem saber, levamos adiante erros que não são nossos. O importante não é quantas vezes tomamos o caminho errado, mas sim saber corrigir o curso quando percebemos que estamos indo na direção errada.

Para corrigir o curso, precisamos saber o que foi que deu errado. Temos de ser capazes de olhar o mapa e dizer: "Veja, essa é a distância que estamos de onde devíamos ir. Esses são os pontos onde nos embananamos com as placas de trânsito". Se não, como vamos encontrar o caminho certo?

Os Grandes Erros foram, sobretudo, resultado de negação da medicina. E assim como todas as negações, impede o progresso. Cria uma ilusão de funcionalidade e, enquanto isso, está tudo desmoronando. As pessoas que sofrem de doença crônica sentem-se descartáveis, amassadas e jogadas fora como papel usado. É difícil encarar essa realidade, eu sei. Mas é muito melhor do que repetir esses erros pelos próximos cinquenta anos, o que vai acontecer se essas verdades não vierem à tona.

Se você precisa de outro ponto de referência para os Grandes Erros, pense nos Grandes Lagos da América do Norte. Na década de 1960 eles estavam tão poluídos que acreditava-se que o Lago Erie estivesse "morrendo". Essa foi outra tragédia causada por erro humano. No final, os ambientalistas se mobilizaram em prol dessa causa: foram promulgadas novas leis e adotadas medidas para limitar o escoamento superficial de fertilizantes e o uso de substâncias poluentes, e a vida voltou ao lago. Nos últimos anos, foram relatadas outras zonas mortas, e as pessoas mais uma vez estão exigindo o controle da poluição.[2]

Podemos usar essa história como critério para os Grandes Erros. Assim como os cidadãos da região do Lago Erie conseguiram devolver a vida ao lago, os médicos também podem mudar a própria visão sobre as doenças crônicas, como os distúrbios da tireoide, se um grande número de pessoas apoiar essa causa. A correção dos erros humanos requer vigilância constante. Não podemos nos deixar levar por uma aparente melhora. Assim como é preciso continuar observando com atenção, defender a transparência e manter a população a par da situação do lago, podemos ficar de olho nos avanços alcançados.

O FUTURO

Para ter uma ideia clara dos Grandes Erros de hoje em relação às doenças crônicas, precisamos ter em mente que um dia vamos olhar para o presente como um momento na história. A ciência está em constante desenvolvimento. Novos experimentos melhoram os antigos; percepções claras substituem hipóteses erradas; "avanços" que tomaram a direção errada pelas razões erradas são redirecionados e corrigidos. Portanto, o que hoje parece a vanguarda do pensamento racional um dia poderá ser considerado ultrapassado quando novos fatos vierem à luz. É com base nesse ponto de vista que devemos analisar as teorias médicas atuais: algumas resistirão à prova do tempo, outras não.

Por exemplo, pense na época em que a amigdalectomia (ou tonsilectomia) estava em voga. Muitas crianças começaram a ter amigdalite, e a opinião predominante era de que as amígdalas deviam ser removidas. Esse pensamento era tão dominante que ninguém se perguntou se não seria melhor descobrir a causa da amigdalite. A medicina se concentrou somente no aprimoramento da técnica de amigdalectomia. Depois que a amigdalectomia se tornou um procedimento rotineiro, ninguém da faculdade de medicina se sentia incentivado a se aprofundar no problema, pois era algo do tipo "eu já vi isso antes". O pensamento comum era: removendo as amígdalas o problema é eliminado. Por que perder mais tempo pensando nisso?

Atualmente os médicos reconhecem que as amigdalas estão ligadas ao sistema imunológico e, portanto, extirpá-las não é a melhor opção quando elas estão infectadas. Hoje os antibióticos se tornaram a primeira linha de defesa. Isso é um problema, porque, mesmo que as bactérias possam inflamar ainda mais as amígdalas, elas não são a causa de fundo da amigdalite, mas sim o EBV. Esse tempo todo, sempre foi o Epstein-Barr em seus primeiros estágios provocando a inflamação das amígdalas. É muito difícil diagnosticar o EBV em crianças, porque os exames laboratoriais não detectam a presença do vírus na corrente sanguínea. Enquanto isso, quando as amígdalas tentam combater o vírus, a área linfática em que elas estão alojadas pode se tornar infectada, causando a misteriosa amigdalite. Esse é outro exemplo de mononucleose oculta e de que a medicina e as pesquisas científicas estão enganadas em relação à solução do problema.

Ou então pense na época em que a amamentação era desestimulada. Há várias décadas, o leite materno era considerado inferior ao novíssimo leite artificial em pó cientificamente elaborado que havia entrado no mercado. As mulheres eram aconselhadas a interromper a amamentação, pois a ciência sabia mais que o corpo humano. (Para você se situar, isso foi na época em que os carros não tinham apoio de cabeça

para evitar lesões por "efeito chicote" e os cintos de segurança eram de duas pontas, mas os carros eram considerados avançados.) As famílias seguiam essa recomendação e endeusavam o leite artificial... até que, anos depois, as pesquisas revelaram que o leite materno é incomparável. O paradigma começou a mudar à medida que um número cada vez maior de pessoas percebeu que o corpo humano era confiável e que, na verdade, era a ciência que estava atrasada, embora infelizmente essa percepção tenha se limitado a essa área.

Um dia vamos olhar para trás e considerar e ver a abordagem médica atual às doenças crônicas como coisa do passado. Na medicina convencional contemporânea, existem três tratamentos principais para doença crônica: esteroides (incluindo terapias hormonais e imunossupressores), antibióticos e procedimentos para remover o suposto problema. Pode ser que você tenha tentado os três. E, se não melhorou, provavelmente pensou que o problema fosse você. Um dia isso vai mudar, pois a medicina vai evoluir.

Porque a verdade é que não é você o problema e você não fez nada de errado. As informações sobre os Grandes Erros lhe mostrarão o que é que estava errado durante todo esse tempo, que teorias você deve evitar e de que armadilhas deve fugir. Elas mostrarão que você pode voltar a confiar em si mesmo e a usar essa confiança para se curar.

—————— CAPÍTULO 10 ——————

Grande Erro 1:
Teoria Autoimune

A teoria autoimune é totalmente equivocada. É isso mesmo, o próprio termo *autoimune* é um erro crasso. Auto é um prefixo de origem grega que significa "próprio" ou "si mesmo", portanto a palavra está dizendo que o seu sistema imunológico ataca *você mesmo*, ou *a si próprio*! O termo *autoimune* é apenas um rótulo que atribui a culpa a você e ao seu corpo. Isso significa que não podemos nem mesmo falar sobre doença autoimune sem perpetuar esse mal-entendido. Um termo mais adequado seria "imunoviral", porque o sistema imunológico ataca os invasores. Autoimune não é somente uma fixação equivocada da medicina tradicional; as medicinas funcional, alternativa e integrativa também adotaram essa concepção errada.

Por que essa teoria existe? Porque na década de 1950 a medicina ficou frustrada por não conseguir encontrar uma explicação para doenças como tireoidite de Hashimoto, doença de Graves, lúpus, artrite reumatoide, doença de Crohn, doença celíaca, colite ulcerativa e esclerose múltipla. Uma observação atenta dos exames de sangue de alguns pacientes revelou a presença de anticorpos. Teve início um intenso jogo especulativo, e a teoria que mais protegia a classe médica era aquela segundo a qual: "Deve ser o corpo que fica confuso e ataca a si próprio". De repente, isso transformou-se em um "telefone sem fio" em escala global, só que, em vez de a mensagem ficar deturpada ao longo do caminho, ela foi glorificada e amplificada, ocultando a verdade não descoberta.

A tentativa de explicar os problemas autoimunes foi um esforço honesto para dar respostas às pessoas. Só que, diferentemente da história dos flocos de milho que eu contei no capítulo anterior, nenhum gerente interveio para dizer: "Vamos verificar mais uma vez" e, depois, "Estávamos procurando no lugar errado". Em vez disso, a mensagem de que na doença autoimune o corpo ataca a si próprio se tornou lei.

A teoria autoimune está se transformando em um gigantesco *tsunami* ou em uma tempestade de neve que impede que as pessoas enxerguem a verdade. É o trem desgovernado em alta velocidade.

Está na hora de retroceder e reavaliar. Está na hora de nos unir e revelar a verdade: a teoria autoimune, segundo a qual o corpo ataca a si próprio, está errada. *O corpo não ataca a si próprio*. Ela ataca os patógenos. (Ainda não foram inventados testes científicos para detectar esses patógenos que estão causando problemas.) Sem reconhecer essa verdade, o estudo das doenças autoimunes não tomará a direção certa. Esse campo continuará confuso, à custa de todos aqueles que têm esses sintomas debilitantes. Não se trata de esperar meia hora pelos flocos de milho; se esse erro não for reconhecido, as consequências serão devastadoras. Poderá arruinar vidas – isso já aconteceu e continuará acontecendo no futuro.

Vão lhe dizer que as reações autoimunes ocorrem quando o seu organismo está se defendendo de um fator desencadeante (como um agente patogênico ou o glúten) e fica confuso, incapaz de distinguir a diferença entre um corpo estranho e o tecido do próprio corpo. Como vimos no capítulo que trata dos fatores desencadeantes, *não* é assim que esses fatores

funcionam. A presença de anticorpos indica um ataque ao vírus, e não ao seu próprio corpo. Lembre-se de que o seu corpo ama você incondicionalmente.

É importante também lembrar que, embora a ciência tenha avançado na compreensão de muitos aspectos das funções físicas, a tireoide ainda é, em boa parte, um mistério. O conhecimento médico sobre a tireoide não avançou muito ao longo do último século e, portanto, é muito mais fácil afirmar que as doenças da tireoide são autoimunes. É difícil avaliar o que há de errado com um órgão ou uma glândula quando o próprio órgão ou a própria glândula são um mistério, e "autoimune" é uma maneira cômoda de dizer: "Não sabemos o que há de errado com você, portanto a culpa deve ser sua".

A culpa também não é dos médicos, eles e outros profissionais de saúde são heróis altruístas que dedicam a vida a ajudar o próximo. Mas eles simplesmente não dispõem dos melhores instrumentos diagnósticos para determinar o que de fato está acontecendo com os pacientes que sofrem de tireoidite de Hashimoto, doença de Graves e outras doenças autoimunes.

Mas a medicina não está fadada a interpretar mal as doenças autoimunes para sempre. Os pesquisadores ainda poderão fazer grandes progressos nessa área e descobrir os segredos que estamos analisando neste livro se, e somente neste caso, abandonarem a teoria autoimune equivocada e recomeçarem do zero. Depois que a medicina descobrir a verdade sobre as doenças autoimunes, o estudo e o tratamento das doenças da tireoide e de outras doenças crônicas enfim poderão fazer progressos.

Só assim as pesquisas médicas descobrirão que o corpo não ataca a si próprio, mas sim exclusivamente aos agentes patogênicos. Os anticorpos revelam a presença de um vírus (ou de outros antígenos) no organismo e indicam que o sistema imunológico está empregando toda a sua energia para combatê-lo. A invasão das células por um agente patogênico produz inflamação, e o organismo trata de eliminá-lo. Um dia a medicina descobrirá que, quando começa a causar uma doença crônica, o vírus já penetrou tão profundamente nos órgãos que não é detectado pelos exames de sangue tradicionais, de modo que parece ser uma disfunção orgânica. Espero que mais cedo ou mais tarde sejam desenvolvidos novos exames laboratoriais para encontrar o vírus no local em que ele está se escondendo, mas acho que vai demorar um bocado.

Não vamos nos esquecer de que a medicina está avançando em muitas áreas. Houve enormes progressos nos transplantes de órgãos, nas microcirurgias etc., áreas em que é possível fazer um diagnóstico e em que os próximos passos estão evidentes. É como quando levamos o carro à oficina e o mecânico, com base em observação ou diagnóstico computadorizado, consegue dizer na hora qual é o defeito. Se o freio estiver gasto, basta trocá-lo. Se o motor de arranque estiver frouxo, basta apertar os parafusos. Mas se o problema for mais difícil de detectar será preciso fazer vários testes. Isso pode se transformar em um longo jogo de adivinhação. Se o mecânico não se dispuser realmente a fazer uma pesquisa profunda, o problema poderá passar despercebido, e o carro continuará fazendo aquele ruído estranho.

O termo "doença autoimune" fez com que você se sentisse ignorado pelo sistema de saúde? Você já consultou vários especialistas, tentou diversas terapias alternativas e acha que os médicos ficavam decepcionados quando você dizia que não tinha melhorado? A certa altura você teve a sensação de que as pessoas estavam desistindo de você? Se for assim, você não é o único.

Muitos pacientes que sofrem de tireoidite de Hashimoto e doença de Graves ouvem que o sistema imunológico misteriosamente produz anticorpos que atacam e danificam a tireoide como se ela fosse um corpo estranho. Essa hipótese não se sustentará por muito tempo, porque não é verdadeira.

Se eu fosse ao médico, já deprimido por causa do cansaço extremo, da garganta inchada e da sensibilidade à temperatura, e o médico me dissesse que o meu corpo estava confundindo células sadias com células intrusas, eu ficaria furioso. Chegaria a pensar que devia ter feito algo de errado para que o meu corpo ficasse maluco, me sentiria defeituoso, deficiente. A teoria autoimune é um dos maiores erros de todos os tempos. O quadro diagnóstico aponta para a direção errada, fazendo com que as pessoas acreditem que estão sendo traídas pelo próprio corpo. E quando elas deixam de confiar no próprio corpo perdem a esperança de cura.

Agora, e se você fosse ao médico com os sintomas que eu descrevi e o médico lhe dissesse: "O seu corpo está empregando toda a sua energia para combater um vírus, que está escondido em seu organismo há anos e agora atingiu um estágio avançado. A inflamação na garganta é uma indicação de que o seu organismo está repelindo as células virais que tentam causar danos à sua tireoide. O cansaço e a tendência a sentir frio são causados pelo efeito das neurotoxinas virais em seus nervos. Sei que é difícil lidar com esses sintomas, mas eles revelam que o seu organismo o está ajudando, pois lembre-se: o nosso corpo trabalha a nosso favor. Ele nos protege. Ele nos ama incondicionalmente.

"Como esse é um problema de origem viral, vamos tratá-lo com métodos naturais que matarão o vírus. Vou elaborar um plano alimentar antiviral com muitos alimentos, ervas e suplementos curativos para destruir o patógeno e nutrir os nervos e o tecido tireoidiano. Enquanto isso, se você estiver com muita dor, pode tomar medicamentos imunossupressores ou corticosteroides até se sentir melhor com o seu protocolo de cura".

Ouvir essas palavras não faria uma tremenda diferença na sua maneira de ver a doença e na sua perspectiva de melhora? Além disso, seria a pura verdade – e, sem dúvida, a melhor maneira de superar a confusão em torno da definição do termo autoimune.

—————— CAPÍTULO 11 ——————

Grande Erro 2: Concepção Errada sobre a Doença Misteriosa

O Grande Erro da doença misteriosa é tão nefasto que meu primeiro livro foi inteiramente dedicado a ele. Eis um breve resumo: as doenças crônicas são um mistério amplamente difundido. Não se deixe enganar pela crença popular de que "doença misteriosa" é um termo que se aplica somente a raros casos em que algumas crianças em uma cidade remota apresentam erupção cutânea e febre sem explicação.

Doença misteriosa é aquela que deixa todos perplexos por alguma razão, não importa se tem nome ou não. Hipotireoidismo, tireoidite de Hashimoto, doença de Graves, hipertireoidismo e nódulos, cistos e tumores da tireoide ainda são tão enigmáticas para a medicina moderna quanto a paralisia inexplicável que não tem nome. Se você não sair do consultório médico com respostas razoáveis e um plano para curar a sua doença (e não apenas controlar os sintomas), isso significa que a doença é um mistério para a medicina.

Entre sintomas e doenças, existem pelo menos cinco mil problemas de saúde que continuam a ser um mistério para a medicina. Fingir que problemas como enxaqueca, depressão, doença de Lyme, artrite reumatoide, fadiga, candidíase, fogachos, palpitações cardíacas e diabetes, entre muitos outros, não são um enigma para os especialistas é como ignorar o *iceberg* contra o qual o Titanic está prestes a colidir. Isso se aplica a todos os Grandes Erros; fingir que eles não existem não os torna menos perigosos.

As pessoas se perguntam por que grande parte da população está doente e por que ainda não existe cura para suas doenças. Não é porque os médicos estejam fazendo alguma coisa errada. Os médicos são pessoas inteligentes e honestas – para início de conversa, foi isso que os levou a abraçar o campo da saúde. O problema é que eles estão presos a um sistema que nem sempre consegue admitir que não tem respostas por medo de abalar a sua credibilidade. É erradíssimo agir como se as doenças crônicas, como as doenças autoimunes, não fossem um mistério em todo o mundo. Isso impede que os pacientes façam perguntas, que os pesquisadores busquem as respostas e obtenham financiamento e que os médicos fiquem abertos às informações de que precisam para ajudar mais pessoas.

Na realidade, o jeito seria reconhecer que, em grande parte, a saúde humana ainda é um mistério para a ciência. Isso levaria a uma conscientização e estimularia a obtenção de respostas. Só reconhecendo essa verdade é que poderemos corrigir o nosso curso.

— CAPÍTULO 12 —

Grande Erro 3:
Rótulos como Respostas

Nem me fale em rótulos! Muitos nomes que a medicina dá às doenças crônicas impedem que as pessoas encontrem as verdadeiras respostas. Como vimos, um dos piores é "autoimune", pois o próprio nome está errado. Quando se atribui nomes a todas as doenças autoimunes, a situação foge ainda mais ao controle.

Receber um diagnóstico de "tireoidite de Hashimoto", "doença de Graves", "lúpus", "artrite reumatoide" etc. pode ter um lado positivo. Colocar nome em seus sintomas pode fazer você se sentir compreendido e ajudar, se a sua doença estiver em estágio avançado e você precisar ser considerado incapacitado, a requerer um auxílio-doença. Quando alguém sofre de uma doença autoimune ou outra doença crônica, todo reconhecimento, por menor que seja, ajuda.

O problema é quando achamos que os rótulos são respostas, o que acontece com frequência. Os rótulos fazem com que sejamos dóceis. Dizer a um paciente que ele tem doença de Addison, sarcoidose, psoríase, alopecia, doença de Castleman, endometriose, síndrome de Guillain-Barré, doença inflamatória intestinal, síndrome de Sjögren e outras tantas possibilidades faz com que pareça ser isso mesmo, e "estamos entendidos"! O paciente não se sente capacitado a fazer perguntas do tipo: "Por quê?", "Qual é a causa de fundo?", "Os estudos sobre essa doença são conclusivos?", a fim de lutar por seu direito à saúde.

Você se lembra de que no ensino médio os rótulos impediam que as pessoas olhassem sob a superfície? De que, quando alguém era considerado drogado, bobão, descolado, gótico, esquisitão, queridinho dos professores, fracassado, esnobe, mentiroso, falso, trapaceiro, hipocondríaco, maricas, bunda-mole, CDF, atleta, fissurado em tecnologia, vadia, emo, cleptomaníaco, maconheiro, *hippie* etc., carregava essa pecha pelos próximos três anos? Não importava se o aluno só jogasse beisebol porque era pressionado pelo pai para que pudesse requerer uma bolsa de estudos esportiva e, nas horas livres, ele escrevesse poesias e ajudasse em escavações arqueológicas. Uma vez que o aluno era rotulado disso ou daquilo, as pessoas já tinham explorado toda a sua personalidade. Talvez ele acabasse achando que de fato era aquela pessoa.

Não deixe que lhe atribuam um diagnóstico como se você ainda estivesse no ensino médio. Em primeiro lugar, diagnósticos errados de doenças crônicas são muito comuns. Como essas doenças representam um mistério e não costumam ser reveladas nos exames, muitas vezes o médico dá um nome à sua doença com base em observação, e pode estar errado.

Em segundo lugar, o nome das doenças não tem muita importância. Afinal de contas, o que é que "tireoidite de Hashimoto" nos diz? Que um homem chamado Hashimoto observou que algumas tireoides estavam inflamadas. (É exatamente o que significa o sufixo *ite*: inflamação.) A propósito, ele fez essas observações no início do século XX ao apalpar a tireoide inflamada, uma prática que na verdade era muito útil para ter contato com os sintomas dos pacientes e que atualmente não é mais usada. Um século depois ainda estamos na Idade Média no que se refere à causa de fundo da tireoidite de Hashimoto, a menos que você tenha lido as informações detalhadas deste livro ou do capítulo intitulado "Hipotireoidismo e tireoidite de Hashimoto" do livro *Médium Médico*. Foi nesse livro que explorei o assunto pela primeira vez.

Se você recebeu um diagnóstico de doença crônica e está desesperado, saiba que não lhe disseram a verdadeira razão do seu sofrimento. Quando lhe disserem qual é a verdadeira razão, e não apenas um nome para as suas limitações, você terá esperança. Porque saber o que está errado é o primeiro passo para a cura.

_____ CAPÍTULO 13 _____

Grande Erro 4:
Inflamação como Causa

"Inflamação" é um termo utilizado de maneira demasiadamente liberal. A inflamação é apontada como causa de tudo, de câncer até obesidade e cardiopatia, e é um tópico importante quando se fala de doenças da tireoide e doenças autoimunes. Suplementos e alimentos saudáveis estão sendo amplamente anunciados como anti-inflamatórios. Inflamação tornou-se um termo genérico que não questionamos mais.

O erro não está em constatar a existência de inflamação e em tentar reduzi-la. O erro é pensar que a "inflamação" é uma resposta, pois isso não é verdade. Trata-se de um termo preguiçoso, de uma saída fácil. A inflamação não é espontânea, tampouco opera sozinha. É só um indicador. O que precisamos analisar são as causas de fundo da inflamação, que incluem diversas variedades de cepas do vírus Epstein-Barr, do herpes-zóster, do HHV-6 e de outras cepas que ainda não foram descobertas, como HHV-10 e HHV-12, e as bactérias resistentes a antibióticos, como estreptococos e *H. Pylori*. Como vimos no Capítulo 5: "Explicação sobre sintomas e doenças", a inflamação é consequência de uma invasão e/ou lesão, e esses agentes patogênicos podem causar ambos.

Em vez disso, a culpa é atribuída aos alimentos ditos inflamatórios, como os cereais. Os profissionais da medicina alternativa, em especial, acreditam que os cereais causam inflamação e até mesmo doenças autoimunes. A palavra da moda é *micotoxinas* (produtos tóxicos produzidos por fungos microscópicos que podem infectar culturas de cereais), empregada para explicar por que os cereais são problemáticos. O problema dessa lógica é que muita gente come cereais e se sente bem. Como explicar isso aos nonagenários que comeram cereais e alimentos processados a vida toda e nunca tiveram um problema de saúde?

O que está acontecendo é que quem sofre de doença autoimune têm o vírus no organismo, que se alimenta dos cereais e fungos, produzindo inflamação. Portanto, quem não tem agentes patogênicos não reagirá aos cereais, porque os cereais não desencadeiam uma avidez dos vírus. Quem tem tireoidite de Hashimoto, síndrome de Sjögren, esclerodermia, esclerose múltipla ou artrite reumatoide, porém, se sentirá confuso e cansado depois de comer pão ou rosca.

A inflamação é um bom começo para reconhecer o sofrimento das pessoas que têm doenças crônicas e uma etapa necessária. Por exemplo, para que a poluição do Lago Erie fosse tratada no início, alguém tinha que ter apontado a proliferação de algas. A próxima etapa na limpeza do lago seria perguntar o que as algas estavam comunicando, a fim de entender o que de fato estava ocorrendo sob a superfície.

Mas a medicina se concentra na própria inflamação. Antigamente, cada médico tinha uma opinião diferente sobre que nome dar à inflamação do paciente. Hoje, tanto as pesquisas da medicina tradicional como as da medicina alternativa estão presas aos exames para detectar os níveis de inflamação no organismo e a um jogo especulativo de como chamá-la. Lúpus e artrite psoriática são ótimos exemplos.

Você precisa saber que exames como velocidade de hemossedimentação (VHS),

proteína C reativa (PCR), viscosidade plasmática, imunoglobulina A (IgA), imunoglobulina G (IgG) e anticorpos antinucleares (AAN) estão longe de serem conclusivos e que os laboratórios que anunciam "avanços" crescentes nos exames para detectar inflamação ganham dinheiro com isso. Na verdade, esses exames não são capazes de determinar o que está errado com um paciente. Os laboratórios criam tabelas que associam arbitrariamente diferentes nomes de doenças a diferentes níveis de inflamação. Isso significa que, só porque você tem determinado nível de marcadores inflamatórios, poderia receber um diagnóstico de doença de Lyme ou de artrite reumatoide. Esses exames são apenas especulativos, assim como os exames da tireoide, e usam a inflamação contra você para colocá-lo em uma caixa e afixar um rótulo, em vez de interpretar a sua inflamação para ajudá-lo a se curar.

Ultimamente, as tabelas que os laboratórios usam para analisar os resultados dos exames de sangue passaram a incorporar o nome dos patógenos ao lado dos níveis de inflamação. Eles não pesquisam a presença dos próprios patógenos, embora pareça que sim, tampouco identificam os verdadeiros patógenos que correspondem às diferentes doenças inflamatórias crônicas. O exame de sangue não revela ao médico que não foi feita uma pesquisa do próprio patógeno, embora o médico pressuponha que isso tenha sido feito, e isso leva o paciente a crer que determinado patógeno foi sistematicamente pesquisado e localizado. Há uma relação desconexa entre o médico e o exame de sangue.

É por isso que você pode fazer exame para ver se tem doença de Lyme e ouvir que seus resultados são limítrofes, porque os marcadores inflamatórios em seu sangue estão no limiar de uma zona em que consta uma ou mais bactérias da moda que a moderna medicina equivocadamente acredita serem a causa da doença de Lyme. (Como eu revelo em meu primeiro livro, a doença de Lyme não tem origem bacteriana, mas sim viral. Se você está ficando assustado, leia o capítulo sobre a doença de Lyme em *Médium Médico* antes de ficar excessivamente preocupado.) Mesmo deixando de lado a questão de bactéria *versus* vírus, se você tiver algum patógeno em seu organismo, seja qual for, ou ele está lá ou não está. Sim, como eu disse no Capítulo 7: "Exames especulativos da função tireoidiana", os exames ainda deixam muita margem para erro, portanto pode ser que um patógeno presente no organismo de alguém não seja detectado. Porém, se ele puder ser detectado, não existe meio-termo. Ou você o vê ou não o vê. Isso significa que os exames para detecção da doença de Lyme, bem como outros exames que se baseiam em marcadores inflamatórios, são totalmente instáveis.

Eu menciono a doença de Lyme porque ela nos diz para onde esse modismo de inflamação está indo em relação a outras doenças crônicas. A inflamação atrairá todas as atenções nos próximos anos, ocultando a verdade que ninguém lhe diz sobre qual é a causa de fundo. A doença de Lyme é um diagnóstico tão em moda que, se um paciente tiver uma inflamação mínima causada por qualquer agente patogênico, ele receberá o diagnóstico de doença de Lyme antes mesmo de os resultados dos exames de sangue ficarem prontos. No final, os genes levarão a culpa pela doença de Lyme, e inúmeras pessoas sentirão que a sua própria essência, o seu DNA, é o culpado por seu sofrimento.

Vale ressaltar que quase todo mundo que tem doença de Lyme tem problema de tireoide, detectado ou não. Isso porque, como eu disse, a doença de Lyme é viral. Geralmente, quem sofre dessa doença tem vários vírus, e um deles quase sempre é o EBV, que, se estiver em estágio avançado a ponto de provocar sintomas de doença de Lyme, já prejudicou a função tireoidiana. Isso significa que o paciente pode ter vários diagnósticos (p. ex., tireoidite de Hashimoto, hipotireoidismo e doença de Lyme) quando, na verdade, o problema é um só, uma infecção viral. Um protocolo antiviral ajuda a aliviar todos os sintomas.

Se você souber que a existência de uma inflamação misteriosa não significa que o seu corpo está destruindo a si próprio e produzindo a doença, que na verdade essa inflamação indica a presença de um invasor e que seu organismo o está atacando, toda a perspectiva em relação à sua saúde poderá mudar. Em vez de culpar o seu organismo, você saberá que outros fatores estão causando seus sintomas crônicos. Fique atento a esse Grande Erro e você será capaz de proteger a si mesmo e à sua família.

CAPÍTULO 14

Grande Erro 5: Mito do Metabolismo

O termo *metabolismo* já está obsoleto. Embora possa parecer um conceito bem compreendido pela ciência moderna e sustentado por enormes volumes de dados, a verdade é que *metabolismo* refere-se apenas a uma antiga descoberta de que o corpo é um organismo vivo que assimila os alimentos e os usa para produzir energia. Séculos depois dessa revelação, a medicina ainda não descobriu por que as pessoas têm problemas de peso. Ainda assim, o termo é oferecido como uma resposta e uma explicação, mais um rótulo para fazer com que as pessoas achem que, no fundo, são culpadas por seus problemas de saúde.

É um mito que um "metabolismo lento" seja responsável pela dificuldade de emagrecer. Esse conceito é como um carro antigo que um dia foi lindo e sofisticado e usado por seu dono durante anos. Com o tempo, porém, ele ficou velho e ultrapassado.

Alguém o estacionou no quintal, onde ele começou a enferrujar. O assoalho apodreceu, o motor engripou e ele se tornou um perigo para a saúde quando começou a vazar óleo e metais lixiviados na grama. Ninguém conseguia se desfazer do carro, por causa de seu grande valor afetivo.

O conceito de metabolismo foi introduzido na medicina moderna na época em que as primeiras faculdades de medicina foram fundadas e contratadas para ensinar teorias como essa. (Muitos dos outros Grandes Erros foram perpetuados pela mesma razão.) Metabolismo é uma ideia conveniente, pois parece oferecer aos pacientes uma explicação para seu sofrimento. Teorias como essa adquirem vida própria e se tornam tão dominantes que fazem parecer tolos aqueles que as colocam em dúvida. Mas, se você parar para pensar, verá que a teoria do metabolismo não é muito científica e tem uma falha evidente: não se pode medir o metabolismo de maneira definitiva. Mas a ciência não se baseia principalmente em medidas objetivas? Se tudo o que temos são exames grosseiros que estimam de forma imprecisa a quantidade de calorias que uma pessoa queima (é impossível medir realmente a queima de caloria de alguém), como podemos dizer com convicção que o metabolismo é a mola propulsora dos misteriosos problemas de peso?

Se bastasse mesmo ingerir menos calorias do que se queima ou medir os batimentos cardíacos por minuto, esse problema já teria sido resolvido. Esse conselho é tão prevalente (todo mundo já ouviu) que todo mundo que tem problema de peso já teria seguido e obtido alívio. Em vez disso, muitas pessoas que fazem dietas de restrição calórica não obtêm resultados ou recuperam os quilos perdidos e são acusadas de preguiçosas ou de não terem seguido a dieta corretamente.

Então, se os problemas de peso não podem ser atribuídos às calorias consumidas e às calorias gastas, a que podem ser atribuídos? Em alguns casos, tem a ver com a hipófise, com os rins, com problemas intestinais ou até mesmo com o coração. Em muitíssimos casos estão associados com o fígado e o sistema linfático. Quando o paciente vive em um ambiente carregado de toxinas, come muita gordura ou produtos

prejudiciais ou, como vimos no Capítulo 5, tem um problema viral como o EBV, o fígado e o sistema linfático ficam sobrecarregados. O organismo não consegue se desintoxicar como deveria e, quando isso acontece, assim como hóspedes indesejáveis, essas toxinas não são eliminadas. Como mecanismo de proteção, o organismo retém líquidos para manter as toxinas em suspensão, e o edema resultante se converte em aumento de peso. Em vez de investigar e descobrir tudo isso, a saída fácil que não leva a lugar algum é atribuir a culpa a um metabolismo lento.

Geralmente os distúrbios de tireoide são considerados o motivo de fundo dos problemas crônicos de peso. Talvez tenham lhe dito que você não consegue emagrecer por causa do hipotireoidismo, porque a sua tireoide não está produzindo uma quantidade suficiente de hormônios que estimulam o metabolismo para manter seu peso sob controle. Não acredite nisso. Trata-se simplesmente de mais uma teoria equivocada baseada no mito de que a velocidade do metabolismo exerce influência sobre o controle de peso. Não existe metabolismo lento, portanto não tem nenhum sentido dizer que a tireoide é a culpada por um metabolismo lento. É mais um bode expiatório para problemas de saúde que não foram descobertos, como a infecção por EBV.

A razão pela qual os problemas de peso muitas vezes coincidem com os distúrbios de tireoide é que o EBV pode causar ambos, separadamente. Esse não é um dominó em que o EBV ataca a tireoide que, por sua vez, produz problema de peso. É o EBV que migra para vários locais do organismo, causando vários tipos de problema.

Quando as pessoas tomam medicamentos para a tireoide, seus problemas de peso não desaparecem, porque os hormônios tireoidianos não regulam o peso. Na verdade, elas costumam engordar com os medicamentos para a tireoide, porque o fígado tem de absorver o excesso de tiroxina do medicamento e acaba ficando ainda mais sobrecarregado. Como vimos no Capítulo 8: "Medicamentos para a tireoide", na maioria das vezes quem emagrece durante o tratamento da tireoide é porque, concomitantemente, mudou a sua alimentação, passou a fazer exercício e/ou começou a tomar suplementos, e não porque os hormônios tireoidianos aceleraram o seu metabolismo.

Embora a tireoide tenha um papel primordial na manutenção da homeostasia do organismo, e a homeostasia seja fundamental para um peso equilibrado, a tireoide e o restante do sistema endócrino continuam a desempenhar esse papel mesmo quando a glândula está comprometida. O restabelecimento da homeostasia não depende da tireoide, mas de uma desintoxicação. Caso você tenha o EBV, precisa eliminar o vírus e seus detritos do organismo, bem como as toxinas e os alimentos que servem de combustível para o vírus, empregando as técnicas apresentadas na Terceira Parte deste livro: "Ressurreição da tireoide". Essas técnicas também irão ajudá-lo a limpar as toxinas e a ter uma alimentação mais saudável para o fígado e o sistema linfático, mesmo que você não tenha o EBV. Não se trata de fazer um mês de dieta de sucos, mas de encontrar maneiras de incorporar a desintoxicação à sua vida cotidiana. Tampouco se trata das multivitaminas para ajudar o metabolismo que você vê nos comerciais.

É importante ressaltar que antes e depois de eliminar as toxinas o seu metabolismo continua o mesmo. Independentemente de seu fígado e de seu sistema linfático estarem lentos ou em plena forma, de a sua tireoide estar hipoativa, hiperativa ou funcionando normalmente, o seu metabolismo continua no piloto automático. Isso porque, quando falamos em metabolismo, tudo o que estamos dizendo é que somos seres humanos vivos que respiram e têm um organismo dinâmico. Quem diz que o metabolismo explica a fome e o peso não entende as verdadeiras causas das doenças e dos sintomas crônicos. Não tem problema. Não é culpa de ninguém, mas dos equívocos do passado.

Eu entendo que possa ser difícil aceitar que o metabolismo seja um Grande Erro, pois esse é um termo que faz parte do nosso cotidiano. Mas é exatamente isso que o torna não prejudicial, o fato de ser um conceito tão aceito que ninguém acredita que possa ser questionado. Com "metabolismo" como parte do nosso vocabulário fica mais fácil culpar alguém por seus sintomas, e os pesquisadores param de procurar as verdadeiras respostas. Quando você enxergar a teoria do metabolismo pelo que ela é, fará uma diferença no mundo. Você ficará livre para ajudar outras pessoas a verem que elas não são culpadas por seu problema de peso.

— CAPÍTULO 15 —

Grande Erro 6: A Culpa é dos Genes

Se você tem sintomas crônicos ou doenças crônicas como os que descrevemos neste livro, decerto foi levado a crer que seu corpo o traiu e, como consequência, acha que cometeu algum erro cósmico para merecer essa punição. Culpar os genes por sua doença crônica (como fazem as teorias recentes) é mais uma maneira de reforçar esse sentimento de culpa.

O movimento em curso para culpar os genes pelas doenças crônicas é um exemplo clássico de distorção de uma verdade científica, a de que todos nós temos um DNA e que ele desempenha uma função muito importante em nossa vida. Obviamente os genes são reais, e podemos comprovar isso em um sorriso idêntico de pai e filho, no bebê que tem o nariz da avó e na voz ao telefone que você poderia jurar ser da sua irmã mas que, na verdade, é da sua sobrinha.

Mas não podemos achar que os genes são responsáveis por *tudo*. Eles não

determinam toda a nossa vida. O nosso corpo está programado para estar bem, e são fatores externos os que criam o grande número de doenças crônicas que acometem tanta gente. Afinal de contas, as doenças crônicas quadruplicaram na população ao longo dos últimos trinta anos. Se seguirmos a lógica da genética, isso não significaria que os genes desandaram nas últimas três décadas? Mas isso não faz sentido.

Quando você é levado a crer que está doente porque seus genes sofreram uma mutação, foram distorcidos, ficaram ruins ou não estão funcionando bem, isso gera uma mensagem para o seu inconsciente capaz de impedir a sua cura. Se lhe disseram que a sua doença é parte integrante de você, como você poderá ter esperança de melhorar?

Não importa se o seu problema é hipotireoidismo, hipertireoidismo, tireoidite de Hashimoto, nódulos, cistos ou tumores na tireoide ou outra doença crônica, saiba que a sua doença não é um julgamento sobre você ou sua linhagem familiar, tampouco uma sentença de prisão perpétua. A genética *pode* desempenhar um papel na doença. No entanto, no caso das doenças autoimunes e de outras doenças crônicas, os genes são apenas uma peça do quebra-cabeça. Existem muitas razões pelas quais as pessoas ficam doentes que não têm nenhuma relação com a genética.

Embora qualquer assunto sobre genética desperte muita atenção, não se deixe enganar. Não comece a achar que você é culpado por sua doença. A razão de tantas doenças parecerem hereditárias é que os agentes patogênicos e os poluentes são transmitidos de pais para filhos. Além disso, os membros de uma família em geral são expostos aos mesmos fatores ambientais simplesmente porque moram e viajam juntos.

Portanto, se você e a sua mãe têm tireoidite de Hashimoto não é porque essa é uma doença "de família". Eis um cenário mais realista: sua mãe contraiu o EBV em alguma época da vida dela, antes de você nascer. Em sua concepção, ela transmitiu essa cepa do vírus da tireoide para você, enquanto seu pai transmitiu o mercúrio que herdou dos próprios pais. Depois, quando você era criança, você e sua mãe foram expostos à aplicação de um pesticida em sua casa, que afetou negativamente o sistema imunológico de vocês. Como você e a sua

mãe estavam com alto nível de estresse, talvez devido a problemas financeiros, tinham níveis elevados de metais pesados tóxicos e consumiam os mesmos alimentos prejudiciais à saúde, por exemplo omelete com presunto e frituras feitas em óleo de canola, esse vírus teve a oportunidade de prosperar no fígado e, mais tarde, na tireoide de vocês. Os problemas de tireoide e outros sintomas do EBV da sua mãe surgiram antes porque ela tinha o vírus há mais tempo. Os seus problemas de saúde surgiram mais tarde, pois o vírus avançou em seu próprio ritmo dentro do seu organismo. Portanto está claro que vocês tiveram exposição a fatores desencadeantes. A genética não entra nessa equação.

Só depois de aceitarem os fatores patogênicos e ambientais envolvidos é que os médicos serão capazes de ajudar as pessoas a se curar das doenças da tireoide e de outras doenças crônicas. Será importante se lembrar disso nos próximos anos, quando a teoria genética explodir. Você ainda não viu nada. Se voltar a este livro daqui a dez anos, vai achar que essas informações estão ultrapassadas, porque a genética será a principal explicação para os problemas crônicos de saúde.

Por mais convincente que possa parecer, essa não será a resposta verdadeira. As informações contidas aqui ainda serão muito mais avançadas. A teoria genética é um jogo em que todo mundo sai perdendo. Mesmo que no futuro você ouça que os genes explicam tudo, se olhar em volta verá que as doenças e o sofrimento terão atingido níveis sem precedentes. Além de impedir que as pesquisas busquem a verdade, a própria atribuição de culpa à genética será uma semente de destruição para o sistema imunológico das gerações vindouras, a menos que a verdade contida neste livro seja divulgada. Somente quando os especialistas começarem a reconhecer que os verdadeiros culpados são os patógenos e os poluentes é que progressos poderão ser feitos. (Para saber mais sobre os verdadeiros fatores que constituem a base das doenças, veja "Grande Erro 7: Ignorar os Quatro Implacáveis".

Financiamento é fundamental, como podemos ver em algumas áreas. Por exemplo, hoje em dia as crianças podem jogar jogos de *videogame* incrivelmente avançados, desenvolvidos por empresas com capital abundante, mas, ao mesmo tempo, sofrer de asma, acne, outros problemas de pele, sinusite, insônia, doença celíaca, dores de estômago, ansiedade, depressão, dores, alergias, distúrbios da tireoide e congestionamento nasal crônico, problemas para os quais ainda não existem respostas, por falta de verba.

A genética recebe um grande financiamento porque o tópico é atraente e está sempre nas manchetes. Você deve ter lido que os genes podem ser ativados e desativados, dependendo da exposição ambiental. Essa teoria não está totalmente errada, mas não explica as doenças crônicas. Quando o ambiente contribui para a doença, não é porque a exposição tem um efeito sobre um gene, que produz os sintomas de alguém. É porque a exposição ambiental compromete o sistema imunológico e alimenta vírus como o EBV. Como eu disse, as pessoas ficam doentes por causa de um sistema imunológico sobrecarregado por fatores externos, sejam eles transmitidos de geração para geração, encontrados no útero materno ou transmitidos por exposição após o nascimento. Sejam os genes ativados ou desativados, a verdadeira explicação da epidemia de doenças crônicas são os quatro fatores implacáveis que vou descrever no próximo capítulo. O mundo da genética se tornará um monstro incontrolável que acabará com o bom-senso das pessoas.

Como as doenças são causadas por fatores externos, isso significa que você pode se proteger deles. Eu trato desse assunto em meu livro *Medical Medium Life-Changing Foods: Save Yourself and the Ones You Love with the Hidden Healing Powers of Fruits and Vegetables*. Quando a culpa é atribuída aos genes, as pessoas acham que o problema está dentro delas. Se alguém tem uma doença atribuída à genética, pode ter vontade de desistir imediatamente e esperar que um dia a cura seja descoberta. Isso leva essa pessoa a trilhar um caminho sombrio e sem esperança, na expectativa de que um dia a ciência ouça suas orações com uma descoberta milagrosa da genética que nunca virá porque não é aí que reside o problema.

Pense em todas as mulheres que fazem testes genéticos para verificar o risco de desenvolver câncer de mama. A teoria segundo a qual os genes BRCA1 e BRCA2 indicam predisposição genética para câncer de mama está levando algumas mulheres a fazer dupla mastectomia, um processo extremamente doloroso, quando a verdade é que o número de mulheres que desenvolvem câncer de mama sem ter mutação do gene BRCA é maior do que o número de mulheres que têm mutação genética. O câncer de mama não é causado por genes; como vimos na Primeira Parte deste livro, ele quase sempre é causado pelo EBV. É necessário financiar pesquisas sobre o EBV, e não sobre genética, no intuito de acabar com a epidemia de câncer de mama e de doenças da tireoide.

É muito fácil se deixar enganar pela teoria genética das doenças crônicas, pois existem alguns aspectos do DNA e da hereditariedade que são verdadeiramente fascinantes. Mas não deixe que essa descoberta extraordinária seja usada contra você. Se você se sente predestinado a alguma doença, dependendo de uma chance em um milhão de se curar, ou culpado por estar doente, saiba que essa teoria genética é um daqueles trens desgovernados que o leva para longe de onde você deveria estar.

———————— CAPÍTULO 16 ————————

Grande Erro 7: Ignorar os Quatro Implacáveis

Os quatro fatores externos que realmente estão por trás das doenças crônicas, os quais eu chamo de "Os Quatro Implacáveis", são radiação, explosão viral, DDT e metais pesados tóxicos. Ignorar esses fatores é um Grande Erro que não deve ser negligenciado. (Para mais informações, leia *Medical Medium Life-Changing Foods*.)

A **radiação** proveniente de desastres nucleares como os de Fukushima, Hiroshima e Chernobyl nunca desapareceu. Ela ainda cai sobre nós do céu e continuará a cair por muito tempo. Além disso, erros históricos de radiação, como superexposição e uso de fluoroscópios, continuam a ter consequências.

Ainda hoje, há a preocupação de novas exposições à radiação. Para começar, é necessário que sejam adotadas mais medidas protetoras durante a realização de radiografias; ainda somos muito conservadores nessa área. Além disso, devemos desconfiar do fato de que, de repente, as radiografias se tornaram digitais e nos perguntar o que foi descoberto sobre os efeitos das velhas radiografias para que as digitais fossem consideradas uma opção mais segura. No futuro, técnicas melhores e mais eficientes precisarão ser desenvolvidas.

A radiação não é um problema apenas nas radiografias. Por exemplo, durante os voos, podemos ser expostos à radiação de várias maneiras. Para começo de conversa, a radiação de Fukushima está na atmosfera, mas essa ameaça à saúde é varrida para debaixo do tapete, praticamente ignorada em todos os sentidos.

Como eu disse antes, quase 5% das doenças da tireoide são causadas pela radiação. Isso porque grandes exposições à radiação superaquecem e praticamente cozinham a própria glândula, na prática causando uma queimadura por radiação.

Chegando ou não a ponto de danificar a glândula, a radiação também suprime o sistema imunológico, tanto o sistema imunológico específico da tireoide como o sistema imunológico geral do corpo, permitindo que o EBV ataque a tireoide e deixando o organismo suscetível a todo tipo de doença.

A **explosão viral** explica grande parte das doenças crônicas de hoje. Embora você tenha aprendido sobre a capacidade de destruição do EBV neste livro, outros vírus da família do herpes vírus humano (HHV), como o herpes-zóster, o citomegalovírus (CMV), o HHV-6, o HHV-7 e outros não descobertos como o HHV-10, o HHV-11 e o HHV-12, também se disseminam na população.

Os sintomas neurológicos do nosso tempo – confusão mental, problemas de memória, zumbido no ouvido, ombro congelado (capsulite adesiva), enxaqueca, surdez, formigamento, dormência, neuropatia, nevralgia, espasmos musculares, fasciculações, cãibras, síndrome das pernas inquietas, ansiedade e depressão, sem falar em doenças como tireoidite de Hashimoto, doença de Graves, síndrome da fadiga crônica/encefalomielite (SFC/EM), doença de Lyme, fibromialgia, artrite reumatoide, esclerose múltipla, lúpus, síndrome de Ehlers-Danlos, sarcoidose, edema e hepatite C,

para citar apenas alguns – estão associados à explosão viral. Como vimos no Capítulo 6: "Câncer de tireoide", 98% dos cânceres também são causados por um vírus em combinação com pelo menos um tipo de toxina.

E, à medida que se disseminam, esses vírus sofrem mutação, tornando-se ainda mais perniciosos. Ou seja, não são as mutações genéticas que estão causando a epidemia de doenças, como suspeitam os pesquisadores, mas as centenas de mutações virais.

Esses vírus não recebem nem de longe a devida atenção, porque são difíceis de detectar e não são bem compreendidos. Por exemplo, como a doença de Lyme é considerada bacteriana, as pesquisas não se concentram nos vírus, exatamente o contrário do que deveria ocorrer. O custo de ignorar a explosão viral é não descobrir a causa das doenças crônicas.

O **DDT** também passa despercebido, embora, nesse caso, seja porque somos levados a crer que seu perigo pertence ao passado. A verdade é que esse pesticida muito empregado no passado e que há muito foi banido em várias partes do mundo não nos deixou. Além de sobreviver no ambiente, o que significa que pode contaminar nossos alimentos, é passado de geração para geração. Apesar de termos consciência das substâncias químicas prejudiciais à saúde, os primos do DDT ainda estão em uso ativo na forma dos modernos pesticidas, herbicidas e fungicidas que encontramos nos produtos agrícolas cultivados de maneira tradicional, que usamos nas nossas hortas e até mesmo borrifamos em casa, embora algumas embalagens tragam o símbolo da caveira com ossos cruzados.

O DDT é perigoso porque pode lesar o fígado, servir de alimento para vírus como o EBV e enfraquecer o sistema imunológico, abrindo a porta para agentes patogênicos e outros contaminantes. No entanto, também nesse caso, como o DDT é passado de geração em geração, ele é confundido com um problema genético e, por isso, não recebe mais nenhuma atenção.

Os **metais pesados tóxicos** também estão ocultos. Nós não podemos ver o cobre, o arsênico, o cádmio, o chumbo, o níquel, o mercúrio, o alumínio, o aço e as ligas metálicas que entram em nosso organismo por meio dos pesticidas, herbicidas e fungicidas, do DDT e de produtos farmacêuticos como os antibióticos e pelas gerações passadas e pensamos que eles não devem estar nos fazendo mal. Quem dera isso fosse verdade!

Isolados, esses metais pesados tóxicos têm efeitos devastadores no organismo. Além de servir de alimento para os agentes patogênicos, eles debilitam o sistema imunológico. Com o tempo, os metais oxidam e eliminam subprodutos e resíduos, manchando e lesando os tecidos corporais com esse escoamento tóxico, que é ainda mais refinado e processado que os metais em seu estado bruto e, portanto, mais fácil de ser consumido pelos patógenos. (Pense no escoamento de metais pesados como um coxo de lavagem para porcos.)

Combinados, os metais pesados são ainda mais tóxicos (eles formam uma liga reativa em que dois ou três metais se unem e se ativam ao mesmo tempo). Assim como medicamentos contraindicados, sua reação enfraquece ainda mais o sistema imunológico geral e o sistema imunológico da tireoide, permitindo o ataque de vírus como o EBV, que causam doenças como os distúrbios da tireoide.

Por mais graves que sejam essas informações, os Quatro Implacáveis não representam uma sentença de morte, nem de longe. O importante é ficar ciente desses fatores, e é por isso que os ignorar é um Grande Erro. Se você ficar atento a esses quatro fatores em sua vida cotidiana e souber como se desintoxicar usando as técnicas que apresento nos livros da série *O Médium Médico*, não precisa temer.

CAPÍTULO 17

Grande Erro 8:
É Tudo Psicológico

O fato de ter sintomas crônicos já pode parecer uma loucura. Antes de descobrir os "Quatro Implacáveis", você já se perguntou por que ficava de lado vendo seus amigos e entes queridos levarem a vida normalmente? O que fazia com que você ficasse na cama em um sábado ensolarado enquanto seu vizinho tinha de levar seu filho ao treino de futebol porque você não estava se sentindo bem para dirigir? A natureza oculta das causas das doenças crônicas faz você se sentir como se vivesse dentro de uma cerca invisível.

Essa natureza oculta e essa invisibilidade também tornam a sua situação um mistério para os outros: para os médicos, os colegas de trabalho, os familiares. Isso piora ainda mais as coisas. Como a medicina tradicional ainda não conhece as causas de doenças crônicas como hipotireoidismo e tireoidite de Hashimoto, cujos exames laboratoriais e exames de imagem não fornecem respostas, é muito mais provável que duvidem de você do que dos métodos diagnósticos.

As pessoas perguntam: Por que você *ainda* está doente? Quando vai melhorar? Depois, elas vão além: Você tem certeza de que não é apenas algum trauma da infância que ressurgiu como uma necessidade de atrair atenção? Você já tentou se concentrar em outra coisa, como um novo *hobby*? Você não consegue se animar? Esforce-se um pouco mais, é tudo psicológico, psicossomático, imaginário. Saia dessa!

Se pelo menos essas pessoas soubessem quanto você está sofrendo e quanto quer melhorar... A verdade é que elas ficam apavoradas ao vê-lo doente. Pensam que isso poderia acontecer com elas também ou que podem perdê-lo, por isso se sentem melhor dizendo que você inventou sua doença. A única coisa que você pode fazer é lamentar, porque dizer que você inventou a sua doença é um dos maiores erros de todos os tempos.

Essa ideia surgiu no final da década de 1940, quando as mulheres das quais falamos anteriormente começaram a ir ao médico com queixas de fadiga, falta de energia, depressão, confusão mental, dores, queda de cabelo, aumento de peso injustificado, ondas de calor e ansiedade. Como os livros de medicina não apresentavam uma explicação para essa epidemia, ela foi considerada uma "loucura feminina". As mulheres pobres que se queixavam de mal-estar eram consideradas preguiçosas; as ricas eram consideradas entediadas. Era uma nova versão do rótulo de histérica, e estou falando sério. (A propósito, todos aqueles casos históricos de histeria que foram atribuídos ao útero, na verdade eram causados por intoxicação por mercúrio proveniente de medicamentos que levavam mercúrio em sua composição.) Após uma década, as teorias sobre desequilíbrio hormonal e menopausa entraram em cena e o "trem hormonal" foi colocado em movimento.

Eu gostaria de poder dizer que a teoria de que "É tudo psicológico" ficou para trás. Mas como você sabe muito bem, essa não é a realidade. Homens e mulheres, de todas as idades, continuam captando a mensagem de que, de alguma maneira, imaginaram seus sintomas. Às vezes essa mensagem não é transmitida por palavras, mas por um olhar ou pelo tom de voz. Mas a dúvida é patente.

Como consequência, as pessoas procuram um psiquiatra para saber se têm um transtorno de personalidade que as esteja fazendo agir como doentes. Em geral elas ouvem que seus sintomas são causados por ansiedade e depressão. Na verdade, ansiedade e depressão são sintomas comuns (e não causas) de doenças crônicas, pois, como vimos no Capítulo 5, as neurotoxinas virais e os metais pesados interferem na atividade cerebral.

Mesmo que você tenha encontrado um bom profissional que acredita que seus sintomas tenham uma causa física real, você ainda carrega a velha mágoa de ter sido acusado de ter inventado a sua doença, o que é compreensível. Afinal, isso pode ter custado caro: anos tomando psicofármacos, a dignidade em seus relacionamentos ou até mesmo os próprios relacionamentos. Esse é um Grande Erro que acabou com casamentos e fez com que filhos se voltassem contra os pais (e vice-versa), por frustração e falta de compreensão. O estigma de "É tudo psicológico" faz com que as pessoas percam a confiança na própria capacidade de discernimento.

Essa teoria magoa todos os envolvidos. Isola as pessoas que estão sofrendo e impede que as que fazem parte de sua vida busquem as verdadeiras respostas. Espero em Deus que em breve esse se torne um erro do passado.

CAPÍTULO 18

Grande Erro 9: Você Criou a sua Doença

Se você foi induzido a crer que criou, atraiu ou manifestou a sua doença com seus pensamentos, seu karma ou sua energia, está na hora de tirar isso da cabeça de uma vez por todas. Você não criou a sua doença. Você não manifestou a sua doença. Você não atraiu a sua doença. Você não merece estar doente. Seus temores e suas fixações não provocaram o seu sofrimento. Você não é culpado por estar doente. Quando você acredita que é culpado, perde a autoconfiança de que precisa para viver e para se curar.

"Você criou a sua doença" é uma nova e moderna versão de "É tudo psicológico". Essa é uma teoria ainda mais enganadora, pois reconhece que seus sintomas físicos são reais. Ela mistura verdade e validação (você está sofrendo) com mentira e culpa (você a provocou), e você fica sem saber onde termina uma e começa a outra. Mas lembre-se de que você não a criou!

Ninguém quer ficar doente, não é assim que funciona. Qualquer um que afirme o contrário está dizendo: "Não sei o que há de errado com você. Eu gostaria de saber, gostaria de poder ajudar. Mas o melhor que posso fazer é lhe oferecer essa teoria".

Ninguém tem medo de se curar. Se fosse verdade que nossos medos se tornam realidade, não haveria ninguém sadio, pois todo mundo tem medo de ficar doente. Ninguém deseja inconscientemente ficar o tempo todo sentado no sofá com fadiga debilitante e dores musculares. Ninguém deseja secretamente engordar, perder cabelo, ter palpitações cardíacas, febre, depressão, ansiedade, lesões que não saram, insônia, tontura e confusão mental.

Mas a mensagem transmitida a muitas pessoas atualmente, sobretudo para as gerações mais jovens, é que elas criam a própria realidade com seus pensamentos e sentimentos e, portanto, são responsáveis por qualquer coisa de negativo que lhes aconteça. Elas ouvem que se a vida delas não é perfeita é porque estão fazendo alguma coisa errada e porque não estão conectadas o suficiente com o plano espiritual ou então que estão pagando com sofrimento por um erro cometido em uma vida passada. Como eu respondo a essas divagações? Que simplesmente não é verdade.

Não quero subestimar os poderes milagrosos dos pensamentos, das intenções e das afirmações. É importante ter pensamentos positivos, estou plenamente de acordo. Quero que você conserve as boas recordações e evoque-as para o presente. Quero que você encontre a sua voz, exprima seus sentimentos e sonhe com o futuro, visualizando a carreira, os relacionamentos e a abundância que o ajudarão a atingir seus objetivos. Quero que você se imagine saudável, feliz e curado. E quero que encontre momentos no presente pelos quais ser grato, mesmo que eles sejam passageiros e que você tenha de se empenhar ao máximo para seguir adiante até que as coisas melhorem. Essas várias formas de leveza e otimismo são etapas importantíssimas para a cura e para a vida que você idealiza para si mesmo.

Mas é preciso traçar uma linha no que se refere à manifestação de doenças. Não podemos achar que tudo de ruim que acontece na vida de uma pessoa é culpa dela só porque as verdadeiras causas das doenças crônicas ainda não foram descobertas.

Basta ver uma mãe chorando porque não tem energia ou força para alimentar seus filhos para entender que a teoria do sofrimento como punição cósmica está errada. Ou encontrar uma jovem recém-casada que ficou arrasada ao receber o diagnóstico de tireoidite de Hashimoto, cujo marido não consegue entender por que ela não consegue ser feliz e sadia, para compreender que ninguém escolheria esse tipo de sofrimento.

Para quem é um pouco mais velho e já viu diversas teorias sobre as doenças crônicas, é mais fácil ter um ponto de vista. Para quem é adolescente ou tem 20 e poucos anos, a exposição precoce a esse conceito é perigosa ou até mesmo desastrosa. Por exemplo, digamos que você tenha sido inspirado por um líder espiritual cujas ideias o fazem se sentir maravilhado com a vida. Mas o único problema é que você tem de convencê-lo de que sofre de enxaqueca crônica porque ficou preso a uma mentalidade de vítima por causa de um trauma na infância que já deveria ter superado há anos. Esse não é o tipo de pensamento que conduz à cura. Culpar a si mesmo pela própria doença é um grande empecilho à cura.

É verdade que danos emocionais, dificuldades e adversidades podem ser prejudiciais à alma, ao coração e ao espírito e destruir uma pessoa. Como vimos no Capítulo 2: "Fatores que ativam o vírus da tireoide", esses eventos e essas experiências podem ser fatores desencadeantes da ativação de vírus como o EBV. Portanto, para ter maior possibilidade de cura, devemos fazer tudo o que pudermos para melhorar o nosso estado emocional. Pensamentos positivos evocam sentimentos positivos, que produzem bem-estar e fortalecem o sistema imunológico, tudo importante para lembrar. O que não devemos é confundir *fator desencadeante* com *causa*.

As dificuldades da vida *não criam* doenças. Pensamentos e sentimentos negativos não causam nem evocam doenças. São fatos naturais. Temos o direito sagrado de ter medo, de sentir raiva ou tristeza. As reações "negativas" à vida ajudam a nos manter vivos e seguros como espécie. O que realmente faz com que as pessoas fiquem doentes são os agentes patogênicos e as toxinas.

Você já conheceu alguém que estava infeliz e amargurado porém perfeitamente saudável? Isso acontece porque, se o indivíduo não tem um vírus ou uma toxina, pode ter todos os pensamentos negativos que quiser que eles não se transformarão em tumor. Essas emoções não se manifestam como doença como em um passo de mágica. Provavelmente você também conheceu uma alma sensível e bondosa que ficou doente. Será que é culpa dela? Será que ela criou sua doença porque teve três pensamentos negativos? Essa teoria de que a pessoa cria a própria doença está repleta de "furos" e não é nem um pouco engraçada. Estresse e dificuldades extremas só podem desencadear uma doença se houver a presença de um agente patogênico.

Mesmo que as pesquisas e a ciência não corroborem a ideia de que nós atraímos as doenças, de alguma maneira esse Grande Erro persiste. O lado positivo é que ele não ganhou tanto impulso quanto os outros Grandes Erros. Como eu disse, alguns equívocos, como o da autoimunidade, estão se difundindo com uma velocidade tão grande que a única chance de se salvar é saltar do trem. Mas se conseguirmos deter esse equívoco, se conseguirmos puxar o freio de emergência antes de o trem ficar desgovernado, poderemos evitar que os jovens pais de hoje ensinem isso aos seus filhos e assim sucessivamente. Podemos oferecer a verdade: que são os Quatro Implacáveis que causam as doenças; que, se ficarmos atentos a eles, poderemos nos proteger; e que o nosso corpo tem uma capacidade extraordinária de se curar se lhe dermos aquilo de que ele realmente precisa.

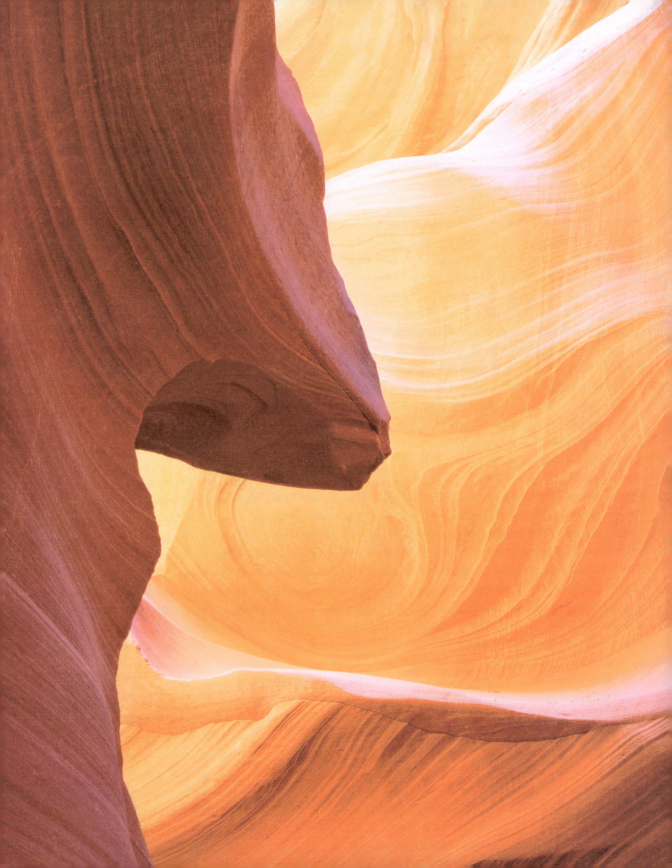

TERCEIRA PARTE

RESSURREIÇÃO DA TIREOIDE

CAPÍTULO 19

Hora de Reconstruir o seu Corpo

Para seguir com a sua vida, você tem de se livrar do vírus da tireoide. Para curar a tireoide e o restante do seu corpo, restabelecer o seu sistema imunológico e deixar os sintomas para trás, é necessário erradicar o EBV.

Será que é isso mesmo? Aqui está a parte interessante: por mais que você queira reduzir seus níveis de EBV e torná-lo inativo, seu objetivo não deve ser eliminar até a última célula de EBV do seu corpo. É isso mesmo, é melhor eliminar apenas cerca de 90% do vírus.

Os 10% restantes de EBV inativo no organismo servem como um lembrete constante para o sistema imunológico ficar em alerta. Como vimos no Capítulo 3: "Como age o vírus da tireoide", existem mais de 60 variedades do vírus. O fato de você ter debelado uma variedade não impede que contraia outra e, certamente, você não vai querer colecionar todas elas! Tenho certeza

de que você concordará que uma infecção de EBV é mais do que suficiente. Portanto, em cada novo ambiente que você entrar, a cada novo relacionamento íntimo que começar (ocasiões em que você pode entrar em contato com várias cepas de EBV), é melhor ter certeza de que o seu organismo está forte e pronto para destruir qualquer nova célula viral do Epstein-Barr. Para isso, você precisa conservar um pouco da variedade de EBV inativo que você já tem.

Compare o seu sistema imunológico a uma unidade do corpo de bombeiros devidamente equipada e pronta para resolver qualquer problema que coloque em risco a sua saúde. Agora imagine que essa unidade do corpo de bombeiros nunca receba um chamado. Passam-se dois anos e não ocorre nenhum incidente que requeira a intervenção deles. Se isso acontecer, os bombeiros ficarão preguiçosos. A *expectativa* deles é a de que não haverá nenhum chamado e, portanto, eles irão tirar dias de folga, relaxar no treinamento e usar a sua energia na criação de receitas culinárias elaboradas.

Mas o que acontece se, uma noite, depois de ficar até tarde no bar bebendo demais e comendo um monte de frango frito, os bombeiros acordarem ao som do alarme de incêndio? Primeiro, eles ficarão confusos, sem se lembrar do que devem fazer. Com um pouco de ressaca e surpresos com o chamado de emergência, reunirão lentamente o equipamento que deveria estar em perfeitas condições para a máxima eficiência. No caminhão de bombeiros, descobrirão que a bateria está descarregada por falta de uso. Após finalmente carregá-la, perceberão que o tanque de água está vazando e que a mangueira está ressecada. Nessa altura o incêndio já está se alastrando. Se eles estivessem prontos, poderiam ter chegado com rapidez ao local, debelado as chamas e salvado a casa e os moradores sem problema.

Assim é o seu sistema imunológico, é melhor que ele esteja sempre em forma e a postos. Aquela fração de EBV derrotado mantém o sistema imunológico treinado e alerta.

PONTO DE EQUILÍBRIO

Você não precisa fazer nada de especial para manter um pouco de EBV inativo. Seu objetivo deve ser domar o vírus, e é disso que trata esta parte do livro. Mas é importante que você saiba o que está acontecendo nos bastidores, para não se preocupar se seus exames de sangue ainda revelarem a presença de anticorpos de uma infecção passada de EBV. Depois que você seguir todas as recomendações desta seção do livro, o EBV no seu organismo será derrotado e ficará latente graças às medidas antivirais que você adotou. (Além disso, não se preocupe se seus exames de sangue não acusarem a presença de anticorpos; como já vimos, esses exames não são confiáveis.)

Não perca a esperança caso demore um pouco para você voltar a se sentir bem. O tempo de cura difere de pessoa para pessoa. Se você já não está doente há muito tempo, irá se recuperar em apenas três semanas. Se seus sintomas são mais antigos, poderá demorar três meses, seis meses ou até dois anos para ficar em forma novamente.

Durante esse período, você se sentirá cada vez melhor. Irá deixar alguns sintomas para trás, enquanto outros poderão demorar um pouco mais para passar, mas sentirá que está fazendo progresso. Mesmo que às vezes você dê dois passos à frente e um para trás, lembre-se de que isso faz parte da cura. Quando escala uma parede rochosa, você não sobe o tempo todo. Às vezes precisa se mover para o lado ou descer um pouco para achar o ponto de apoio certo que o conduzirá ao topo. Encontre um bom profissional e fale com ele sobre o seu objetivo.

Não se desencoraje se está doente há trinta anos e sabe que o caminho para a cura será longo. Só pelo fato de ter descoberto este livro você já está no caminho certo. De vez em quando pare um momento e olhe para trás para ver o longo percurso que já percorreu.

Quando você estiver tratando da sua saúde naturalmente e reforçando o seu sistema imunológico com os alimentos certos e hábitos saudáveis, a sua tireoide começará a melhorar sozinha à medida que seus níveis de EBV diminuírem. E o que é melhor: o restante do seu corpo também irá melhorar: o fígado, o sistema linfático, os nervos, a circulação sanguínea. Com os cuidados certos, você poderá reconstruir o seu corpo e recuperar a sua vida.

É HORA DE SE CURAR

Como os exames laboratoriais não são confiáveis, talvez você ainda não tenha certeza se tem o vírus da tireoide. Mas não faz mal algum ajudar a proteger a sua tireoide.

Independentemente de você ter ou não o Epstein-Barr, as informações que lhe darei poderão fazer maravilhas para a sua saúde. É sempre bom se desintoxicar dos metais pesados e de outras toxinas, eliminar os agentes patogênicos e seus produtos residuais, estimular o sistema imunológico e fortalecer a tireoide. Depois de todo amor e toda a proteção que o seu corpo lhe deu ao longo dos anos, está na hora de retribuir esse amor.

O próximo capítulo é dedicado àqueles que foram submetidos à remoção cirúrgica da tireoide ou a tratamentos com iodo radioativo. Nos capítulos seguintes, veremos como eliminar os sintomas, vencer a doença, domar o EBV, revitalizar a tireoide e, com isso, recuperar a saúde.

CAPÍTULO 20

A Vida sem a Tireoide

E se você não tem mais a tireoide? As pessoas que não têm mais a tireoide costumam achar que os livros que tratam desse assunto não interessam a elas, pois não precisam aprender sobre cura da tireoide. Eu digo que isso não é verdade.

Ao longo de décadas, conheci muitas pessoas que pensavam que a tireoide era um capítulo encerrado em sua vida. Elas me procuravam por causa de outros problemas de saúde, mas eu lhes perguntava: "Por que não falamos um pouco sobre a sua tireoide?"

Em geral elas ficavam surpresas. O que havia para dizer? Como não tinham mais essa glândula, achavam que não havia nada a ser feito. Para começar, os profissionais de saúde e especialistas consultados nunca tinham conseguido explicar a origem do problema de tireoide e, portanto, elas não sabiam por que haviam perdido um pedaço de si. Essas pessoas acreditavam que a

tireoide não tivesse mais nada a ver com a sua saúde.

Durante a nossa conversa, descobriam o que de fato havia acontecido dentro do corpo delas para causar o nódulo, o cisto ou o câncer de tireoide, ou o hipertireoidismo, que levou os médicos a remover ou "matar" a glândula. Elas percebiam que, mesmo sem a tireoide, o vírus ainda podia estar ativo e provocando sintomas, pois o EBV também vai para outras partes do corpo. E não é só isso, aprendiam que a tireoide delas ainda era importante.

Se você foi submetido a uma remoção cirúrgica total ou parcial da tireoide, ou a um tratamento com iodo radiativo para destruir a glândula, não se sinta excluído, como se não tivesse de trilhar a sua própria jornada para a saúde.

Em primeiro lugar, você deve se lembrar de um detalhe importante: os sintomas rotulados como "sintomas de hipotireoidismo" quase sempre são de origem viral, e não relacionados a uma deficiência de hormônios tireoidianos. Portanto, quando você elimina o EBV, os sintomas desaparecem, mesmo que você não tenha a tireoide.

Outra informação importantíssima é que o seu corpo ainda acredita que você tem toda a sua tireoide.

Funciona assim: se a sua casa é roubada, ela ainda continua de pé. As paredes ainda estão lá e você ainda tem uma casa. Isso também vale para a tireoide. Quando uma parte dela é removida, ainda resta tecido nas bordas, as "paredes" ainda estão lá. O seu organismo ainda acha que você tem tireoide.

E quando a sua casa é derrubada (quando a cirurgia de tireoide é mais invasiva ou quando o iodo radiativo destrói o tecido), ainda resta a fundação, e você pode reconstruir a casa sobre o que sobrou.

Mesmo que a fundação seja retirada, o espírito da casa permanece. Você ainda tem um endereço, ainda pode enviar e receber correspondências, assim como o organismo ainda pode funcionar como se a tireoide estivesse em seu devido lugar, mesmo que parte da glândula ou toda a glândula não exista mais.

Você precisa entender essa verdade, pois é a maneira que o seu corpo tem de ajudá-lo a sobreviver, a se adaptar e a se curar. Isso significa que o restante do sistema endócrino funciona como devia, em um estado de homeostasia, e continua a apoiar a tireoide.

Por que você ia querer que o seu corpo continuasse a apoiar a tireoide se ela não existe mais? Porque, mesmo que tenham lhe dito que o procedimento cirúrgico removeu toda a glândula ou que o tratamento com iodo radioativo a destruiu completamente, é bastante provável que você ainda tenha um pouco de tecido tireoidiano funcional. Muitas pessoas que tiveram a tireoide totalmente removida na verdade ainda têm de 30 a 40% do tecido tireoidiano. E, mesmo que você tenha somente 1% do tecido da tireoide, ele ainda pode produzir uma pequena quantidade dos hormônios T3 e T4, que ajudarão na sua cura, bem como dos hormônios R5 e R6, ainda não descobertos, que estão envolvidos com o envio de frequências semelhantes a radiofrequências que promovem homeostasia em todo o organismo. Além disso, como vimos no Capítulo 4, as glândulas adrenais também produzem uma mistura esteroide para suprir a deficiência de hormônios tireoidianos.

Não importa a quantidade de tecido tireoidiano que você tem, ele está trabalhando para você. Pode ser até que esteja trabalhando melhor para você do que no caso de uma pessoa que tem toda a tireoide, mas que só consegue realizar 40% das suas funções por causa de uma infecção crônica de EBV que, com o tempo, provocou o desenvolvimento de muito tecido cicatricial. Quando você não tem todo o tecido tiroidiano, o tecido tireoidiano vivo trabalha mais. As células aprendem a se adaptar, ficam mais fortes e assumem mais responsabilidades, protegendo-se de futuros ataques do EBV, porque estão em menor número. Elas fazem isso comunicando-se com o sistema imunológico específico da tireoide, enviando frequências a esses linfócitos especializados a fim de avisar que precisam de proteção extra.

Se você fez tratamento com iodo radioativo, pode eliminar essa substância com alimentos curativos. Até mesmo pequeninas quantidades de algas *dulse* do Atlântico e spirulina (ou espirulina) havaiana na alimentação regular ajudam a remover aos poucos o iodo radioativo da tireoide, revivendo o restante da glândula de maneira equilibrada, sem deixá-la hiperativa. O iodo bioativo benéfico da *dulse* e da spirulina se liga aos isótopos radioativos remanescentes e os leva para fora da tireoide com a radiação indesejada que penetrou na tireoide ou em outras partes do corpo pela exposição diária. Esse oligoelemento também é benéfico para a tireoide de modo geral. (Para saber mais sobre iodo, veja o próximo capítulo.) É melhor combinar esses alimentos com outros alimentos antirradiação; alguns são mencionados no Capítulo 22: "Alimentos, ervas e suplementos que curam", e muitos outros você poderá encontrar em meu livro *Medical Medium Life-Changing Foods*.

Com o cuidado adequado, o seu tecido tireoidiano poderá se regenerar o suficiente para melhorar a sua função tireoidiana ao longo do tempo. Portanto, saiba que esta parte do livro também se aplica a você. Pense que você tem uma tireoide e que ela está trabalhando com afinco para você, uma tireoide que quer protegê-lo e amparáló, e você estará a caminho da cura.

─── CAPÍTULO 21 ───

Equívocos Comuns
e o Que Evitar

Como você viu na Segunda Parte do livro: "Os Grandes Erros em seu caminho", para salvaguardar a sua saúde você precisa saber ao que *não* deve dar ouvidos. Na tentativa de prevenir e curar as doenças crônicas, as autoridades de saúde elaboraram diversas teorias. Infelizmente a maior parte dessas teorias, na melhor das hipóteses, é uma distração e, na pior, capaz de fazer com que os pacientes fiquem ainda mais doentes.

Se você seguisse todos os conselhos que recebe sobre a saúde da tireoide viveria em um labirinto, andando de um lado para o outro e encontrando apenas becos sem saída, sem saber para onde estaria indo. Além de ser exaustivo e desanimador, você desperdiçaria um tempo precioso que poderia usar para se curar.

Pense neste capítulo como cones de sinalização laranja e fitas de isolamento que bloqueiam o acesso às ruas sem saída.

Quando você souber o que deve evitar, poderá encontrar a saída do labirinto.

PREOCUPAÇÕES EM RELAÇÃO AO IODO

Há dúvidas sobre a relação entre iodo e distúrbios como hipotireoidismo e tireoidite de Hashimoto. Para saber se o iodo é benéfico ou prejudicial para quem tem uma tireoide pouco ativa ou inflamada, primeiro temos de analisar a causa do problema de tireoide: o vírus Epstein-Barr.

O iodo é um desinfetante eficaz contra vírus e bactérias. É utilizado como antisséptico para limpar feridas e evitar infecções. Quando iodo de alta qualidade está presente no organismo, seja por meio da alimentação ou da ingestão de suplementos, ele tem a mesma capacidade de combater os microrganismos. Isso significa também que quem tem *carência* de iodo é mais vulnerável a infecções bacterianas e virais. Portanto, se você tem uma infecção de EBV na tireoide, que está causando hipotireoidismo e/ou tireoidite de Hashimoto, uma carência de iodo poderá deixá-lo mais suscetível ao EBV e, consequentemente, a doenças da tireoide.

Por que existe tanta confusão sobre a relação entre iodo e tireoide? Porque, quando chega à tireoide, o iodo mata com rapidez todas as células virais, aumentando temporariamente o grau de inflamação. Os pacientes que têm um leve quadro de hipotireoidismo causado pelo EBV podem melhorar com a ingestão de iodo, porque esse mineral ajuda a matar o vírus antes que ele chegue a provocar tireoidite de Hashimoto. Por outro lado, muito iodo de uma só vez pode ser prejudicial para quem tem um grave quadro de tireoidite (infecção da tireoide pelo EBV), pois ele começa a matar tantas células virais em uma velocidade tão grande que provoca uma resposta inflamatória bastante elevada e incômoda.

Essa inflamação costuma ser confundida com reação imunológica. Acredita-se que o iodo cause uma superprodução de hormônios tireoidianos que o organismo vê como invasores estranhos, induzindo o sistema imunológico a atacar a tireoide. Essa teoria está errada, pois deixa de fora o fator mais importante de todos: que a tireoidite de Hashimoto é causada por uma infecção viral.

É essencial que as pessoas que têm hipotireoidismo evitem uma deficiência total de iodo. Isso pode ajudar também a prevenir diversos tipos de câncer, como câncer de tireoide, mama, cérebro, pulmão, fígado, estômago, pâncreas, boca e mandíbula, entre outros. Como a maioria dos tumores é causada por patógenos, o iodo é um aliado graças à sua ação antisséptica. Envolvido em mais de cinco mil funções químicas do organismo, quase todas ainda não descobertas pela medicina e pelas pesquisas científicas, o iodo é fundamental para a tireoide e o sistema imunológico.

Se você é médico, nunca parta do princípio de que o paciente não tem carência de iodo. Provavelmente você, como profissional de saúde, procura ter uma alimentação rica em nutrientes, inclusive com algumas fontes naturais de iodo, e usa técnicas para combater o estresse. Mas isso não significa que outras pessoas não consumam refrigerantes, bebidas energéticas, barras de chocolate e pão branco todos os dias, além de terem um grande nível de estresse. Doses regulares de fatores prejudiciais, como bebida gaseificada, cafeína, glicose de milho, farinha refinada e excesso constante de adrenalina, privam o organismo de oligoelementos como o iodo. A carência de iodo pode ser até mesmo herdada.

A invenção do sal iodado não acabou com a carência de iodo. O iodo adicionado ao sal de cozinha tem utilidade apenas parcial para a tireoide e o sistema imunológico; pode ser que ele nem chegue à tireoide. Assim como comer pães brancos enriquecidos não confere proteção nutricional, não podemos achar que adicionar um pouquinho de sal "enriquecido" salpicado sobre alimentos de má qualidade resolverá nossos problemas. Usar o sal iodado como fonte de iodo é como fazer um seguro de automóvel com uma cobertura baixa. Em caso de sinistro, a quantia não é suficiente para pagar o conserto; da mesma maneira, o iodo proveniente do sal iodado não fornecerá um grande apoio em uma crise de saúde.

Atualmente a necessidade de iodo é maior do que no passado. Grande parte da população tem suscetibilidades do sistema imunológico; não podemos mais ter carência de iodo. Hoje convivemos com microrganismos que não existiam antes, variedades de bactérias e vírus que sofreram mutações, como o *Streptococcus* e o EBV, e supermicrorganismos como o *Staphylococcus aureus* resistente à meticilina (MRSA), além de um bombardeamento de toxinas e um alto nível de estresse. Há também o fator radiação, que está aumentando. Até mesmo a radiação de uma radiografia dentária ou a dos telefones celulares é suficiente para esgotar algumas das nossas reservas de iodo. Com tantos problemas para enfrentar, o sistema imunológico precisa ficar mais forte e, como consequência, o organismo consome mais rapidamente o iodo. Não

basta ter um pouco mais de iodo no nosso organismo do que antes. Por causa dessa maior demanda e dos seus efeitos físicos, hoje a carência de iodo tem implicações mais graves para a saúde do que nas décadas de 1950, 1960 ou 1970.

Embora os exames de sangue às vezes possam detectar quantidades mínimas de iodo no sangue, eles não são totalmente confiáveis. Uma indicação rápida é a coloração das unhas: se elas não tiverem uma cor sadia é provável que você não tenha iodo suficiente. Outros sinais de carência de iodo são infecções crônicas do trato urinário, sinusite crônica, acne, infecção por *H. pylori*, úlceras, furúnculos, gripes e resfriados frequentes, bronquite, pneumonia, tonsilite e laringite. Existem também sintomas mais sutis de queda do sistema imunológico causada por carência de iodo, como herpes labial, aftas, terçol, coceira nos olhos, coceira no ouvido, alergias, gotejamento pós-nasal, dor de garganta, tosse crônica, hemorroidas, unha encravada, micose nas unhas das mãos e dos pés e cortes e arranhões que ficam infectados. É mais importante do que nunca dar ao sistema imunológico todo o apoio de que ele precisa.

Isso não quer dizer que você tenha de tomar suplementos de iodo; o iodo contido nas algas do Atlântico, como a *dulse*, a *kelp* e a alga-vesiculosa (*Fucus vesiculosus*), pode ajudar a reforçar o sistema imunológico e combater uma infecção da tireoide. Você também pode consumir spirulina havaiana, verduras de folha (incluindo rúcula, espinafre e alface romana, roxa e lisa), cebola, brotos, microfolhas, salsa e dente-de-leão. Se quer saber se precisa tomar suplemento de iodo e qual é o melhor tipo, converse com um médico sobre um iodo nascente de excelente qualidade de uso interno. Como esse é um oligoelemento, você não precisa de uma grande quantidade, portanto não exagere. Sobretudo se tiver tireoidite avançada, introduza o iodo aos poucos em sua vida, a fim de evitar os sintomas provocados pela morte do vírus que os médicos ainda nem conhecem.

Saiba também que, independentemente de como você obtém iodo, o zinco o ativa e o torna mais bioativo e biodisponível para que o seu organismo possa usá-lo. Quando você tem carência de zinco, não consegue reter o iodo, que é eliminado rapidamente do organismo, fazendo com que você perca seus benefícios curativos mesmo quando está consumindo bastante iodo. Em contrapartida, uma quantidade suficiente de zinco permite que o organismo absorva, retenha e utilize o iodo consumido.

PREOCUPAÇÕES EM RELAÇÃO AO ZINCO

Há um temor de que os suplementos de zinco possam esgotar todo o cobre do organismo. Isso não é verdade. Como você viu no Capítulo 2: "Fatores que ativam o vírus da tireoide", a carência de zinco é um dos fatores desencadeantes de doenças virais, como tireoidite de Hashimoto. Atualmente existe uma carência de zinco no mundo, e isso favorece o EBV, fazendo com ele infecte a população. Quem tem carência de zinco fica muito mais vulnerável aos sintomas e às doenças que descrevemos neste livro.

Se você tomar o tipo certo de suplemento de zinco, ou seja, o sulfato de zinco líquido, não precisará se preocupar com perda de cobre. Esse zinco não remove o cobre essencial que contribui para a sua saúde, mas apenas o cobre *tóxico*, e existe uma enorme diferença entre os dois. Na verdade, mesmo com um suplemento de zinco comum você não precisa se preocupar com perda de cobre, pois o cobre é um dos oligoelementos mais assimiláveis e presentes em alimentos do dia a dia. Portanto, todos nós temos níveis elevados de cobre, conseguimos recuperá-lo com rapidez e não corremos o risco de ter carência desse mineral. É muito comum também ter níveis elevados de cobre tóxico, mas que pode ser eliminado por qualquer suplemento de zinco. Obviamente é ainda melhor optar por um sulfato de zinco líquido de ótima qualidade e sem conservantes.

Outra teoria está sendo difundida ultimamente, a de que se você consegue sentir o gosto do zinco no suplemento isso significa que não precisa mais desse mineral. Isso é lenda. Se você estiver tomando zinco há algumas semanas ou há alguns meses e, de repente, começar a sentir o gosto do zinco, isso não significa que você não precisa mais desse mineral. Se estiver tomando suplemento de zinco para ver se melhora uma dor de garganta e decidir parar porque sente um gosto forte de zinco, perderá uma grande oportunidade de eliminar o sintoma no início. Tomar um suplemento de sulfato de zinco líquido para tratar uma garganta inflamada por infecção viral ou bacteriana pode ser a diferença entre sofrer e ver a luz da cura.

Muitos fatores influenciam na percepção do gosto do zinco em determinado momento, inclusive medicamentos e dezenas de alimentos, bebidas e suas combinações. Por exemplo, o gosto do zinco será intensificado se o suplemento for tomado até seis horas depois de um chá com limão e mel. O café faz o efeito oposto, o seu amargor torna as papilas gustativas menos sensíveis à detecção do zinco. Portanto, o fato de sentir ou não o gosto do zinco não é um indicador preciso da carência de zinco. Um indicador melhor é a presença de um problema de tireoide ou de outro sintoma crônico ou uma doença crônica que o leva a procurar o médico. A carência de zinco está aumentando. Assim como no caso do iodo, ela pode ser herdada.

Hoje é difícil obter zinco suficiente apenas com os alimentos. Mesmo as melhores propriedades agrícolas que praticam agricultura orgânica costumam ter o solo pobre desse mineral, em parte por causa dos elevados níveis de metais pesados tóxicos que caem do céu, que, além de alterar o pH do terreno, esgotam os microrganismos e reagem negativamente com os oligoelementos presentes no solo, como o zinco. Isso significa que, embora as sementes de abóbora, riquíssimas em zinco, possam ajudar, com alguns alimentos ricos em zinco mencionados no Capítulo 22, se você estiver doente um suplemento de sulfato de zinco de ótima qualidade reforçará o seu sistema imunológico. Consulte o médico para saber qual é a dosagem certa para você. E lembre-se: o medo do zinco só vai representar um empecilho à sua cura.

MEDO DE ALIMENTOS BOCIOGÊNICOS

Hortaliças crucíferas como couve, couve-flor, brócolis e repolho, entre outras, adquiriram má reputação nos últimos tempos. Isso também vale para outros alimentos totalmente inocentes, como pêssego, pera, morango e espinafre. Não acredite que esses alimentos, que contêm as ditas substâncias bociogênicas, são nocivos para a tireoide.

O conceito de substâncias bociogênicas, isto é, que causam bócio, adquiriu uma dimensão desproporcional. Em primeiro lugar, nenhum desses alimentos contém uma quantidade suficiente de substâncias bociogênicas para colocar a saúde em risco. Em segundo, as substâncias bociogênicas presentes nesses alimentos estão ligadas a fitoquímicos e aminoácidos que as impedem de causar danos. Mesmo que você comesse 50 quilos de brócolis em um só dia (o que é impossível), ainda assim as substâncias bociogênicas não representariam um problema para a sua saúde.

Na verdade esses alimentos são importantes para a tireoide, pois eles contêm alguns dos nutrientes de que a glândula mais precisa. É por isso que as hortaliças crucíferas receberão tratamento especial no próximo capítulo. Portanto, esqueça essa bobagem sobre alimentos bociogênicos. Caso contrário, você perderá uma grande oportunidade de ter mais saúde.

ALIMENTOS QUE DEVEM SER EVITADOS

Seja qual for o seu sistema de crença alimentar, se você tem um problema de tireoide é bom eliminar ovos, laticínios, glúten, óleo de canola, soja, milho e carne de porco da sua alimentação. Não é que esses alimentos *causem* inflamação, uma teoria sobre a qual você já deve ter ouvido falar. O problema é que esses alimentos nutrem o EBV, o vírus da tireoide, que, por sua vez, produz inflamação. Com esses alimentos o vírus continuará a se proliferar, o que significa que seus sintomas virais não vão desaparecer. (Você encontrará mais informações sobre o que faz com que esses alimentos sejam problemáticos para quem tem doença crônica nos primeiros dois livros da série *Médium Médico*

Ovos

Ovos fritos são deliciosos, não? O EBV também acha. O ovo é o principal alimento que deve ser evitado com o EBV, porque é a principal fonte alimentar do vírus. Se você quebrasse um ovo em uma placa de Petri e introduzisse células ativas de EBV, o vírus iria proliferar com rapidez. Mesmo que o ovo seja orgânico ou caipira, ele ainda será problemático se você tiver o EBV. E não se deixe enganar por rótulos que dizem que os ovos são isentos de hormônios. Isso significa apenas que eles não contêm adição de hormônios, embora estejam repletos de hormônios naturais que o EBV adora.

Se alguém está no primeiro estágio do vírus, basta mais um ovo mexido ou uma omelete para que o EBV entre no segundo estágio, de mononucleose. Isso vale para qualquer estágio do vírus: um ovo pode ser suficiente para passar para a próxima fase do EBV.

Eu sei quanto pode ser tentador comer ovos e que muita gente afirma que esse é um alimento perfeito. Reiterando, não se trata de nenhum tipo de sistema de crença alimentar. Eu não sou contra os ovos, eles contêm nutrientes que são úteis para algumas pessoas. O problema é que se você tiver um distúrbio da tireoide ou outra doença viral, os aspectos problemáticos do ovo irão superar seus aspectos benéficos e eles anularão todas as outras medidas que você tomar na tentativa de se curar. Quando estiver tentado a comer ovos, lembre-se de que eles são uma das razões pelas quais o EBV se tornou tão forte e disseminado na população. Enquanto estiver tentando recuperar a saúde, fique longe deles.

Queijo

Os laticínios são o segundo alimento preferido do EBV. Se você tem os sintomas ou as doenças de que tratamos neste livro, é melhor evitar todos os laticínios enquanto estiver tentando se curar. Isso inclui queijo, leite, manteiga, iogurte, creme de leite, *kefir* e manteiga clarificada (*ghee*), entre outros. Eu gostaria de afirmar o contrário, porque sei como os laticínios são gostosos. Eu gostaria de lhe dizer que *pizza* com cobertura de queijo e ovo é a melhor coisa que você poderia comer para a sua tireoide. Mas quero que você tenha saúde, por isso tenho de lhe dizer a verdade: até mesmo os laticínios de melhor procedência, produzidos a partir de leite de vacas criadas no pasto, impedirão que você debele o EBV e cure o seu problema de tireoide.

Glúten

Felizmente, as pessoas estão se dando conta de que o glúten é um alimento problemático para quem tem doenças crônicas.

Hoje em dia existe uma oferta muito maior de produtos e receitas sem glúten do que há alguns anos. Mas o trigo não está sumindo dos menus e das listas de ingredientes porque seus efeitos nocivos são amplamente conhecidos. O que acontece é que muitos médicos e pacientes perceberam que uma alimentação sem trigo pode melhorar a saúde de maneira significativa.

A razão para evitar o glúten quando se tem uma das doenças crônicas descritas neste livro não é o fato de esse cereal conter micotoxinas ou apenas por ser um alimento inflamatório, como afirmam algumas teorias. Assim como outros alimentos desta lista, é porque o glúten alimenta os patógenos, inclusive o EBV. (O glúten proveniente de trigo geneticamente modificado é ainda pior.) Quando você tem uma infecção por EBV e come uma fatia de pão, o EBV ingere o glúten e depois libera seus produtos residuais e neurotoxinas, provocando sintomas como formigamento e dormência, dor de cabeça, enxaqueca, fadiga, confusão mental, visão turva, dores e instabilidade de humor. Eliminar o glúten da alimentação é uma das maneiras de matar o EBV de fome, e é por isso que a sua saúde melhora.

Óleo de canola

O óleo de canola é outro instigador, e o problema é que ele costuma ser apresentado como um alimento saudável. Provavelmente você já ouviu falar que o óleo de canola é bom para a saúde. Saiba que se você tiver o EBV, o óleo de canola trabalhará contra você. Você não deve apenas eliminá-lo da sua cozinha, mas também tomar cuidado, ao comer fora, de se assegurar que a comida não tenha sido preparada com óleo de canola ou óleo misto com canola. Além disso, leia o rótulo dos alimentos e não compre aqueles que contêm óleo de canola. Caso contrário, você correrá o risco de causar danos ao seu sistema imunológico, aos seus órgãos e às suas mucosas enquanto essas substâncias alimentam o EBV.

Milho

Antigamente o milho era nosso amigo. Era uma fantástica fonte de nutrição. Então, entre o final da década de 1930 e a década de 1940, o uso de pesticidas, herbicidas e fungicidas nas lavouras de milho aumentou num ritmo alarmante. Como você leu neste livro, essas substâncias químicas são combustíveis para o EBV, e o consumo desse milho repleto de substâncias tóxicas, como DDT, favoreceu o desenvolvimento do vírus. Como o milho continuou a ser tratado com enormes quantidades dessas substâncias, o EBV começou a associá-lo a essas toxinas, porque eles estavam sempre juntos.

Isso continuou por décadas, com o milho cultivado de maneira convencional alimentando o EBV... depois chegou o milho geneticamente modificado (GM). E foi aí que de fato começou o problema, pois a alteração genética modificava o milho de uma forma que favorecia o vírus. Infelizmente, a esta altura é provável que até mesmo o milho orgânico cultivado com sementes não modificadas geneticamente esteja contaminado e ainda possa causar doenças.

Não precisa ter medo do milho, apenas ter cuidado e levar em conta o seu estado de saúde quando lhe oferecerem uma refeição com milho, óleo de milho, amido de milho e afins. Evite o máximo possível o milho em suas várias formas. Diga sempre "não" ao milho convencional e evite ingredientes como ácido cítrico, xarope com alto teor de glicose e álcool de cereais (um conservante comum em extratos de ervas). Quando não estiver doente, não tem problema comer uma espiga de milho orgânica de vez em quando. Se você gostar, pode comer milho com alguns dos alimentos do Capítulo 22 para combater quaisquer efeitos negativos.

Soja

A soja também era um alimento relativamente saudável, não tanto quanto o milho, mas também tinha muitos benefícios. Mais uma vez, o uso excessivo de pesticidas e herbicidas, aliado à introdução dos organismos geneticamente modificados (OGMs), tornou as lavouras de soja instáveis. A soja de hoje não é a mesma de ontem. Hoje ela é alterada, uma sombra do que era. Embora não alimente vírus e bactérias na mesma escala que o milho, ela tem potencial para chegar lá.

Um dos principais problemas da soja é o seu conteúdo relativamente alto de gordura, que contém concentrações elevadas de pesticidas e herbicidas. Você deve procurar soja orgânica não transgênica, embora não existam garantias de que ela seja pura. Se você adora soja, tente consumi-la com moderação. Sempre que possível, escolha soja germinada, que contém menos gordura e, portanto, concentrações mais baixas de substâncias químicas tóxicas.

CARNE DE PORCO

Um dos problemas dos produtos feitos com carne de porco é que eles tendem a ter mais gordura do que outros produtos de origem animal, mesmo que a carne de porco seja "magra" ou "branca". Outro problema é o tipo de gordura contida na carne de porco. Embora possa parecer uma gordura animal típica, na verdade ela leva muitas horas a mais para se dispersar na corrente sanguínea após a refeição (geralmente de doze a dezesseis horas, enquanto outras gorduras animais levam de três a seis horas).

Por causa do longo tempo que a gordura de porco leva para deixar a corrente sanguínea, se você comer *pizza* de calabresa no jantar e *bacon* na manhã seguinte, a gordura de porco da noite anterior ainda não terá conseguido sair da corrente sanguínea antes que o café da manhã forneça outra dose. Isso significa que o seu sangue não conseguirá se oxigenar entre as duas refeições. Com outras fontes de gordura, como outras proteínas animais, o tempo entre o jantar e o café da manhã é suficiente para pelo menos dar uma trégua ao organismo.

Oxigenação é fundamental. Se você tiver um distúrbio da tireoide ou outra doença, é melhor que a sua corrente sanguínea não tenha um nível elevado de gordura, principalmente por longos períodos. Quanto mais alto o nível de gordura na corrente sanguínea, menos oxigenado é o sangue, e o oxigênio pode ajudar a matar bactérias e vírus como o EBV. Mais gordura e menos oxigênio significa mais oportunidade para o EBV e outros patógenos prosperarem à sua custa. Menos gordura e mais oxigênio significa maior capacidade do organismo de combater o EBV.

A gordura de porco também sobrecarrega o fígado, tornando quase impossível a eliminação de metais pesados tóxicos, pesticidas, células de EBV ou resíduos virais que estejam presentes no organismo. Em vez disso, essas toxinas são reabsorvidas pelos órgãos, o que, por sua vez, prejudica as funções orgânicas, como a conversão dos hormônios tireoidianos pelo fígado.

Se você quiser dar ao seu corpo uma maior possibilidade de se curar, mantenha distancia de *bacon*, linguiça, presunto, torresmo, costeletas, bistecas e lombo de porco, entre outros cortes, bem como embutidos e banha, por mais saborosos que sejam, enquanto estiver tentando recuperar a saúde.

UM DIA DE CADA VEZ

Eu sei que pode ser muito difícil abrir mão de alguns alimentos durante o processo de cura. Mas lembre-se de que você não precisa deixar de comer sanduíches de queijo e presunto (ou qualquer outro alimento mencionado aqui) de um dia para o outro. Abandone os alimentos problemáticos gradualmente. Faça uma lista de tudo o que você está tentando evitar e coloque na porta da geladeira, como um lembrete para si mesmo e para as pessoas que moram com você. Comece com uma ou duas receitas novas apresentadas no Capítulo 24 para ver como é a vida sem esses alimentos.

A melhor coisa que você pode fazer é encher a sua vida com os alimentos curativos que vou descrever no próximo capítulo, assim não terá espaço nem na sua geladeira nem no seu prato para os alimentos antigos. Eu conheço pessoas que ficaram tão satisfeitas com os novos hábitos alimentares que não sentiram falta dos velhos favoritos. Se você sentir vontade de comer outros alimentos, o que é perfeitamente compreensível, leia o capítulo "Food for the Soul ["Alimentos para a alma"] do meu livro *Medical Medium Life-Changing Foods*.

Acima de tudo, saiba que estou ao seu lado durante esse período de transição. Eu acredito 100% em você. Você vai conseguir, você não está sozinho.

CAPÍTULO 22

Alimentos, Ervas e Suplementos que Curam

Nossos órgãos e nossas glândulas precisam de nutrição. Todos nós sabemos disso, afinal de contas sempre ouvimos a expressão "alimentos para o cérebro", e por uma boa razão. Para lidar com essa vida a mil por hora, o nosso cérebro precisa de todo tipo de combustível.

A tireoide também precisa ser alimentada. E, depois de passar semanas, meses ou anos lutando contra o EBV, a tireoide – o segundo cérebro do nosso corpo – precisa de nutrientes para que possa se recuperar. Além disso, os nervos, o sistema imunológico, o fígado, o sistema linfático, as glândulas adrenais e, sim, o cérebro precisam de suporte depois de terem combatido o vírus da tireoide, o EBV. Este capítulo dará ao seu corpo os instrumentos de que ele necessita para debelar o vírus, reparar os danos virais que ele causou e se regenerar.

Pode ser que você se pergunte: "Será que tenho que mudar a minha vida da noite para o dia?". É claro que não. Considere este capítulo um catálogo de todas as opções que você tem, e não um livro de regras. O importante é que você incorpore esses alimentos à sua rotina diária de uma maneira que possa manter, para que não desista após três dias, ou antes mesmo de começar, porque acha que não consegue. É claro que você consegue. Não desanime, fique tranquilo. Não se trata de adotar uma nova filosofia alimentar, mas sim de achar o que é melhor para você como indivíduo.

Uma das dificuldades do EBV é que, quando começa a morrer em algumas partes do corpo, o vírus contra-ataca tentando iniciar um segundo ou até terceiro ciclo de infecção. É por isso que depois de um período de melhora você pode apresentar novos sintomas ou voltar a sentir cansaço. Fique tranquilo, isso faz parte do processo de cura e, quanto mais alimentos curativos você incorporar à sua dieta, mais condições terá de encurtar ou evitar esses novos ciclos virais.

É fundamental que você não encare isso como uma obrigação. Os alimentos, as ervas e os suplementos serão seus novos melhores amigos. Não aqueles amigos maçantes e cansativos cujos telefonemas você tem de evitar para manter a sanidade, mas sim amigos que estão sempre ao seu lado prontos para protegê-lo haja o que houver. Enquanto você tenta debelar o EBV e restabelecer a saúde da sua tireoide e do resto do corpo, esses nutrientes antivirais e antibacterianos que restauram os tecidos, estimulam o sistema imunológico, estabilizam os hormônios, melhoram o humor e limpam o organismo serão seus maiores aliados. Eles transformarão a sua vida.

ALIMENTOS CURATIVOS

Como agora você é o especialista na sua saúde, poderá avaliar melhor quais dos alimentos descritos logo a seguir são mais adequados para os seus sintomas e a sua doença. Se quiser introduzir todos eles à sua dieta, vá em frente! Se quiser adotar uma abordagem mais comedida e realista, escolha três alimentos e concentre-se neles na primeira semana. Afixe a lista na porta da geladeira para se lembrar de comer uma porção de cada um deles todos os dias. Na semana seguinte, acrescente mais três alimentos à sua lista e às suas refeições. Não se trata de comer uma folha de alface ou uma fatia de maçã de vez em quando. Para observar alguma mudança, você deverá consumir esses alimentos em quantidade.

Você verá que, à medida que incorporar esses alimentos curativos à sua dieta, deixará rapidamente de lado aqueles nocivos que vimos nos capítulos anteriores. No próximo capítulo, falarei como você poderá introduzir esses alimentos à sua vida de maneira a obter o máximo benefício. O Capítulo 24 traz algumas receitas deliciosas. Se você quiser saber mais sobre as propriedades e os benefícios desses alimentos, poderá encontrar outras informações e receitas em meu livro *Medical Medium Life-Changing Foods*. Se você ouviu dizer que não é bom comer frutas, leia o capítulo: "O medo das frutas" de *Médium Médico: Os segredos por trás de doenças crônicas e misteriosas e como finalmente se curar* para afastar qualquer preocupação que possa ter. Saiba que se não comer frutas você não irá se curar.

Alcachofra

A alcachofra é uma das maiores aliadas no combate ao vírus da tireoide. O fundo, ou coração, da alcachofra contém nutrientes que sustentam e restauram a tireoide, em especial fitoquímicos que se comunicam com o sistema de emissão de frequências da glândula. Esses compostos fitoquímicos, ainda não descobertos, são subgrupos de isotiocianatos que agem especificamente com enzimas e aminoácidos em nosso organismo para entrar no sistema imunológico e na tireoide e auxiliá-los. Eles participam da produção dos hormônios tireoidianos ainda não descobertos que mencionei antes. Esses subgrupos de isotiocianatos também ajudam a reduzir nódulos, tumores e cistos ao ativar um hormônio antitumoral encontrado dentro das células humanas ou até mesmo dentro de muitos nódulos, tumores e cistos, deixando o EBV que os criou exposto ao sistema imunológico. Além disso, esses subgrupos fornecem tirosina à tireoide, uma substância química necessária à produção de hormônios tireoidianos, e ajudam na desintoxicação do fígado de neurotoxinas, dermotoxinas e dos Quatro Implacáveis.

As folhas ou "pétalas" da alcachofra são uma armadura para a tireoide. Isso porque a base carnuda e comestível da folha contém compostos alcaloides que enviam mensagens a partes específicas do sistema imunológico para proteger a tireoide de invasores como o EBV. Quando o EBV já está presente na tireoide, os nutrientes da alcachofra têm uma ação antiproliferativa, ajudando a tornar mais lenta a multiplicação do vírus. Consumindo alcachofras você fornece um escudo à sua preciosa tireoide.

Para saber como preparar alcachofras e incorporá-las às suas refeições, leia as receitas do Capítulo 24. Lembre-se de que fundos de alcachofra em conserva ou congelados geralmente contêm ácido cítrico, um irritante derivado do milho; portanto, antes de consumi-los, deixe-os de molho de um dia para o outro para eliminar os conservantes.

Outros alimentos que são seus aliados

Combinando alcachofras com os alimentos desta lista, você oferece ao seu organismo um verdadeiro arsenal para que ele possa se recuperar.

- **Abacate:** Contém fitoquímicos que protegem as paredes do trato digestório do estreptococo, um cofator do EBV, e contém uma forma de cobre facilmente assimilável que ajuda a equilibrar a produção dos hormônios tireoidianos T3 e T4. A forma de glicose natural presente no abacate acalma os nervos sensíveis de todo o corpo, que foram irritados pelas neurotoxinas virais.
- **Abóbora** (principalmente abobrinha e abóbora-espaguete): Ajuda a estabilizar a tireoide e aumenta a produção dos hormônios T3 e T4. Ajuda a restaurar o fígado e reforça a sua capacidade de converter os hormônios tireoidianos. Fornece glicose facilmente assimilável ao cérebro e ao restante do sistema nervoso para ajudar a curar os nervos inflamados pelo EBV.

- **Agrião:** Ajuda a deter a formação de tecido cicatricial causada pelo EBV no fígado e na tireoide. Elimina do fígado os depósitos de fármacos, como os medicamentos para a tireoide, e, consequentemente, favorece a perda de peso.
- **Alface** (principalmente lisa e romana): Estimula os movimentos peristálticos no trato gastrointestinal e ajuda a eliminar o EBV do fígado e do sistema linfático. Depura o sangue e estimula a formação de células sanguíneas. Contém sais minerais benéficos para as glândulas adrenais e para a tireoide.
- **Algas do Atlântico** (principalmente *dulse* e *kelps*): Assim como passamos iodo em feridas, o iodo contido nas algas do Atlântico, como a *dulse*, é um antisséptico para a tireoide. Quando penetra na glândula, torna-se um dos seus mecanismos de luta mais potentes, ao lado do zinco. Por sorte, a *dulse* e outras algas marinhas também contêm um pouco de zinco. Juntos, esses dois minerais preciosos podem deter uma infecção viral na tireoide, reduzindo a tireoidite (inflamação da tireoide) no processo. As algas marinhas também ajudam a proteger a tireoide dos efeitos da radiação, a remover a radiação existente na glândula e a prevenir o câncer de tireoide.
- **Alho:** Um antiviral e antibacteriano que defende o organismo contra o EBV matando as células virais. Além disso, elimina os estreptococos, um cofator do EBV, diminuindo a ocorrência de infecções do trato urinário, sinusite e superproliferação bacteriana no intestino delgado. Ajuda a eliminar do sistema linfático os resíduos tóxicos de origem viral e bacteriana.
- *Aloe vera*: O gel extraído das folhas frescas dessa planta é um antiviral extraordinário que elimina as toxinas da corrente sanguínea e do organismo e ajuda a depurar o fígado de substâncias como pesticidas. A *Aloe vera* ajuda as glândulas adrenais e elimina a radiação da tireoide.
- **Aspargo:** Depura o fígado e o baço, fortalece o pâncreas e age como um fantástico apoio para a tireoide. O aspargo não só inibe como impede a proliferação do EBV. Os fitoquímicos presentes na película e na ponta do aspargo repelem o vírus e ajudam a deter a sua reprodução. O aspargo também contém um alcaloide analgésico que age como uma leve aspirina em todo o organismo. Experimente comer aspargos crus na forma de suco ou cozidos no vapor.
- **Banana:** Fornece aminoácidos e o tipo certo de potássio para reconstruir os neurotransmissores danificados pelas neurotoxinas do EBV. Tem

potentes propriedades antivirais e anti-inflamatórias. É uma ótima fonte de cálcio, pois a bananeira cresce em solo rico desse mineral, e é muito boa para hipoglicemia, pois ajuda a estabilizar os níveis de glicose sanguínea. Não se preocupe se ouvir dizer que a banana tem açúcar demais. Na verdade, a frutose da banana é essencial para o cérebro, além de se ligar a aminoácidos e minerais, o que torna essa fruta um ótimo nutriente.

- **Batata:** Frequentemente considerada um alimento "branco" sem valor nutritivo, na verdade a batata é um dos mais potentes alimentos contra o EBV. É rica em lisina e contém também tirosina, substância química necessária à produção de hormônios tireoidianos.
- **Batata-doce:** Ajuda a depurar e a desintoxicar o fígado de toxinas e subprodutos do EBV. Nutre a pele e dá apoio às glândulas adrenais. Ajuda a reduzir miomas uterinos e cistos em todo o corpo causados pelo EBV, inclusive cistos ovarianos que provocam síndrome dos ovários policísticos.
- **Brotos e microfolhas:** Ricos em zinco e selênio que fortalecem o sistema imunológico contra o EBV, contêm também micronutrientes importantíssimos para a tireoide e ajudam a reduzir o desenvolvimento de nódulos.

- **Cebola e cebolinha-verde:** Outro recurso fantástico graças à capacidade de seu conteúdo de enxofre de confundir e abater o EBV ao mesmo tempo que nutre a própria tireoide. Assim como nas hortaliças crucíferas, é exatamente a sua pungência que torna esses alimentos valiosos. A cebola é um potente antiviral que ajuda no combate ao EBV.
- **Coco:** Antiviral e anti-inflamatório, o coco mata as células do EBV e reduz o crescimento de nódulos. Além disso, protege o sistema nervoso central da exposição às neurotoxinas do EBV. Experimente óleo de coco, manteiga de coco, coco desidratado (sem açúcar e sem dióxido de enxofre), leite de coco e água de coco.
- **Coentro:** Faz milagres contra o EBV. É essencial, porque se liga aos metais pesados tóxicos que alimentam o vírus, como mercúrio e chumbo. Liga-se também às neurotoxinas do EBV que, quando estão livres no organismo, podem causar formigamento e dormência, dores, inflamação, depressão e ansiedade.
- **Couve *kale* (couve-de-folhas):** Rica em alcaloides específicos que protegem contra vírus como o EBV. Seus fitoquímicos podem entrar na tireoide, matando as bolsas de EBV que começam a se formar durante a fase

inicial de ocupação da glândula pelo vírus.

- **Couve-flor:** Muitas vezes evitada por pessoas que têm problema de tireoide por ser considerada "biociogênica", na verdade a couve-flor é um dos melhores amigos da tireoide, pois ajuda a glândula a combater o EBV e contém boro, um oligoelemento benéfico para todo o sistema endócrino. A couve-flor também contém fitoquímicos que impedem o encolhimento da tireoide durante a atrofia que pode ocorrer após tratamento prolongado com hormônios tireoidianos.
- **Cúrcuma** (açafrão-da-terra): Ajuda a restaurar o tecido tireoidiano, permitindo que a glândula se regenere. É um anti-inflamatório que combate vírus em todo o corpo, reduzindo a carga viral do organismo.
- **Erva-doce:** É rica em vitamina C e em outros potentes compostos antivirais que ajudam a combater o EBV. As sementes da erva-doce contêm um composto semelhante à aspirina que age como anti-inflamatório na tireoide infectada pelo vírus. Esse efeito calmante sobre a tireoide ajuda a glândula a aumentar a sua produção hormonal.
- **Espinafre:** Cria um ambiente alcalino no organismo e fornece micronutrientes altamente absorvíveis ao sistema nervoso. Remove do fígado os resíduos virais gelatinosos que podem contribuir para o aumento de peso e palpitações cardíacas sem causa aparente. O espinafre é excelente, sobretudo, para rejuvenescer a pele e combater doenças como eczema e psoríase.
- **Figo:** Liga-se às toxinas no trato intestinal e as elimina do organismo para permitir a cura. O figo também limpa o fígado de pesticidas, fármacos, como medicamentos para a tireoide, e outros resíduos, tornando o fígado um local mais inóspito para o EBV.
- **Frutas vermelhas:** Têm um profundo efeito sobre a tireoide, principalmente por serem ricas em antioxidantes que reduzem os danos causados aos tecidos da tireoide. Cada fruta vermelha também tem propriedades curativas específicas. Por exemplo, a amora ajuda a reduzir o crescimento de nódulos ao mesmo tempo que reforça o tecido tireoidiano. A framboesa desintoxica todo o organismo e é rica em antioxidantes que removem os subprodutos do EBV e outros resíduos virais da corrente sanguínea, promovendo uma depuração geral. A framboesa também se liga às impurezas depositadas no trato intestinal por um fígado sobrecarregado de detritos virais, eliminando-as. (O mirtilo silvestre é descrito separadamente nesta lista.)

- **Gengibre:** Auxilia na assimilação de nutrientes e alivia os espasmos associados ao EBV e ao estresse excessivo. Rico em uma variedade própria de vitamina C biodisponível, o gengibre também é um potente antiviral contra o EBV. Uma das qualidades especiais do gengibre é a sua capacidade de tirar o organismo de um estado reativo, que pode ocorrer com facilidade quando o EBV está presente, acalmando nervos e músculos. O gengibre ajuda a promover equilíbrio e homeostasia na tireoide, estimulando a glândula quando ela está hipoativa e acalmando-a quando ela está hiperativa.
- **Gergelim:** Fortalece o sistema nervoso central e fornece aminoácidos, como tirosina e lisina, em formas altamente biodisponíveis que entram com facilidade na tireoide para melhorar o funcionamento da glândula e suprimir o EBV.
- **Hortaliças crucíferas:** O alto teor de enxofre desses alimentos desinfeta a tireoide e constitui um obstáculo para o EBV. O enxofre satura a glândula e cria um efeito de cortina de fumaça, impedindo que o vírus funcione bem. Ao mesmo tempo, o enxofre ajuda a revitalizar a própria glândula, o que contraria a crença popular de que as hortaliças da família *Brassica* são problemáticas para a tireoide. Em ordem de importância, aqui estão algumas das melhores hortaliças crucíferas para consumo (cinco delas serão descritas individual e detalhadamente nesta lista): couve-flor, couve *kale*, rabanete, rúcula, agrião, couve-de-bruxelas, repolho, brócolis, couve-rábano, couve-manteiga e mostarda.
- **Laranja e mexerica:** Assim como o limão, a laranja e a mexerica são uma rica fonte de cálcio, essencial quando o organismo precisa de minerais para impedir que o EBV cause danos à tireoide. Se você consumir bastante cálcio biodisponível (a melhor fonte são as frutas cítricas), seu organismo não precisará recorrer às reservas de cálcio dos ossos. A vitamina C da laranja e da mexerica é um recurso contra o EBV, pois ajuda a revitalizar o fígado após os danos causados pelo vírus e purga esse órgão de gorduras e resíduos virais, ajudando você a emagrecer.
- **Limão:** Melhora a digestão ao aumentar os níveis de ácido clorídrico (ácido benéfico) no estômago. Tonifica a mucosa intestinal, depura o fígado e fornece reposição de cálcio para evitar osteoporose quando o EBV induz à formação de nódulos em todo o corpo, os quais esgotam as reservas de cálcio. O limão também equilibra os níveis de sódio no sangue, tornando os eletrólitos ativos e

melhorando a atividade dos neurotransmissores que foi prejudicada pelas neurotoxinas do EBV, causando confusão mental e outros sintomas neurológicos.

- **Maçã:** A maçã tem ação anti-inflamatória na tireoide, pois priva o EBV de alimentos. Quando a pectina da maçã entra no sistema digestório, libera fitoquímicos que se ligam ao EBV, envolvendo as células virais de modo que elas não possam se alimentar e proliferar.

- **Mamão:** Ajuda o sistema nervoso central a se restabelecer dos danos causados pelas neurotoxinas. Fortalece e recompõe o ácido clorídrico no estômago. O seu conteúdo de vitamina C é uma arma secreta contra o EBV e ajuda a limpar e a reconstruir o fígado. Os compostos fitoquímicos presentes no mamão, que conferem o tom vermelho-alaranjado à sua polpa, têm a capacidade de atrair a luz solar para a própria tireoide quando se está ao ar livre. Essa maior absorção de raios solares retarda a proliferação do EBV e a sua capacidade de penetrar na tireoide. O mamão ajuda ainda a deter a atrofia da glândula.

- **Manga:** Contém uma quantidade enorme de caroteno que ajuda a restaurar a saúde do baço e do fígado, nutrir o cérebro e purgar o sistema linfático das toxinas do EBV. Fornece

magnésio bioativo e glicose, que acalmam os nervos e ajudam a combater os problemas de sono causados pelo EBV.

- **Manjericão:** As propriedades antivirais dessa planta devem-se, em parte, aos compostos fitoquímicos que entram na tireoide e reduzem a capacidade de penetração das células de EBV. O manjericão ajuda a reduzir nódulos, cistos e tumores e contém compostos antitumorais que ajudam a prevenir câncer de tireoide.

- **Mel *in natura*:** É o melhor combustível para nutrir e revitalizar a tireoide. A glicose e outros nutrientes presentes no mel *in natura* nutrem a glândula. A medicina ainda não descobriu a relação simbiótica entre o mel e a tireoide. Graças ao seu conteúdo de zinco, o mel *in natura* é outro antiviral que ajuda a combater o EBV.

- **Mirtilo silvestre:** Ajuda a restaurar o sistema nervoso central e elimina as neurotoxinas do EBV do fígado. Contém antioxidantes extremamente potentes que ajudam a reparar o tecido da tireoide e a reduzir o desenvolvimento de nódulos. Auxilia na remoção de metais pesados tóxicos no cérebro e no fígado. Isso tudo significa que o mirtilo silvestre detém o encolhimento do cérebro e da tireoide. Não deve ser confundido com o mirtilo cultivado, que é mais graúdo.

O mirtilo selvagem pode ser encontrado na seção de congelados de muitos supermercados.

- **Oleaginosas** (em especial nozes, nozes-pecã, amêndoas e castanha-de-caju): Contém oligoelementos como zinco, selênio e manganês, que são benéficos para a tireoide. As nozes, por exemplo, contém compostos fitoquímicos antivirais e antibacterianos que inibem a proliferação do EBV no fígado, no baço e na tireoide.
- **Pepino:** Fortalece as glândulas adrenais e os rins e remove as neurotoxinas do EBV da corrente sanguínea. Hidrata o sistema linfático, em especial na área ao redor do pescoço (onde a tireoide tem seu próprio sistema imunológico com linfócitos especializados que vão atrás das células do EBV), permitindo maior limpeza da tireoide. A hidratação fornecida pelo pepino pode retardar ou até mesmo deter uma mononucleose de início recente.
- **Pera:** Revitaliza e nutre o fígado enquanto limpa e purga o órgão de pesticidas e resíduos do EBV. Esse processo ajuda a corrigir o problema de fígado preguiçoso, favorecendo o emagrecimento. Muito útil para reduzir a resistência insulínica, equilibrar os níveis de glicose sanguínea e dar apoio às glândulas adrenais.
- **Rabanete:** Um alimento antiviral que contém o enxofre mágico que retarda a ação do EBV com seu efeito de cortina de fumaça. O rabanete ajuda a reduzir o câncer de tireoide e a impedir a sua formação. Além disso, remove a radiação da glândula. Após o ataque do EBV, a tireoide debilitada precisa de oligoelementos. Mesmo quando o solo parece estéril, o rabanete absorbe mais de trinta oligoelementos da terra, que ajudam a revitalizar e a fortalecer a tireoide. O rabanete ajuda ainda a evitar a atrofia da tireoide.
- **Romã:** Ajuda a desintoxicar e a depurar o sangue e o sistema linfático. Inibe o EBV e outros vírus; destrói nódulos, tumores e cistos em todo o corpo, inclusive na tireoide; revitaliza e rejuvenesce o tecido tireoidiano. Ajuda as glândulas adrenais e protege e limpa as glândulas paratireoides.
- **Rúcula:** Reduz nódulos, cistos e tumores da tireoide (malignos e benignos) e, sobretudo, ajuda a impedir o desenvolvimento de câncer de tireoide associado ao EBV. Os compostos fitoquímicos da rúcula entram na tireoide, rejuvenescendo os tecidos e reduzindo o tecido cicatricial. Esses compostos também removem do fígado velhos depósitos de medicamentos para a tireoide.

- **Aipo:** Reforça o ácido clorídrico no estômago e ajuda o fígado a produzir bile para decompor os alimentos. Fornece sais minerais que combatem o EBV, ajuda o sistema nervoso central com eletrólitos potentes e estabiliza as glândulas adrenais. O aipo tem a capacidade de limpar a tireoide das toxinas do EBV. Além disso, estimula a produção do hormônio tireoidiano T3.
- **Salsinha:** Remove os níveis elevados de cobre e alumínio, que alimentam o EBV e, por sua vez, provocam problemas de pele. Estimula a produção do hormônio tireoidiano T3 ao ajudar a nutrir e a restaurar a saúde da tireoide.
- **Sementes de cânhamo:** Fornecem micronutrientes e aminoácidos essenciais à tireoide. Excelente para proteger o coração dos subprodutos do EBV, que podem entupir valvas cardíacas e produzir palpitações. Além disso, fortificam o sistema cardiovascular e ajudam a proteger outras partes do corpo que são afetadas pelo EBV, como os olhos (por exemplo, ajudando a reduzir as moscas volantes).
- **Tâmara:** Contém potássio, magnésio e glicose, que são benéficos para o sistema endócrino. A tâmara ajuda a limpar o fígado dos resíduos produzidos pelo EBV. Além disso, estimula os movimentos peristálticos, ajudando o intestino a expelir diversas variedades de resíduos que podem sobrecarregar um organismo que está tentando se restabelecer.
- **Tomate:** Contém a sua própria variedade de vitamina C, disponibilizada ao sistema linfático e ao fígado; ajuda o sistema imunológico a se manter forte contra o EBV e impede que o vírus se desloque com facilidade no organismo. Essa vitamina C também reforça o sistema imunológico da própria tireoide na área do pescoço. Durante o seu cultivo, o tomate absorve e coleta a frequência do luar à noite, assim como a tireoide absorve os raios solares durante o dia (falarei mais sobre isso no Capítulo 25: "Técnicas para curar a tireoide"). Isso significa que o tomate fortalece as frequências da tireoide, ajudando a promover equilíbrio e homeostasia entre todos os órgãos e glândulas do corpo.
- **Tomilho:** Um incrível antiviral fundamental para eliminar as doenças da tireoide. Seus compostos nutritivos entram na tireoide, matando o EBV e permitindo que a glândula retome o próprio controle. Esse valioso alimento também reduz a carga viral de todo o organismo, ajudando a aliviar inúmeros sintomas.
- **Xarope de bordo** (*maple syrup*): Contém dezenas de oligoelementos que fortificam o cérebro e o restante do

sistema nervoso, protegendo-os da oxidação causada pelos metais pesados e das neurotoxinas do EBV. Ajuda na formação de depósitos de glicogênio no fígado e no cérebro para promover o equilíbrio dos níveis de glicose sanguínea, mantendo as glândulas adrenais fortes e estáveis para que possam apoiar a tireoide.

ERVAS E SUPLEMENTOS

Não quero que você fique impressionado com esta lista. Sei que pode ser difícil encaixar tantos suplementos em sua rotina diária. Além disso, ervas e suplementos podem ser caros e, talvez, o seu orçamento esteja apertado. Se só puder comprar alguns, dê preferência aos cinco primeiros da lista. Se estiver em melhores condições financeiras, acrescente outros suplementos cuja descrição atende às suas necessidades de saúde. Se você é intolerante aos suplementos ou prefere se guiar por sua intuição, dê uma olhada na lista e veja o que é melhor para você.

Sempre me perguntam qual é a forma mais eficaz de determinado suplemento e se ele é mesmo importante. Sim, é muito importante. Existem diferenças sutis e às vezes fundamentais entre os tipos de suplemento disponíveis que podem influenciar na rapidez com que o EBV é debelado, na reparação do sistema nervoso e no tempo de cura da tireoide. A variedade de suplemento que você escolhe pode acelerar ou retardar o seu progresso. Para acelerar a cura você precisa dos tipos certos de suplemento. Por esse motivo, forneço informações sobre cada um dos suplementos mencionados abaixo em meu *website* (www. medicalmedium.com). [Em inglês.]

- **Vitamina B$_{12}$ (na forma de adenosil-cobalamina com metilcobalamina):** A B$_{12}$, da qual quase todo mundo tem carência, é fundamental, pois protege todo o corpo dos danos causados pelas neurotoxinas do EBV. Essa vitamina apoia e repara o sistema nervoso central e o sistema endócrino e ajuda a fortalecer os neurotransmissores químicos no cérebro, para que ele possa ficar forte contra o EBV. Essa vitamina também reforça o sistema imunológico, fornece estímulo mental e emocional, ajuda com os problemas de metilação e reduz os níveis de homocisteína. Com o tempo, o tipo certo de vitamina B$_{12}$ pode até mesmo reverter o diagnóstico de mutação do gene MTHFR, pois ela repara os danos no organismo que fazem com que o resultado do teste de mutação genética seja falso-positivo.
- **Zinco (na forma de sulfato de zinco líquido):** Esse suplemento reforça de maneira significativa o sistema imunológico ao fortalecer os glóbulos brancos ou leucócitos (linfócitos, basófilos,

neutrófilos, eosinófilos, macrófagos e monócitos), para que eles possam encontrar e destruir as células de EBV. O zinco também é um ótimo antisséptico contra o EBV, pois suprime a proliferação viral no organismo enquanto reduz a inflamação e o desenvolvimento de nódulos, tumores e cistos (benignos e malignos). O zinco também fortalece a tireoide e estabiliza as adrenais. Como vimos no capítulo anterior, não tenha receio de que o zinco possa esgotar seus níveis de cobre. A carência de zinco é uma grande preocupação quando se está combatendo o EBV, e evitar esse mineral pode dificultar a cura.

- **Vitamina C:** A vitamina C fortalece todo o sistema imunológico, em especial as células exterminadoras (*killer cells*) que atacam patógenos como o EBV. Um dos objetivos do EBV, sobretudo no quarto estágio, é esgotar os níveis de vitamina C do organismo, por isso é importante obter uma quantidade suficiente desse nutriente para equilibrar a atividade viral. A vitamina C destrói o EBV no fígado, elimina as toxinas que se acumulam nesse órgão, estabiliza a produção de plaquetas e ajuda a reparar os danos causados pelas neurotoxinas no sistema nervoso central. Tudo isso enquanto ajuda a reduzir nódulos, cistos e tumores da

tireoide (malignos e benignos) e a restaurar as glândulas adrenais.

- **Spirulina (de preferência do Havaí):** Essa forma de alga, que pode ser encontrada em pó ou em cápsula, é um incrível aliado na reconstrução do sistema nervoso central e na remoção de metais pesados tóxicos, como mercúrio e cobre, do fígado, do sistema reprodutor, do trato gastrointestinal, da tireoide e do cérebro. Ao eliminar esses metais pesados, você se livra de um dos combustíveis preferidos do EBV. A spirulina ajuda a revitalizar a tireoide de duas maneiras: (1) seus micronutrientes fundamentais nutrem o tecido tireoidiano sadio e têm um efeito regenerador sobre a glândula, enquanto (2) o iodo que essa alga contém é um antisséptico muito eficaz contra as células do EBV na tireoide, o que reduz a carga viral dessa glândula para que ela possa se curar. A spirulina também reduz o desenvolvimento de nódulos, cistos e tumores (malignos e benignos).

- **Unha-de-gato:** Com fitoquímicos especializados na destruição dos vírus e das bactérias que causam inflamação, sobretudo o EBV e seu cofator, o estreptococo, essa planta tem um extraordinário efeito anti-inflamatório. Ao reduzir o número de células de EBV, ela ajuda a reduzir o volume do baço, do fígado e da tireoide, caso estejam aumentados. Além disso, a unha-de-gato combate nódulos, cistos e tumores (malignos e benignos) tireoideos e hepáticos causados pelo EBV.

- **Alcaçuz:** Destrói as células do EBV na tireoide, no fígado, no baço e no sistema reprodutor. É excelente para combater o EBV não apenas na fase de mononucleose, mas também no segundo e no terceiro ciclos do EBV que possam ter início em outras partes do corpo quando o vírus começa a ser debelado. É uma das plantas mais potentes para restaurar as glândulas adrenais e oferecer apoio aos rins. O alcaçuz também combate o estreptococo, reduzindo a inflamação no trato gastrointestinal provocada por doenças causadas por essa bactéria, como síndrome do intestino irritável.
- **Melissa:** Essa planta de sabor suave é potente contra o EBV e seu cofator, o estreptococo. Ela mata e repele as células virais e bacterianas na tireoide, no fígado e no baço graças aos seus alcaloides e a outros fitoquímicos importantes, ao mesmo tempo que ajuda a fortalecer os linfócitos para que o sistema imunológico possa destruir o vírus. É excelente não apenas contra os primeiros sintomas do EBV na fase de mononucleose, mas também em qualquer estágio do vírus. Além disso, a melissa inibe o desenvolvimento de nódulos.
- **L-lisina:** Ao inibir e reduzir a carga viral de EBV, esse aminoácido age como um anti-inflamatório em todo o sistema nervoso, sobretudo o sistema nervoso central e o nervo vago e o nervo frênico, que são alvos das neurotoxinas do EBV.
- **Cogumelo chaga, ou fungo chaga:** Elimina o EBV do fígado e da tireoide. Estimula o fígado estagnado ou lento e melhora o funcionamento da tireoide. Ajuda a fortalecer as glândulas adrenais. Além disso, ajuda a degradar e a dissolver os subprodutos do EBV que podem causar palpitações cardíacas.
- **5-MTHF (5-metiltetrahidrofolato):** Utilíssimo para a saúde do sistema reprodutor que foi ameaçada pelo EBV, esse suplemento é um aliado no tratamento de problemas causados por esse vírus, como infertilidade, síndrome dos ovários policísticos e endometriose. Além disso, ajuda a fortalecer o sistema endócrino e o sistema nervoso central, promove a metilação e reduz os níveis de homocisteína.
- **Grama de cevada em pó:** Ajuda a eliminar o mercúrio e outros metais pesados tóxicos do organismo. Contém alcaloides específicos que ajudam a prevenir a atrofia da tireoide ao mesmo tempo que impede que o EBV se nutra de seus alimentos preferidos,

como metais pesados tóxicos, dentro da tireoide.

- **Monolaurina:** Esse antiviral combate o EBV e reduz seus cofatores, como o estreptococo.

- **Prata coloidal:** Outro potente antiviral, a prata ajuda a diminuir a carga de EBV, sobretudo durante a fase de mononucleose, quando o vírus está ativo na corrente sanguínea.

- **L-tirosina:** Esse aminoácido nutre o tecido tireoidiano mesmo quando a tireoide está sendo atacada pelo EBV, a fim de que a glândula possa continuar a produzir seus hormônios.

- **Ginseng indiano (ashwagandha):** Embora estimule a tireoide, sua principal característica é minimizar os picos de adrenalina das glândulas adrenais que podem alimentar o EBV. Ao estabilizar as adrenais, o ginseng indiano ajuda a impedir que essas glândulas produzam uma quantidade excessiva de mesclas hormonais, as quais fornecem combustível para o EBV. (Para informações mais detalhadas sobre as glândulas adrenais leia o livro *Médium Médico: Os segredos por trás de doenças crônicas e misteriosas e como finalmente se curar* .)

- **Algas marinhas vermelhas:** Com potente propriedade antiviral, essas algas ajudam a remover metais pesados como o mercúrio do organismo e reduzem a carga viral de EBV.

- **Urtiga:** Com micronutrientes essenciais para o sangue e o sistema nervoso central (sobretudo para o cérebro), essa planta altamente adaptogênica também é um anti-inflamatório para os órgãos infectados pelo EBV. Ela contribui de modo significativo para restabelecer a homeostasia, de modo que tudo funcione melhor, inclusive o sistema linfático, o fígado e o sangue.

- **Vitaminas do complexo B:** Essas vitaminas são essenciais para o sistema endócrino, embora o seu papel fundamental seja fornecer suporte ao sistema nervoso central, que é bombardeado pelas neurotoxinas do EBV.

- **Magnésio:** Além de promover a homeostasia, esse mineral mantém em equilíbrio a produção de hormônios tireoidianos, para que a tireoide não produza nem uma quantidade insuficiente nem excessiva de hormônios. O magnésio também pode ajudar a diminuir os sintomas neurológicos que vimos no Capítulo 5.

- **EPA e DHA (ácido eicosapentaenoico e ácido docosa-hexaenoico):** esses ácidos graxos ômega-3 reforçam o sistema endócrino e ajudam a fortalecer o sistema nervoso central, a fim de que ele fique menos vulnerável aos danos causados pela quantidade excessiva de adrenalina causada por doença da tireoide, estresse excessivo ou ambos. Saiba que esses ácidos constituem apenas um dos elementos da saúde do cérebro. Embora os ácidos graxos ômega-3 estejam na moda, a verdade é que são os carboidratos saudáveis, como os alimentos mencionados neste capítulo, que dão mais sustentação ao cérebro. Além disso, prefira ômega-3 de origem vegetal (e não de peixe).

- **Alga vesiculosa (*Fucus vesiculosus*):** Outra alga que fornece oligoelementos facilmente assimiláveis pela tireoide, bem como iodo, que age como antisséptico matando as células de EBV e, como consequência, melhorando o funcionamento da glândula. Essa alga também remove os metais pesados tóxicos do trato gastrointestinal, que servem de alimento para o vírus.
- **Selênio:** Em vez de matar o EBV, esse suplemento fortalece o tecido tireoidiano para protegê-lo contra a formação de tecido cicatricial pelo vírus. Além disso, reforça o sistema imunológico, é bom para o sistema nervoso central e estimula a produção dos hormônios T4 e T3.
- **Curcumina:** Ao fortalecer o sistema nervoso central e o sistema nervoso periférico, esse componente da cúrcuma age como anti-inflamatório e reduz o inchaço dos nervos causado pelas neurotoxinas do EBV.

- **Cromo:** Além de ser benéfico para as glândulas adrenais, a tireoide e o restante do sistema endócrino, esse suplemento auxilia no funcionamento do pâncreas e do fígado, para estabilizar o organismo durante o combate ao EBV.
- **Vitamina D$_3$:** O suplemento de vitamina D$_3$ ajuda a estabilizar o sistema imunológico e a impedir que ele reaja de maneira excessiva a invasores como o EBV. Mas não exagere, megadoses de vitamina D não são recomendadas.
- **Manganês:** Suplemento importantíssimo para a produção do hormônio tireoidiano T3 e para fortalecer a glândula hipófise do sistema endócrino.
- **Sabugueiro:** Excelente suplemento para fortalecer o sistema imunológico.
- **Trevo vermelho:** Essa planta fácil de ser encontrada é excelente para limpar e purificar o fígado, o sistema linfático e o baço das neurotoxinas do EBV.
- **Ginseng siberiano (*Eleutherococcus senticosus*):** Fortalece as glândulas adrenais, ajuda a reduzir os picos de adrenalina que alimentam o EBV e danifica os neurotransmissores; isso significa que ajuda a evitar os danos dos neurotransmissores que contribuem para o surgimento de sintomas como confusão mental.

- **Anis-estrelado:** Essa especiaria com propriedade antiviral ajuda a destruir o EBV no fígado.
- **Cobre:** Esse é um suplemento que eu não recomendo com frequência, porque as pessoas em geral já têm altos níveis de cobre, tanto na forma de oligoelemento como de metal pesado tóxico. Mas se você acha que seu nível de cobre tóxico está baixo o suficiente e está fazendo a desintoxicação de metais pesados que eu descrevo no próximo capítulo, pode consumir níveis mínimos de cobre iônico a fim de ajudar a repelir o EBV. Doses mínimas de cobre iônico de excelente qualidade também podem ajudar a remover do organismo o cobre tóxico que poderia alimentar o vírus.
- **Rubídio:** O suplemento de rubídio ajuda a estabilizar a produção de hormônios tireoidianos e a fortalecer as glândulas adrenais.
- *Bacopa monnieri*: Essa planta estimula a produção de hormônios tireoidianos e a conversão de T4 em T3.

CAPÍTULO 23

Reabilitação da Tireoide em 90 Dias

Enquanto tenta recuperar a saúde, talvez você ache que os alimentos e suplementos que descrevi no capítulo anterior já irão mantê-lo bastante ocupado. Mas, quando estiver pronto, poderá passar para a próxima etapa do programa, a etapa de depuração.

Reabilitação da tireoide em 90 dias é um programa que diz respeito somente a você. Não importa se você consome muita proteína, se não come glúten, se é vegetariano, vegano ou não segue nenhuma tendência ou sistema de crença alimentar. Essa depuração é uma abordagem fundamental para matar o EBV, recuperar o organismo e reparar a tireoide e pode ser incorporada a qualquer estilo de vida.

Eis como funciona: siga as diretrizes apresentadas neste capítulo durante 90 dias. A cada início de mês, escolha qual dos três programas de 30 dias você quer seguir com base em suas necessidades, seus recursos e seus compromissos diários.

Muitas pessoas conseguem se curar somente com a Opção A (Mês de depuração do fígado, do sistema linfático e do trato gastrointestinal), e algumas precisam de apenas um mês, e não dos 90 dias. Muitas só precisam repetir a Opção B (Mês de desintoxicação de metais pesados) pelos 90 dias para eliminar os sintomas e se sentir melhor. Para outras, aquelas que estão doentes há muito tempo ou têm uma forma agressiva de EBV, a Opção C (Mês de eliminação do vírus da tireoide) oferece maior possibilidade de cura. As pessoas não são iguais.

Você gostaria de promover mudanças graduais? Então é melhor seguir a progressão natural: começar com a Opção A, passar para a Opção B e terminar com a Opção C.

Está impaciente? Então pode fazer o sentido inverso, ou seja, ir direto para a Opção C, passar para a Opção B e terminar com a Opção A.

Está desesperado para ver mudanças radicais em seu estado de saúde? Nesse caso você pode fazer a Opção C por 90 dias ou mais.

Veja o que acha melhor. Elabore uma lista dos alimentos que você deve incorporar à sua vida e uma lista daqueles que deve evitar. Se a sua vida é muito agitada e é difícil seguir o programa diário, faça o que for possível. Por exemplo, se você fica de um lado para o outro o dia todo, leve seus tônicos com você em uma bolsa térmica. Ou então beba o que puder antes de sair para o trabalho e o restante quando voltar para casa à noite. Ao viajar, coloque na bagagem um liquidificador portátil e alguns limões. O ideal é que você consuma toda a quantidade de cada item até o final do dia, mas o seu processo de cura não será prejudicado se às vezes isso não for possível. Se você sair do programa por um ou dois dias, não entre em pânico. Mude a sua estratégia de acordo com as suas necessidades e retome o programa.

No início de cada mês, faça uma avaliação. Você planejou passar para a Opção C e ainda não se sente pronto? Você pretendia voltar à Opção A, mas está tão bem que não quer fazer isso agora? Em ambos os casos, tente repetir o mês em que se sentiu melhor. No mês seguinte faça uma reavaliação.

Ao final dos 90 dias, pode ser que você queira continuar o programa. Muitas pessoas que fizeram "A limpeza curativa de 28 dias" de *Médium Médico: Os segredos por trás de doenças crônicas e misteriosas e como finalmente se curar* estavam tão bem depois das quatro semanas que decidiram continuar. Você também pode fazer isso. Sinta-se à vontade para transformá-lo em um programa de reabilitação da tireoide de 120 ou 365 dias.

Não desanime se levar um ano ou um ano e meio para se curar. Não perca a esperança. O processo de cura começa imediatamente, mesmo que os sintomas demorem um pouco para desaparecer. Leva tempo para se recuperar quando o vírus da tireoide está ativo no organismo há muitos anos ou é uma variedade que causou sintomas particularmente difíceis. Aguente firme. A recompensa vale a pena: ter a sua vida de volta.

Se você é do tipo que se depura com rapidez e sofre com os sintomas de desintoxicação, no começo não precisa seguir nenhuma das opções de maneira integral. Selecione apenas um dos pontos da Opção A, siga a lista de alimentos que deve evitar e veja o que acha. Quando estiver pronto, você poderá incorporar os outros pontos.

Como eu disse, depende do que você precisa na *sua* vida, e não de alguma tendência ou crença arbitrária.

No programa de Reabilitação da Tireoide você não passa fome. Em geral, quando querem fazer algum tipo de depuração, as pessoas começam um regime e comem muito pouco. Não faça isso! Além de tornar mais difícil a manutenção das mudanças, você vai forçar suas glândulas adrenais. Para que isso não aconteça é essencial "fazer uma boquinha" pelo menos a cada duas horas.

Lembre-se de que quem deve morrer de fome é o vírus, e não você. Você precisa se alimentar para fortalecer a tireoide e o restante do corpo para que possa eliminar os sintomas e recuperar a saúde. Principalmente durante a Opção C, quando você fará a maior parte das mudanças, não se esqueça de comer bem, fazer pequenos lanches entre as refeições e planejar com antecedência para não passar fome em viagens e reuniões sociais.

Para apoio emocional, uma vez que você irá cortar alguns alimentos da sua vida durante esse período de depuração, leia o capítulo "Food for the Soul" ["Alimentos para a alma"] de *Medical Medium Life-Changing Foods*. E, se precisar de ajuda para preparar pratos deliciosos e curativos, veja o próximo capítulo, "Receitas para curar a tireoide", que traz dezenas de opções e as 50 receitas de *Life-Changing Foods*.

Lendo as opções das páginas seguintes, você ficará impressionado com a simplicidade dos programas mensais. Mas não se deixe enganar por essa simplicidade. Às vezes são as medidas mais simples, que as

pessoas descartam por considerar simples demais, que fazem a diferença. O suco se aipo, por exemplo, é um item importante de todas as opções: o suco puro de aipo, sem nenhum outro ingrediente. Isso porque o suco de aipo é um superalimento ainda não descoberto. Graças à sua complexa composição de nutrientes, ele pode fazer maravilhas. É alcalinizante e rico em enzimas, reforça os eletrólitos, repara o DNA, equilibra a glicose sanguínea, tem ação antisséptica e muito mais. Esse tônico é um passo "simples" em direção à saúde que não deve ser subestimado.

Isso também vale para os outros passos. A maioria das pessoas que têm sintomas há muito tempo e já experimentaram diferentes modalidades de cura se torna sensível. Seu sistema digestório fica sensível, seu sistema nervoso central fica sensível, todo o seu organismo fica sensível. As técnicas apresentadas neste capítulo são as melhores que existem para tratar tanto os indivíduos sensíveis como os que têm uma constituição mais robusta. Quando levadas a sério e aplicadas corretamente, essas técnicas são muito eficazes.

Prepare-se para entrar em uma nova fase da sua vida: de cura e renascimento. Que os próximos 90 dias sejam repletos de alegria e transformação.

OPÇÃO A: MÊS DE DEPURAÇÃO DO FÍGADO, DO SISTEMA LINFÁTICO E DO TRATO GASTROINTESTINAL

O que acrescentar

Tome estes tônicos perto das refeições e dos lanches. *Não passe o dia todo somente com esses líquidos*, você também precisa comer para não ficar com fome. Seja qual for a sua filosofia alimentar, inclua em sua rotina diária alguns dos alimentos e suplementos descritos no capítulo anterior para aumentar as suas chances de se curar de maneira rápida e eficiente.

- Toda manhã, tome cerca de 480 ml de suco de aipo puro em jejum. (O suco deve ser feito na hora e não conter nenhum outro ingrediente. Veja como preparar suco de aipo no próximo capítulo. Se 480 ml for muito para você, comece com uma quantidade menor e aumente aos poucos. O suco de aipo é uma bebida medicinal, e não uma bebida calórica, por isso você ainda precisará comer para ter energia durante a manhã. Mas só coma 15 minutos depois de tomar o suco.)
- Beba cerca de 500 ml de água com limão ao meio-dia ou no início da tarde. (A proporção é de meio limão para 500 ml de água.)
- Beba cerca de 500 ml de água com limão no final da tarde.
- Toda noite, beba cerca de 500 ml de suco de *aloe vera* ou suco de pepino. (Veja a receita de suco de *aloe vera* no próximo capítulo. Caso opte por suco de pepino, pode adicionar, se quiser, um pouco de salsinha ou de coentro. Se estiver viajando e não for possível preparar suco de *aloe vera* ou de pepino, beba água com limão à noite também.)

O que evitar

- Elimine os alimentos que mencionei no Capítulo 21: "Equívocos comuns e o que evitar": ovos, laticínios (inclusive leite, creme de leite, iogurte, queijo, *kefir* e manteiga clarificada), glúten, óleo de canola, milho, soja e carne de porco.

Processo de cura

Este mês fornece apoio ao fígado, ao sistema linfático e ao sistema digestório, enquanto o protocolo antiviral combate o EBV e oferece alívio à tireoide.

Talvez você não ache que a saúde gastrointestinal seja importante para a tireoide, mas ela é fundamental: quando os níveis de ácido clorídrico (ácido benéfico) no estômago estão baixos, os ácidos nocivos tendem a subir para o esôfago durante o sono, prejudicando a tireoide e impedindo sua cura. O suco de aipo é a melhor maneira de aumentar o ácido clorídrico, para controlar os ácidos nocivos produzidos pelas bactérias ruins.

O suco de aipo também contém sais minerais cujas propriedades desinfetantes ainda não descobertas os tornam antivirais, matando o EBV em todo o organismo, e antibacterianos, para o estreptococo, cofator do EBV, ajudando a reduzir a carga viral.

Hidratação também é fundamental. Pode ser que você esteja cronicamente desidratado, como a maioria das pessoas. Quando você está desidratado, o seu organismo não consegue eliminar da maneira devida os resíduos e seu cérebro não funciona em sua plena capacidade. Os sucos e as águas aromatizadas desta lista são os tônicos mais hidratantes que existem, pois fornecem água e sais minerais que revitalizam as células e ajudam a eliminar o EBV e seus resíduos do fígado e do sistema linfático. A água com limão tem mais uma vantagem: ajuda a quebrar sedimentos e cálculos na vesícula biliar, desse modo aumentando a produção de bile no fígado e os níveis de ácido clorídrico no estômago e reduzindo os ácidos ruins que causam refluxo ácido. Se você se esquece de beber uma quantidade suficiente de água por dia, pode se hidratar com esses tônicos e, se já bebe uma quantidade suficiente de água, pode trocar a água por esses tônicos.

Lembre-se, se você tem tendência a se desintoxicar rapidamente, faça essas mudanças de maneira paulatina. Mas se você tem dificuldade para se desintoxicar ou não consegue se desintoxicar (em geral, em caso de diagnóstico de lúpus e síndrome de Raynaud), saiba que muitas vezes esse é um sinal de que o fígado e o sistema linfático estão particularmente congestionados por causa do nível elevado de resíduos virais. A melhor maneira de reduzir essa congestão, que pode ou não ser diagnosticada pelo médico, é adotando as medidas deste mês. Essa é uma forma suave de se hidratar e liberar os sistemas de filtragem do organismo sem pagar o preço dos sintomas da desintoxicação.

OPÇÃO B: MÊS DE DESINTOXICAÇÃO DE METAIS PESADOS

O que acrescentar

Novamente, tome esses tônicos perto das refeições e dos lanches. Embora a vitamina possa constituir uma refeição ou um lanche, *não passe o dia todo somente com esses líquidos*, você precisa comer para não ficar com fome. Seja qual for a sua filosofia alimentar, inclua na sua rotina diária alguns dos alimentos e suplementos descritos no capítulo anterior a fim de aumentar as suas chances de se curar de maneira rápida e eficiente.

- Toda manhã, tome cerca de 480 ml de suco de aipo puro em jejum. (O suco deve ser feito na hora e não conter nenhum outro ingrediente. Veja como preparar suco de aipo no próximo capítulo. Se 480 ml for muito para você, comece com uma quantidade menor e aumente aos poucos. O suco de aipo é uma bebida medicinal, e não uma bebida calórica, por isso você ainda precisará comer para ter energia durante a manhã. Mas só coma 15 minutos depois de tomar o suco.)
- Todos os dias, tome a vitamina para desintoxicação de metais pesados. (Veja a receita no próximo capítulo.

Essa é uma excelente opção de café da manhã. Se não gostar da combinação de todos os ingredientes em uma única bebida, distribua os outros ingredientes nos outros pratos ao longo do dia. Você pode encontrar spirulina em cápsulas se não gostar do sabor.)
- Beba cerca de 500 ml de água com limão ao meio-dia ou no início da tarde. (A proporção é de meio limão para 500 ml de água.)
- Beba cerca de 500 ml de água com gengibre no final da tarde. (Veja a receita no próximo capítulo. Se estiver viajando e não puder preparar água com gengibre, leve consigo um saquinho de chá de gengibre para preparar um chá.)
- Toda noite, beba cerca de 500 ml de suco de *aloe vera* ou de pepino. (Veja a receita de suco de *aloe vera* no próximo capítulo. Caso opte por suco de pepino, se quiser pode adicionar um pouco de salsinha ou coentro. Se estiver viajando e não for possível preparar suco de *aloe vera* ou de pepino, beba água com limão à noite também.)

O que evitar

Elimine os alimentos que mencionei no Capítulo 21: "Equívocos comuns e o que evitar": ovos, laticínios (inclusive leite, creme de leite, iogurte, queijo, *kefir* e manteiga clarificada), glúten, óleo de canola, milho, soja e carne de porco.

Elimine também atum, meca e robalo neste mês.

Processo de cura

Este mês, além de todos os benefícios do "Mês de depuração do fígado, do sistema linfático e do trato gastrointestinal", você terá as propriedades antiespasmódicas e antivirais do gengibre e poderá eliminar do organismo os metais pesados tóxicos, um dos combustíveis preferidos do EBV.

Quando consumidos com um intervalo de 24 horas um do outro, a grama de cevada em pó, a spirulina, o coentro, o mirtilo selvagem e a alga *dulse* do Atlântico são o método mais eficaz que existe para remover os metais pesados. (Para reforço, acrescente bardana.) Cada um desses alimentos tem suas características singulares e desempenha um papel ligeiramente diferente no processo de desintoxicação. Durante o processo de remoção, os metais podem "cair" ou retornar aos órgãos; nesse ponto, outro membro da equipe entra em ação, agarra o metal e continua a jornada até a linha final. Eu chamo isso de "passar a bola". Sozinho, nenhum alimento é 100% eficaz; mas juntos são a sua arma secreta contra os metais pesados!

Se você já experimentou outros métodos de desintoxicação de metais pesados e ficou insatisfeito, saiba que essa abordagem de "passar a bola" é diferente. Nas outras técnicas os metais caem ao longo do caminho ou são redistribuídos, provocando sintomas incômodos. A desintoxicação de metais pesados deste mês é diferente: ela foi elaborada para as pessoas mais sensíveis e não tem nenhum efeito colateral, pois a combinação dos alimentos se agarra aos metais pesados e os remove do organismo.

Além de ajudar a eliminar os metais do organismo, esses poderosos alimentos deixam para trás nutrientes essenciais que reparam os danos que eles causaram. Quando os metais pesados tóxicos permanecem algum tempo nos órgãos e em outras áreas do corpo, eles criam pequenas cavidades corroídas que são preenchidas, fortificadas e restauradas pelos nutrientes desses alimentos.

Se você consumir esses alimentos diariamente (a vitamina para desintoxicação de metais pesados é uma maneira fácil e saborosa de fazer isso), ajudará o seu organismo a combater o EBV para que a sua tireoide possa se restabelecer. Sem os metais pesados, o EBV não consegue crescer e se multiplicar, e a produção de neurotoxinas diminui de modo acentuado. Lembre-se, quando o EBV se alimenta de metais pesados tóxicos como cobre, arsênio, cádmio, chumbo, níquel, mercúrio, alumínio, aço e ligas metálicas, as neurotoxinas excretadas pelo vírus estão repletas desses metais e, portanto, são particularmente tóxicas, provocando muitos dos sintomas que descrevemos no Capítulo 5: "Explicação sobre sintomas e doenças". Retirar os metais pesados da equação é a melhor maneira de impedir o desenvolvimento desses sintomas neurológicos devastadores.

Muitas pessoas têm metais pesados no organismo, às vezes localizados profundamente nos órgãos, nas glândulas (inclusive a tireoide), no tecido conjuntivo e até mesmo nos ossos. Pode levar algum tempo para eliminar todos eles, portanto seja paciente e faça a desintoxicação de metais pesados deste mês pelo máximo de tempo que puder.

OPÇÃO C:
MÊS DE ELIMINAÇÃO DO VÍRUS DA TIREOIDE

O que acrescentar

Assim como nos outros meses, tome os tônicos perto das refeições e dos lanches. Embora a vitamina possa constituir uma refeição ou um lanche, assim como um caldo antiviral preparado com hortaliças, *não passe o dia todo somente com esses líquidos*, você precisa comer para não ficar com fome. Seja qual for a sua filosofia alimentar, inclua em sua rotina diária alguns dos alimentos e suplementos descritos no capítulo anterior a fim de aumentar as suas chances de se curar de maneira rápida e eficiente.

- Toda manhã, tome cerca de 480 ml de suco de aipo puro em jejum. (O suco deve feito na hora e não conter nenhum outro ingrediente. Veja como preparar suco de aipo no próximo capítulo. Se 480 ml for muito para você, comece com uma quantidade menor e aumente aos poucos. O suco de aipo é uma bebida medicinal, e não uma bebida calórica, por isso você ainda precisará comer para ter energia durante a manhã. Mas só coma 15 minutos depois de tomar o suco.)
- Todos os dias, tome a vitamina curativa para a tireoide. (Veja a receita no próximo capítulo. Essa é uma excelente opção de café da manhã. Se não gostar, consuma os ingredientes da vitamina separadamente ao longo do dia.)
- Beba cerca de 500 ml de água com limão ao meio-dia ou no início da tarde. (A proporção é de meio limão para 500 ml de água.)
- Beba uma xícara de água com gengibre a qualquer hora do dia. (Veja a receita no próximo capítulo. Se estiver viajando e não puder preparar água com gengibre, leve consigo um saquinho de chá de gengibre para preparar um chá.)
- Tome uma xícara de chá curativo para a tireoide a qualquer hora do dia. (Veja a receita no próximo capítulo.)
- A qualquer hora do dia ou da noite, tome pelo menos uma xícara de caldo curativo para a tireoide. (Veja a receita no próximo capítulo. Se preferir, adicione hortaliças picadas ou bata tudo no liquidificador.)
- Toda noite, beba pelo menos 500 ml de suco curativo para a tireoide. (Veja a receita no próximo capítulo. Se necessário, pode beber o suco outra hora do dia.)

O que evitar

- Elimine os alimentos que mencionei no Capítulo 21: "Equívocos comuns e o que evitar": ovos, laticínios (inclusive leite, creme de leite, iogurte, queijo, *kefir* e manteiga clarificada), glúten, óleo de canola, milho, soja e carne de porco.

- Elimine atum, meca e robalo também nesse mês.
- Reduza em pelo menos 25% a ingestão de gordura. Se você come proteína animal, provavelmente terá de comer menos bife, hambúrguer, peito de frango etc. Durante o processo de eliminação do vírus da tireoide, considere também a possibilidade de consumir somente uma porção de proteína animal por dia. (Isso não significa que você tem de eliminar totalmente as proteínas animais.) Se você for vegetariano ou vegano, reduza o consumo de óleos, sementes e castanhas. Você deve ter observado que coco, sementes e castanhas estão relacionados como alimentos curativos no capítulo anterior. Isso se deve às suas propriedades benéficas. O importante é que esses alimentos não predominem na sua dieta enquanto você estiver em processo de cura. Alguns vegetarianos e veganos consomem esses alimentos em todas as refeições e lanches. Embora sejam gorduras saudáveis, deixe espaço para outros alimentos saudáveis.

Processo de cura

Se a Opção A é o modelo básico e a Opção B é um *upgrade*, a Opção C é a versão de luxo da Reabilitação da Tireoide. Ela foi elaborada para debelar o vírus da tireoide quando outras medidas não surtem efeito. Seu tratamento atingirá um novo patamar com o chá, o suco rico em sais minerais e o caldo curativo para a tireoide, bem como com a menor ingestão de gordura.

Como neste mês você está focado em combater o vírus, irá moderar a desintoxicação de metais pesados, enquanto continua a consumir alimentos quelantes como *dulse*, *kelp*, salsinha e coentro. Se quiser, pode continuar tomando a vitamina para desintoxicação de metais pesados neste mês ou incorporar seus ingredientes às refeições todos os dias. Seja como for, não deixe de comer mirtilos silvestres.

Depois de ler sobre os benefícios do tomilho, da semente de erva-doce e da melissa no capítulo anterior, você sabe como eles são importantes na luta contra o vírus da tireoide. Por esse motivo vai adorar introduzir o chá curativo para a tireoide em sua vida. O caldo curativo também fornece nutrientes preciosos que combatem o vírus de uma forma fácil de digerir e assimilar. Com o suco você terminará o dia bem hidratado e com uma alimentação anti-inflamatória essencial para que o seu organismo tenha os recursos de que precisa para combater o vírus da tireoide e reparar os danos causados.

E por que pouca gordura? Porque você precisa ajudar o seu organismo a fazer uma boa desintoxicação. Como vimos no Capítulo 21: "Equívocos comuns e o que evitar", um nível elevado de gordura reduz a quantidade de oxigênio na corrente sanguínea, e o oxigênio é fundamental para o combate ao EBV. Quanto mais elevado o nível de gordura no organismo, menos oxigênio você terá para protegê-lo do vírus da tireoide. (A oxigenação é benéfica e não deve ser confundida com oxidação, que o EBV cria em enorme quantidade durante seu quarto estágio. Oxidação é uma reação química dos tecidos do organismo com um invasor como o EBV. Ela retarda o oxigênio; trata-se do processo que leva ao envelhecimento, e é por isso que comemos antioxidantes para combater a oxidação. Oxigenação, por outro lado, é quando o sangue tem a quantidade necessária de oxigênio para combater patógenos como o EBV.)

A gordura torna o sangue mais viscoso e retarda a velocidade de desintoxicação, dificultado que toxinas como os metais pesados deixem o organismo. Talvez isso o surpreenda, porque a dieta da moda consiste em comer muita proteína e gordura. Essa moda foi útil, sei que muito provavelmente você que está lendo este livro já fez dietas ricas em gordura, que eliminam alimentos processados, e obteve resultados. Estou orgulhoso de você. Você fez um bem ao seu corpo ao voltar a ter uma alimentação saudável.

Agora, se você ainda tem problema de peso, distúrbio da tireoide, problema de fígado ou outros sintomas do vírus da tireoide, está na hora de "afinar" o sangue para que possa se curar. Se você tem sintomas do vírus da tireoide, quanto mais gordura ingerir, mais difícil será para o vírus sair do seu organismo. Não importa se você é carnívoro, vegetariano ou vegano; se estiver tentando se livrar do vírus da tireoide, uma alimentação rica em gorduras, por mais saudáveis que elas sejam, fará com que o seu fígado, que já está empenhado em eliminar o EBV e outras toxinas do seu organismo, tenha de trabalhar ainda mais.

Para eliminar os resíduos do EBV, revitalizar a tireoide, remover os metais pesados e matar o vírus da tireoide, é importante diminuir a ingestão de gordura. Isso "afina" o sangue, permitindo que os resíduos virais, o próprio vírus, as bactérias e os metais pesados deixem a corrente sanguínea, passem para os rins e o trato gastrointestinal e sejam eliminados. Isso não significa que você deva cortar totalmente as gorduras da sua alimentação, apenas que terá melhores resultados se diminuir o consumo.

A Opção C regenera todo o corpo, ajudando enormemente o sistema imunológico a debelar o vírus, enquanto oferece à tireoide a melhor possibilidade de se recuperar. Se quiser reforçar o programa deste mês, pode optar por comer somente frutas e hortaliças cruas até a hora do jantar, ou então aliar as sugestões deste mês com as da Limpeza curativa de 28 dias apresentada no livro *Médium Médico*.

Para ficar saciado enquanto estiver comendo menos gordura e evitando alimentos como trigo e soja, o melhor recurso é a fruta. Com seus carboidratos saudáveis e a glicose ligada a fitoquímicos essenciais, a fruta é um presente oferecido pela natureza para combater as doenças. Pode ser que informações erradas tenham mantido você longe das frutas por anos. Está na hora de deixar isso para trás.

Grande parte do medo de frutas se deve à crença de que elas contêm muito açúcar, mas o açúcar da fruta é diferente do açúcar refinado de mesa ou do xarope de milho com alto teor de frutose. A fruta é digerida com tanta facilidade que seu açúcar deixa o estômago minutos depois que ela foi ingerida; ele nem chega ao trato intestinal; portanto, ao contrário do que dizem, ele não causa problemas como candidíase. A fruta é composta por polpa, fibra, água, vitaminas, sais minerais... tudo maravilhosamente benéfico para o seu processo de cura. Se quiser saber mais sobre esse assunto, leia o capítulo "O medo das frutas" do meu primeiro livro, *Médium Médico*. Por enquanto, saiba que a fruta, principalmente combinada com folhas de verduras, é um de seus maiores aliados.

No próximo capítulo você encontrará várias ideias para transformar frutas e outros ingredientes saudáveis em pratos deliciosos e nutritivos que o ajudarão durante a sua Reabilitação da Tireoide.

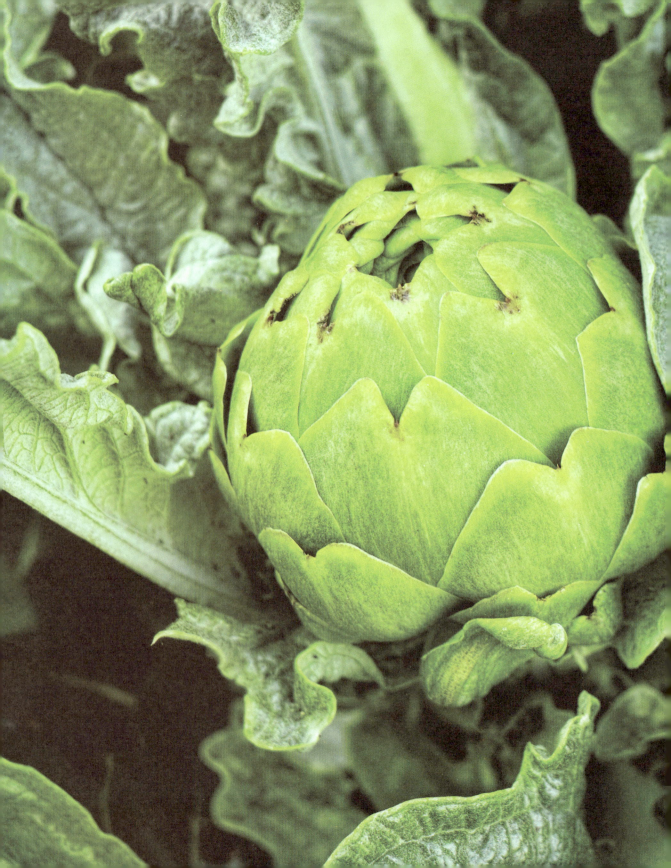

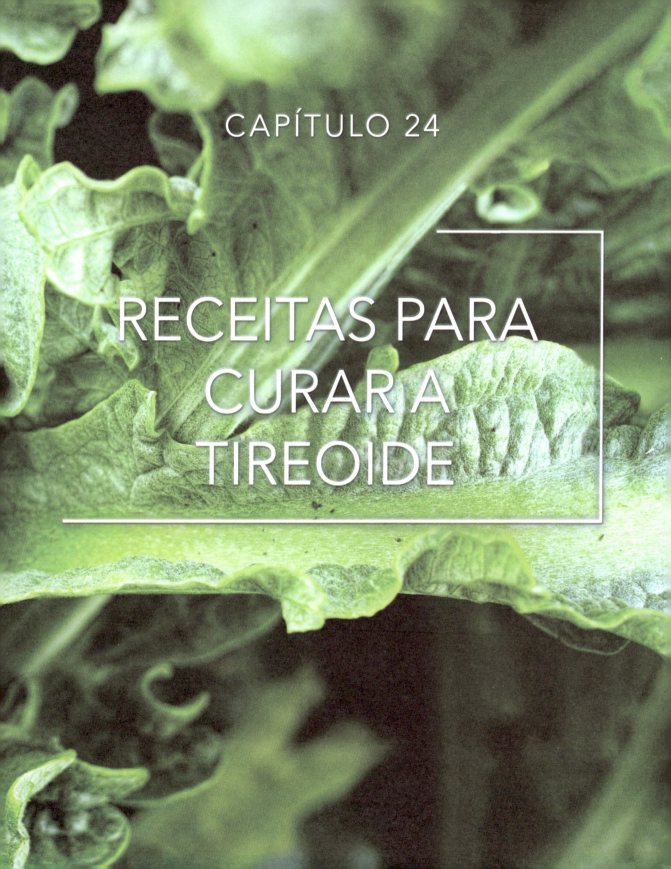

CAPÍTULO 24

RECEITAS PARA CURAR A TIREOIDE

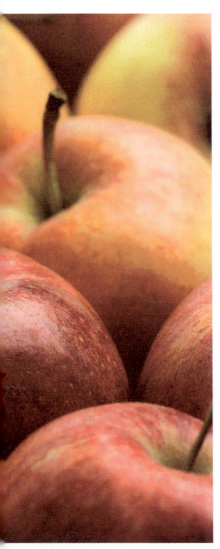
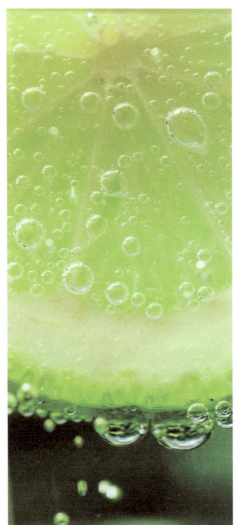
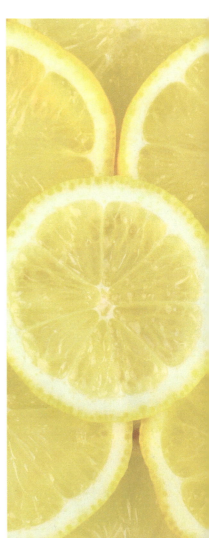

SUCOS, CHÁS, ÁGUAS AROMATIZADAS E CALDOS

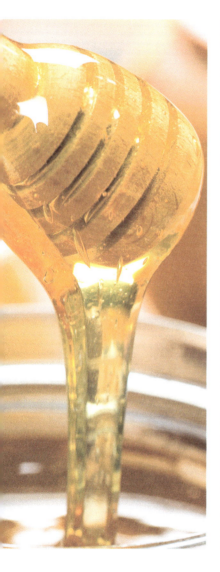
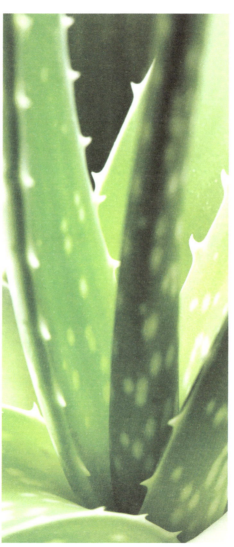
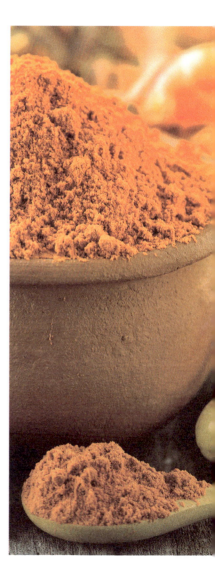

SUCO DE AIPO

Rende 1 porção

O suco puro de aipo fresco é uma das bebidas mais curativas que existem. É a melhor maneira de começar o dia. Adquira o hábito de beber esse suco verde todos os dias e em pouco tempo não irá querer passar um dia sem!

1 maço de aipo

Lave o aipo e passe-o pela centrífuga. Beba imediatamente.

Ou bata bem o aipo picado em um liquidificador de alta potência. Coe e beba imediatamente.

DICA

- Use aipo orgânico sempre que possível. Se usar aipo cultivado de modo convencional, lave-o muito bem.
- Caso ache o sabor do suco de aipo muito forte, pode bater junto um pepino e/ou uma maçã. Essa é uma excelente opção enquanto você se acostuma com o sabor, mas o suco de aipo puro tem muito mais benefícios.
- Esta receita rende cerca de 480 ml de suco. Se achar muito, comece com uma pequena quantidade e aumente aos poucos.

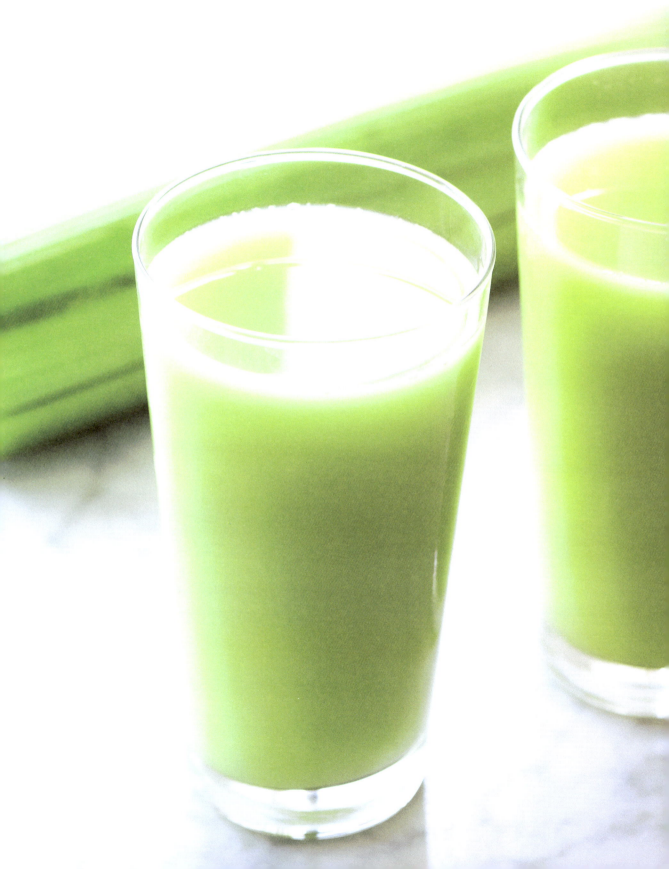

SUCO DE PEPINO

Rende 1 porção

O suco de pepino é muito hidratante. Na verdade, é o melhor tônico rejuvenescedor que existe. Você vai adorar seu sabor suave e doce.

2 pepinos grandes

Lave os pepinos e passe-os pela centrífuga. Beba imediatamente.

Ou então bata bem os pepinos picados em um liquidificador de alta potência. Coe e beba imediatamente.

DICAS

- Use pepino orgânico sempre que possível. Se usar pepino cultivado de modo convencional, lave-o muito bem.
- Caso ache o sabor do suco de pepino muito forte, pode bater junto uma maçã enquanto se acostuma com o sabor. Isso o tornará um pouquinho menos eficaz, mas em pouco tempo você irá querer beber o suco de pepino puro.
- Se 500 ml de suco for muito, comece com uma quantidade menor e aumente aos poucos.

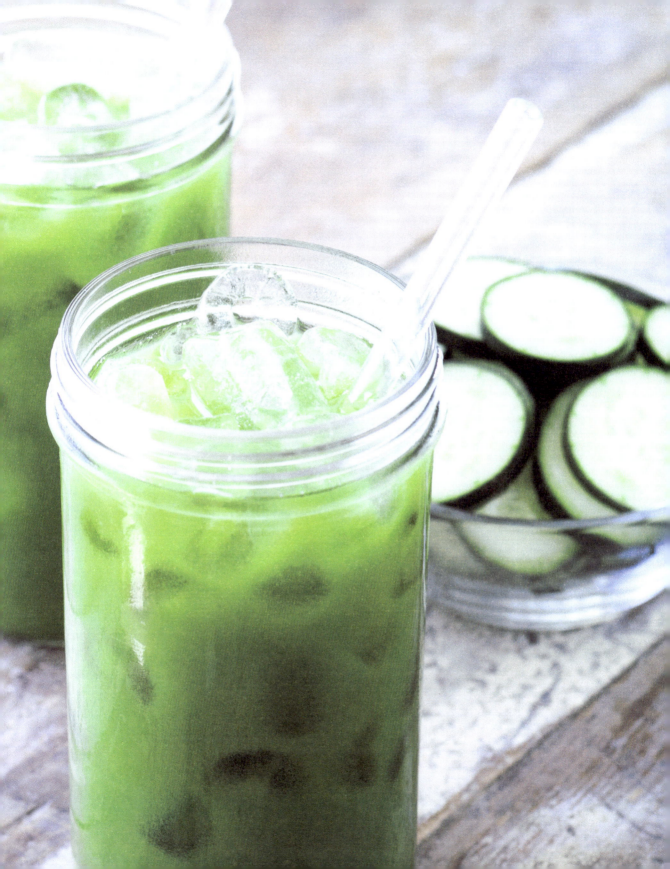

SUCO CURATIVO PARA A TIREOIDE

Rende 1 porção

Este suco é preparado exclusivamente com ingredientes que contribuem para a saúde da tireoide. O melhor de tudo é que você pode adequá-lo ao seu paladar. Sinta-se à vontade para substituir o aipo por pepino ou o coentro por salsinha. De qualquer maneira, será excelente para a sua tireoide!

1 maço de aipo

2 maçãs fatiadas

1 maço de coentro

Um pedaço de gengibre fresco (de 5 a 10 cm)

Passe todos os ingredientes pela centrífuga. Beba imediatamente, de estômago vazio, a fim de obter melhores resultados.

Ou então corte o aipo e as maçãs em pedaços grandes. Coloque todos os ingredientes em um liquidificador de alta potência e bata até obter uma mistura homogênea. Coe e beba imediatamente.

DICAS

- Como eu disse, você pode adaptar o suco ao seu gosto, substituindo o aipo por dois pepinos ou o coentro por salsinha.
- Dependendo da centrífuga, pode ser necessário usar uma quantidade maior ou menor de gengibre. Ajuste a quantidade de acordo com o seu paladar.

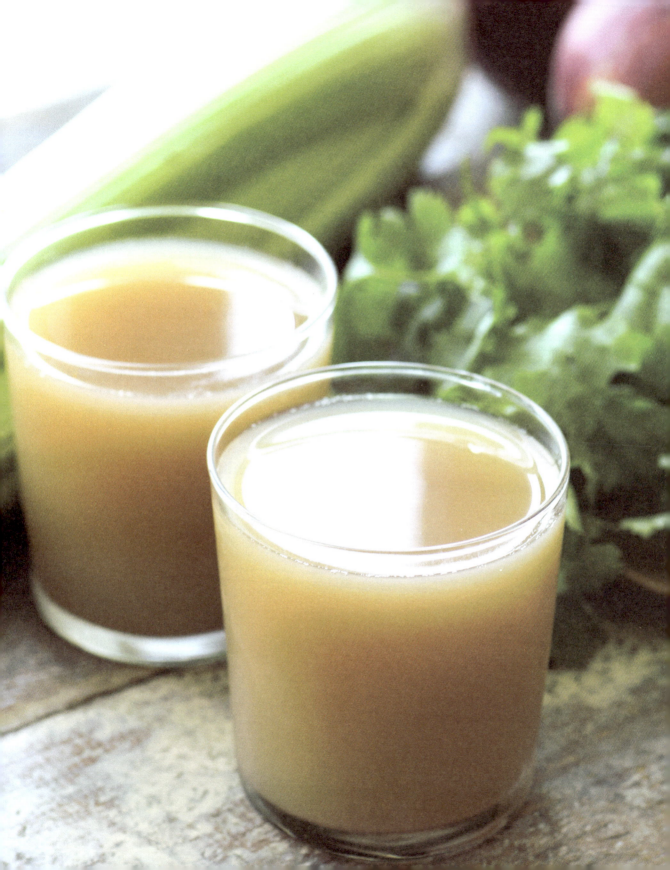

CHÁ CURATIVO PARA A TIREOIDE

Rende 1 porção

Tomar um chá é uma excelente maneira de "abrir um parêntesis" na correria do dia a dia. Este chá curativo não é bom só para a tireoide, mas também para o restante do corpo e para o espírito. Ao tomá-lo, faça uma pausa para acalmar o coração e a mente. Que bom que esses alimentos curativos existem!

2 xícaras de água

1 colher (chá) de tomilho

1 colher (chá) de sementes de erva-doce

1 colher (chá) de melissa

2 colheres (chá) de mel *in natura* (opcional)

Ferva as duas xícaras de água. Adicione o tomilho, a erva-doce e a melissa. Desligue o fogo e deixe em infusão por pelo menos 15 minutos. Coe e, se quiser, adoce com mel.

DICAS

- Pode usar chá em saquinho se não tiver os ingredientes a granel. Use um saquinho de chá de tomilho, um saquinho de chá de erva-doce e um saquinho de chá de melissa.
- O tomilho e a melissa podem ser frescos ou desidratados.

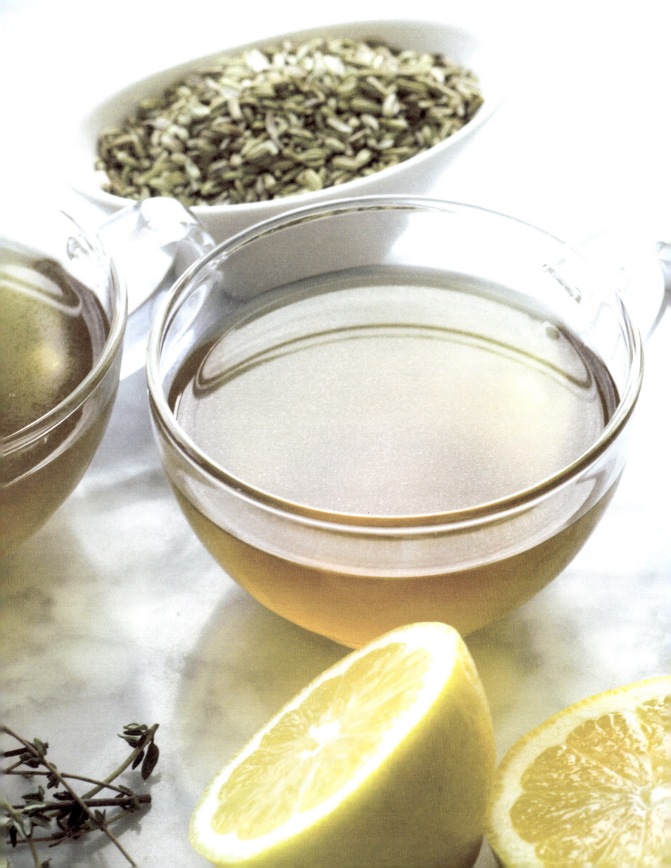

ÁGUA COM LIMÃO

Rende 1 porção

Um copo grande de água com limão é uma das melhores maneiras de se hidratar e desintoxicar. Além dos benefícios para a saúde mencionados no Capítulo 22, o limão ativa a água potável, aumentando a sua capacidade de se ligar às toxinas e eliminá-las. Beber esse elixir é como infundir um néctar curativo em cada célula do corpo!

Meio limão

2 xícaras de água

Esprema o suco de meio limão recém-cortado na água. Está pronto para beber!

DICA

- Em viagens, não deixe de levar alguns limões para que possa saborear esse tônico fresco mesmo longe de casa.

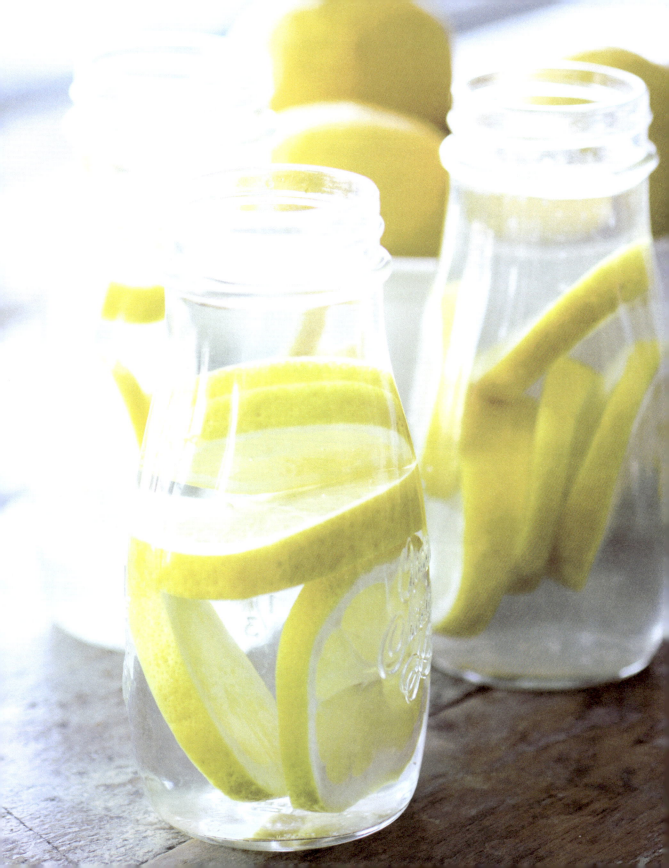

ÁGUA COM GENGIBRE

Rende 1 ou 2 porções

Seja um chá quente de gengibre antes do café da manhã ou um copo de água gelada com gengibre após o almoço, esta bebida é fácil de personalizar da maneira que você quiser.

Gengibre fresco (de 2,5 a 5 cm)

2 xícaras de água

Meio limão-siciliano (opcional)

2 colheres (chá) de mel *in natura* (opcional)

Rale o gengibre em duas xícaras de água e deixe em infusão por pelo menos 15 minutos (ou deixe na geladeira de um dia para o outro). Coe e, se quiser, adicione limão e mel. Beba quente ou frio ao longo do dia.

DICAS

- Em vez de ralar o gengibre, corte-o em pedacinhos e esmague no espremedor de alho; terá o mesmo efeito de uma minicentrífuga. Retire o bagaço do espremedor, corte-o fininho e junte-o à água.
- É bom preparar uma jarra grande de água com gengibre para beber ao longo do dia. Para melhores resultados, acrescente o mel e o limão na hora de tomar.

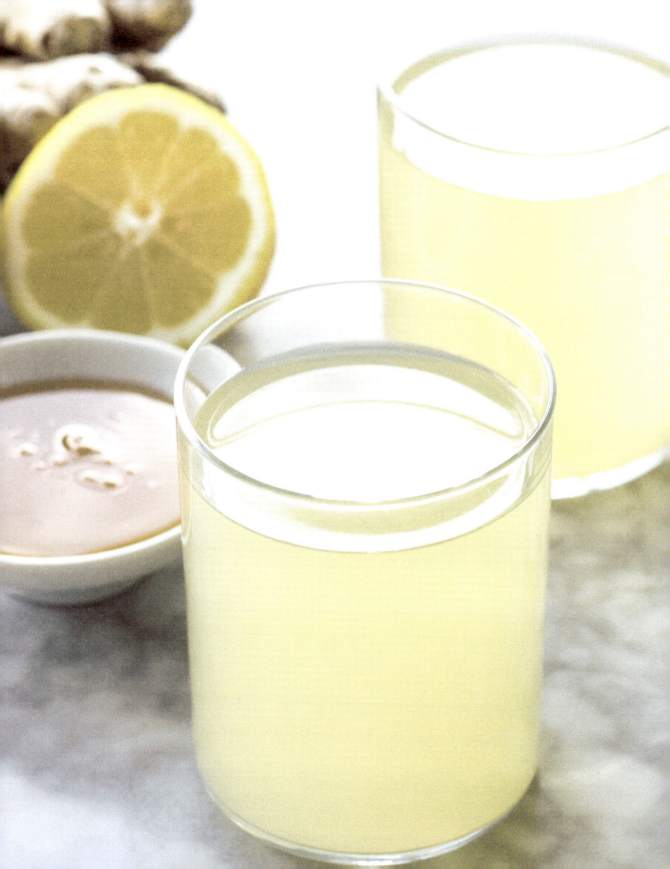

SUCO DE *ALOE VERA*

Rende 1 porção

Embora possa demorar um pouco para se acostumar com o gosto da *aloe vera*, vale muito a pena. Quando tomar esse suco, pense em todos os extraordinários benefícios que seu fígado, suas glândulas adrenais e o restante do seu corpo irão obter com este maravilhoso alimento.

Um pedaço de folha de *aloe vera* fresca (5 cm)

2 xícaras de água

Retire o gel da parte interna da folha de *aloe vera* e coloque no liquidificador com a água. Bata por 10 a 20 segundos até obter um líquido homogêneo. Beba imediatamente em jejum.

DICAS

- A *aloe vera* fresca pode ser encontrada na seção de frutas e verduras de muitos supermercados.
- Guarde o restante da folha envolvendo a extremidade cortada em pano úmido ou filme plástico e conserve na geladeira por até duas semanas.
- Experimente bater a *aloe vera* em uma vitamina, como a Vitamina curativa para a tireoide da p. 260.

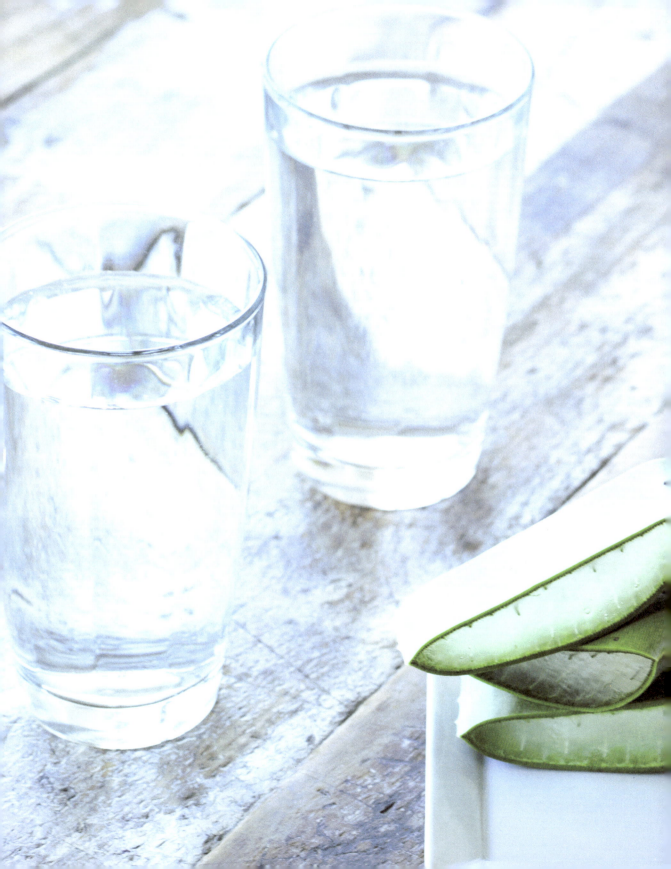

CALDO CURATIVO PARA A TIREOIDE

Rende de 1 a 4 porções

Às vezes é difícil ter uma dieta mais saudável quando todos à nossa volta parecem refestelar-se com guloseimas. Este caldo antiviral e rico em sais minerais (que constitui a base do "Mês de eliminação do vírus da tireoide" descrito no capítulo anterior) é saboroso e nutritivo. Tenha uma caneca de caldo ao seu lado o dia todo e beba quando quiser.

2 batatas-doces cortadas em cubos

2 talos de aipo cortados em cubos

2 cebolas picadas

6 dentes de alho

2,5 cm de raiz de cúrcuma descascada e amassada

2,5 cm de gengibre descascado e amassado

1 xícara de salsinha picadinha

4 raminhos de tomilho

2 colheres (sopa) de alga *dulse* em flocos

1 colher (sopa) de alga *kelp* em pó

8 xícaras de água

Coloque todos os ingredientes em uma panela grande. Depois que ferver, reduza a chama e cozinhe em fogo baixo por uma hora. Coe e saboreie esse caldo restaurador ao longo de todo o dia.

DICAS

- Você pode transformar essa receita em uma sopa de legumes, se não coar o caldo, ou em uma sopa cremosa, com o auxílio de um *mixer* de mão ou de um liquidificador.
- Faça uma quantidade maior dessa sopa e congele algumas porções para tomar durante a semana. Experimente congelar o caldo em uma forma de gelo, pois será mais fácil descongelar.
- Se quiser dar um toque especial ao caldo para servir aos amigos, acrescente uma pitada de sal e um pouquinho de leite de coco em cada porção individual antes de servir.

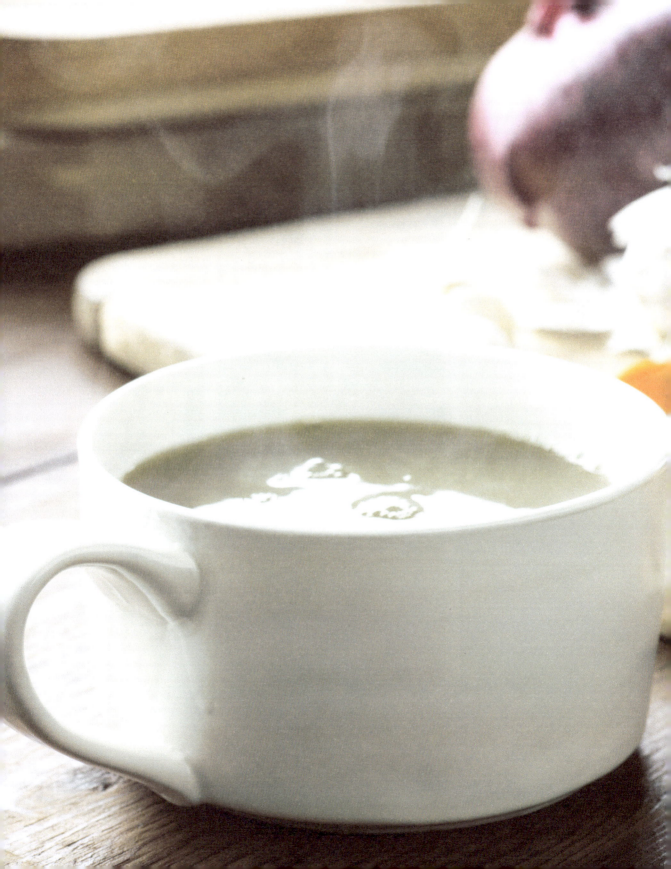

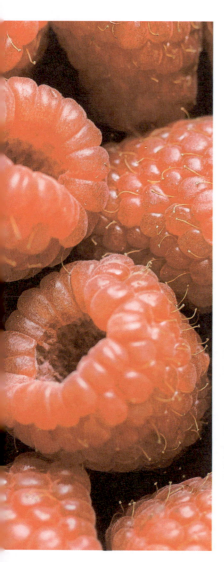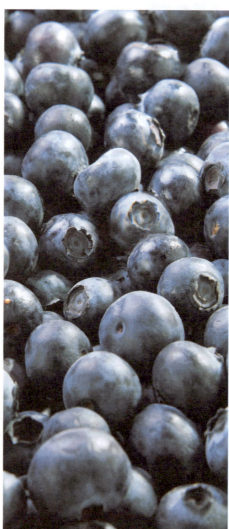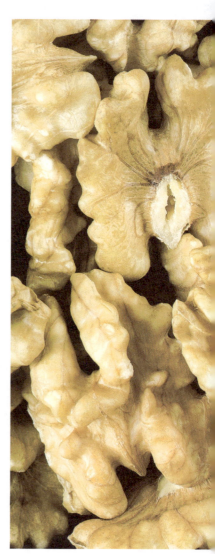

CAFÉ DA MANHÃ

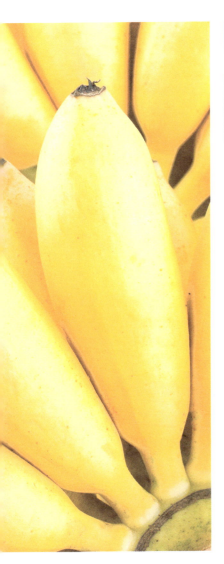
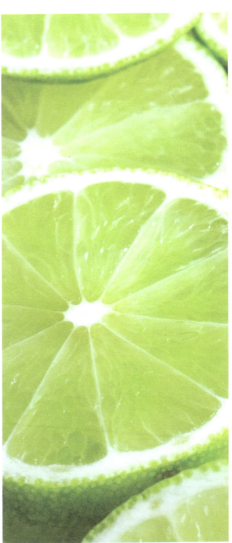
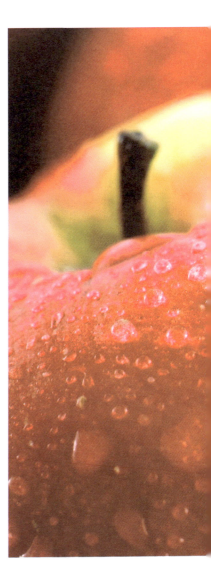

TIGELA DE MAÇÃ
COM UVA-PASSA E CANELA

Rende 1 porção

É muito bom começar o dia com um café da manhã simples e saudável. Esta versão substitui os cereais por frutas.

3 maçãs fatiadas

¼ de colher (chá) de canela

1 pitada de baunilha em pó

2 tâmaras sem caroço

1 colher (chá) de mel *in natura* (opcional)

½ limão-siciliano

¼ de xícara de uva-passa

2 colheres (sopa) de nozes (opcional)

2 colheres (sopa) de coco ralado (opcional)

Coloque a maçã, a canela, a baunilha, a tâmara e o suco do limão no processador de alimentos e bata até misturar bem. Transfira para uma tigela, acrescente a uva-passa e, se quiser, o mel, as nozes e o coco. Está pronto para ser saboreado!

DICAS

- Use a sua criatividade e finalize com os ingredientes que você mais gosta! Varie ao longo dos dias, a fim de variar também o sabor e os nutrientes.

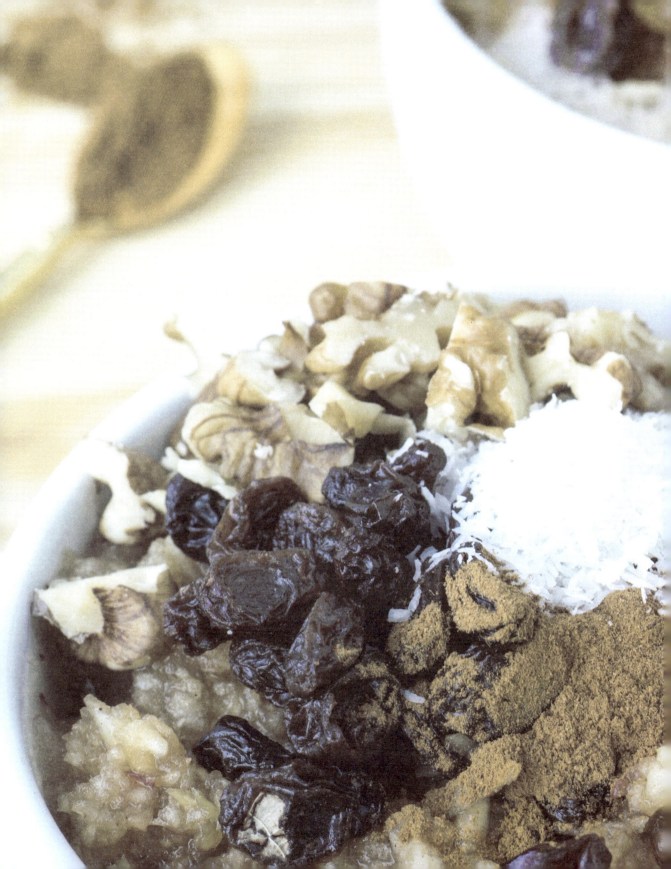

"BARQUETAS" DE MAMÃO

Rende 2 porções

Um café da manhã delicioso não precisa ser complicado! Essas saborosas barquetas de mamão ficam prontas em minutos. Essa é uma refeição hidratante, substanciosa e de fácil digestão, perfeita para começar o dia.

1 mamão papaia grande

2 bananas em rodelas

3 xícaras de frutas vermelhas mistas

1 limão-taiti (opcional)

Corte o mamão ao meio no sentido do comprimento e retire as sementes. Coloque as metades de mamão em um prato e disponha as fatias de banana e as frutas vermelhas no centro. Se quiser, regue com o suco de limão.

DICA

- O limão dá um toque especial a esta receita, por isso ele foi incluído como ingrediente opcional.

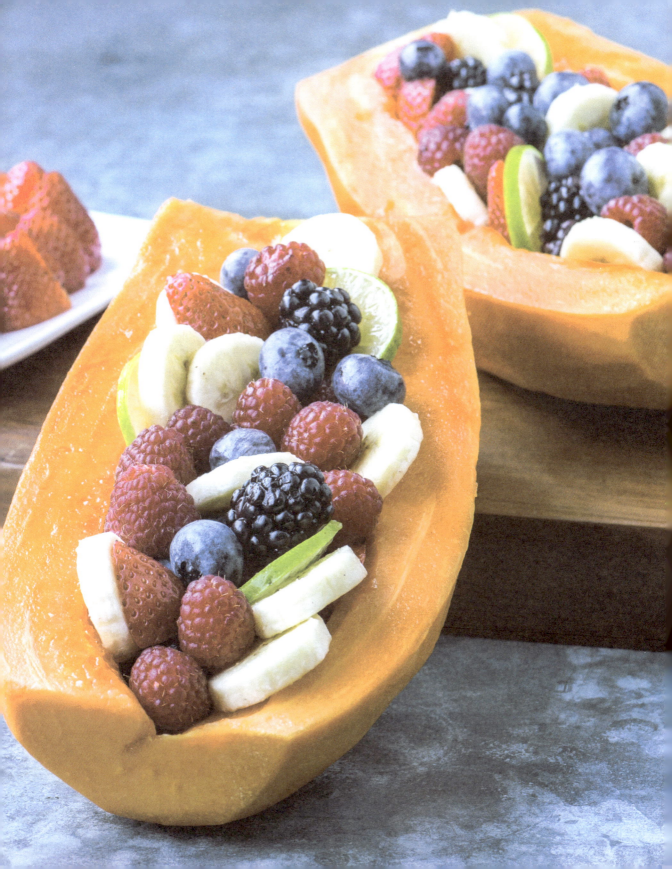

PANQUECAS DE MIRTILOS SILVESTRES

Rende 4 porções

Quem não adora panquecas, sobretudo quando são preparadas com os melhores ingredientes? Esta deliciosa panqueca se tornará um dos seus pratos preferidos para degustar com a família e os amigos. A massa é um pouco diferente da massa da panqueca tradicional, portanto siga atentamente as instruções.

2 bananas maduras

4 colheres (sopa) de mel *in natura*

1 colher (chá) de fermento em pó

½ colher (chá) de sal marinho

½ xícara de água

2 xícaras de farinha de amêndoa

¼ de xícara de fécula de batata

1 colher (sopa) de óleo de coco

1 xícara de mirtilos silvestres

½ xícara de xarope de bordo (*maple syrup*)

Para a massa, bata no liquidificador as bananas, o mel, o fermento em pó e o sal com a água até obter uma massa lisa. Acrescente a farinha de amêndoa e a fécula de batata e continue batendo até que a massa fique ainda mais espessa.

Na frigideira: Aqueça um pouco de óleo de coco em uma frigideira grande antiaderente em fogo médio-baixo. Coloque colheradas de massa na frigideira, criando pequenas panquecas. Alise a massa com as costas da colher formando círculos. Salpique alguns mirtilos por cima. Cozinhe as panquecas por cerca de 3 minutos, vire-as e cozinhe do outro lado por 4 minutos.

No forno: Preaqueça o forno a 170 °C. Unte levemente duas formas forradas com papel-manteiga com óleo de coco. Coloque colheradas de massa formando círculos de mais ou menos 7,5 cm, alisando com as costas da colher. Salpique alguns mirtilos por cima das panquecas. Asse por 8 a 10 minutos, até que as bordas fiquem douradas, depois vire e asse por mais 2 minutos.

Aqueça o xarope de bordo e o restante dos mirtilos em uma panela pequena, em fogo médio, mexendo sempre. Sirva sobre as panquecas.

DICA

- Se tiver dificuldade de fazer panquecas na frigideira, faça-as no forno.

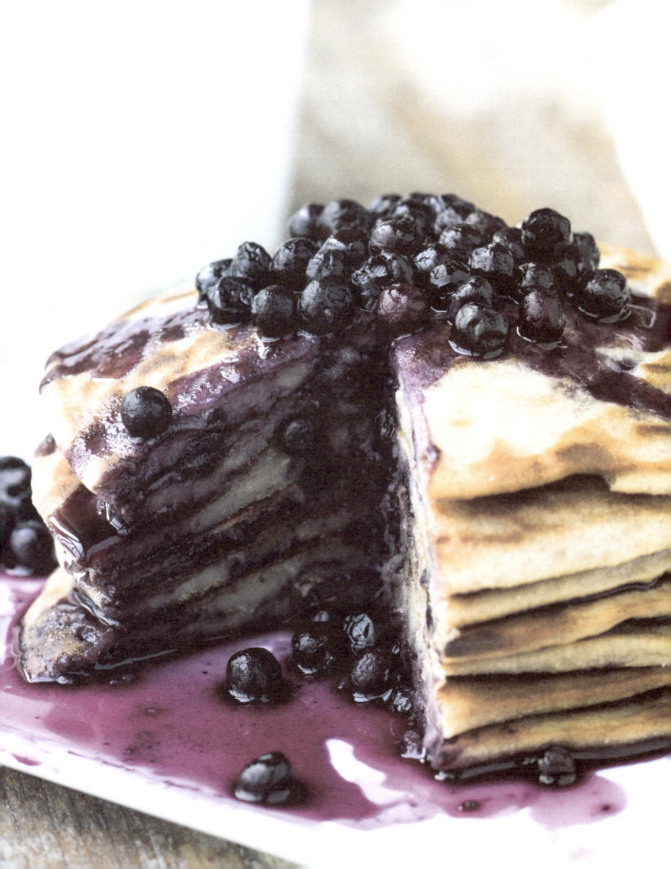

VITAMINA PARA DESINTOXICAÇÃO DE METAIS PESADOS

Rende 1 porção

Esta vitamina é uma combinação perfeita de cinco ingredientes essenciais para a desintoxicação de metais pesados. Além de tudo, é deliciosa!

2 bananas

2 xícaras de mirtilos silvestres

1 xícara de coentro

1 colher (chá) de grama de cevada em pó

1 colher (chá) de spirulina havaiana

1 colher (sopa) de alga *dulse*

1 laranja

1 xícara de água

Bata a banana, o mirtilo, o coentro, a grama de cevada em pó, a spirulina, a *dulse* e o suco da laranja em um liquidificador de alta potência até obter uma mistura homogênea. Se preferir uma consistência mais rala, adicione até uma xícara de água.

DICAS

- Se achar o gosto da grama de cevada em pó e o gosto da spirulina muito fortes, comece com uma quantidade menor e aumente aos poucos.
- Para ter banana madura sempre à mão, você pode congelar algumas.

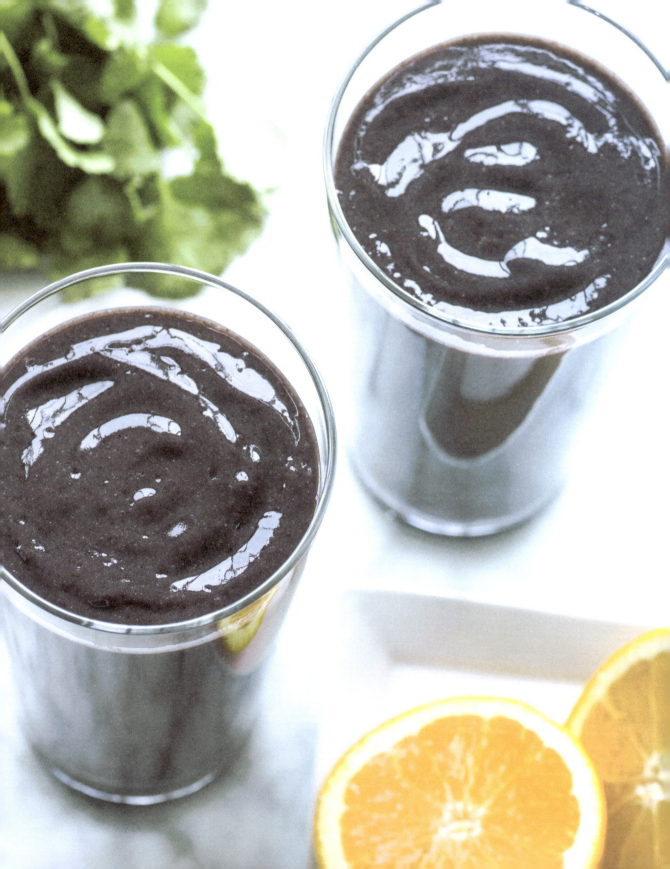

VITAMINA CURATIVA PARA A TIREOIDE

Rende 1 porção

As vitaminas são uma excelente maneira de consumir vários ingredientes saudáveis de uma só vez. Você pode enriquecer a vitamina com os ingredientes que quiser, alternando-os ao longo da semana ou do mês, agregando, assim, novos nutrientes e sabores.

2 xícaras de manga (fresca ou congelada)

1 banana

1 xícara de água

SUGESTÕES DE INGREDIENTES

2 xícaras de espinafre

½ xícara de rúcula

1 colher (chá) de alga *kelp* em pó

1,5 cm de gengibre descascado

Suco de uma laranja

½ xícara de coentro

½ xícara de gel de *aloe vera*

½ xícara de framboesa

Bata no liquidificador a manga, a banana e a água. Adicione os ingredientes que quiser da lista de sugestões em combinações variadas. Se quiser ousar, use todos eles! Bata até obter uma mistura homogênea. A vitamina está pronta para ser saboreada!

DICA

- Para variar, coloque a vitamina em uma tigela e cubra com fatias de banana ou pêssego, manga ou mamão picado, sementes de romã, frutas vermelhas frescas ou até mesmo congeladas, uvas-passas ou tâmaras, figos ou damascos secos picados.

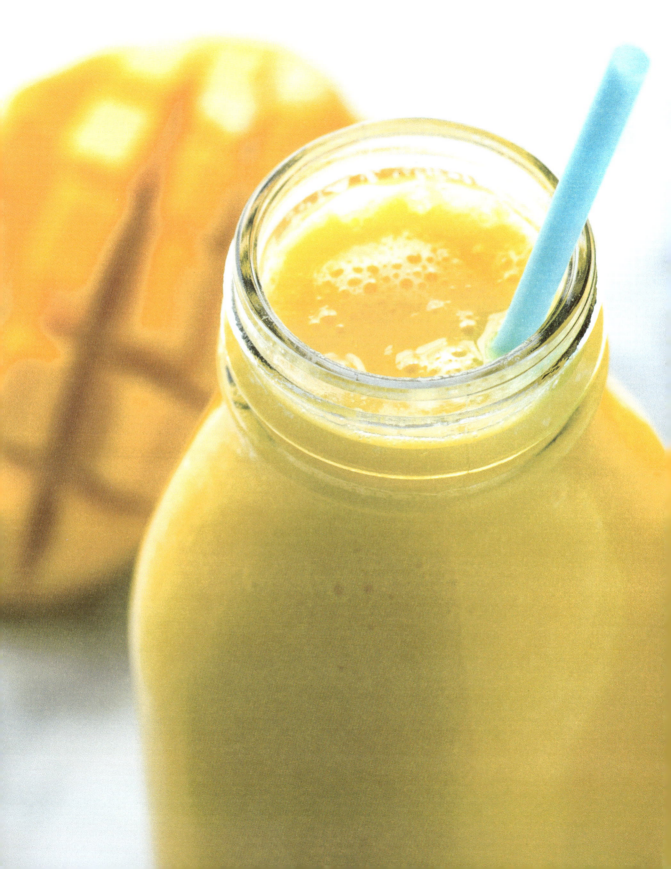

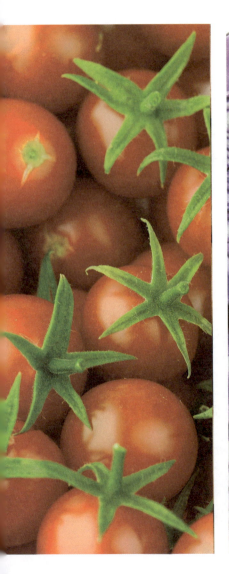
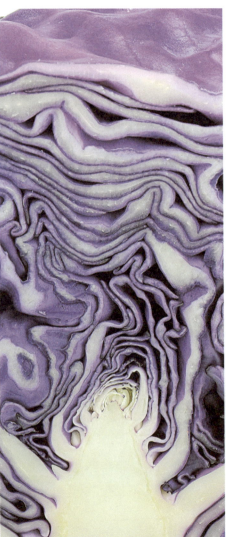
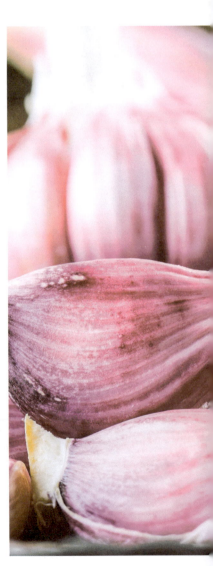

ALMOÇO

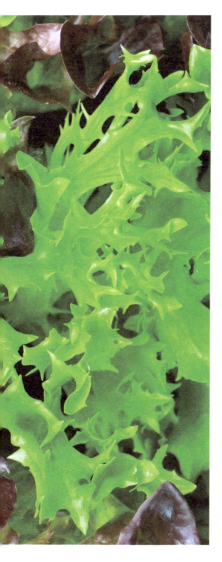 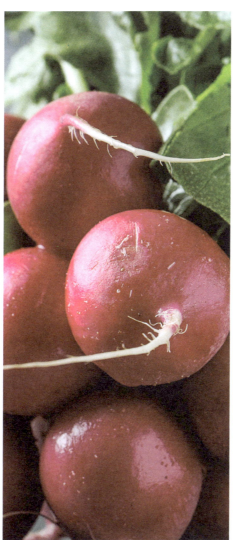 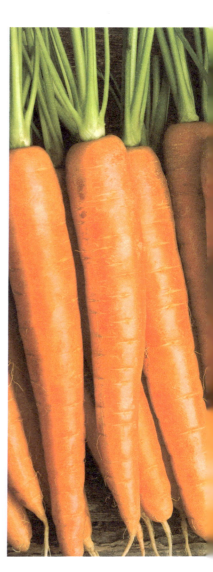

ESPAGUETE DE ABOBRINHA AO *PESTO*

Rende 2 porções

Esta receita reúne vários ingredientes saudáveis. Com molho *pesto* e tomate-cereja, o espaguete de abobrinha é um prato leve, substancioso, fácil de preparar e delicioso!

3 abobrinhas médias descascadas

2 xícaras de folhas de manjericão

¼ de xícara de sementes de cânhamo

¼ de xícara de nozes

1 colher (chá) de azeite (opcional)

½ tâmara

2 dentes de alho

¼ de colher (chá) de sal marinho

1 limão-siciliano

½ xícara de água

2 xícaras de tomate-cereja

Transforme a abobrinha em espaguete com o auxílio de um descascador de legumes ou um cortador de legumes em espiral e reserve. Bata as folhas de manjericão, as sementes de cânhamo, as nozes, o azeite, a tâmara, o alho, o sal, o suco do limão e a água até formar um *pesto* homogêneo. Despeje o *pesto* sobre o espaguete de abobrinha e misture bem. Divida o espaguete em duas porções. Cubra com os tomates-cerejas cortados ao meio e bom apetite!

DICAS

- Se quiser, pode usar *kelp* ou pepino para preparar o "espaguete", em vez de abobrinha.
- Este prato é perfeito para um piquenique. Dobre a receita para compartilhá-la com mais pessoas.

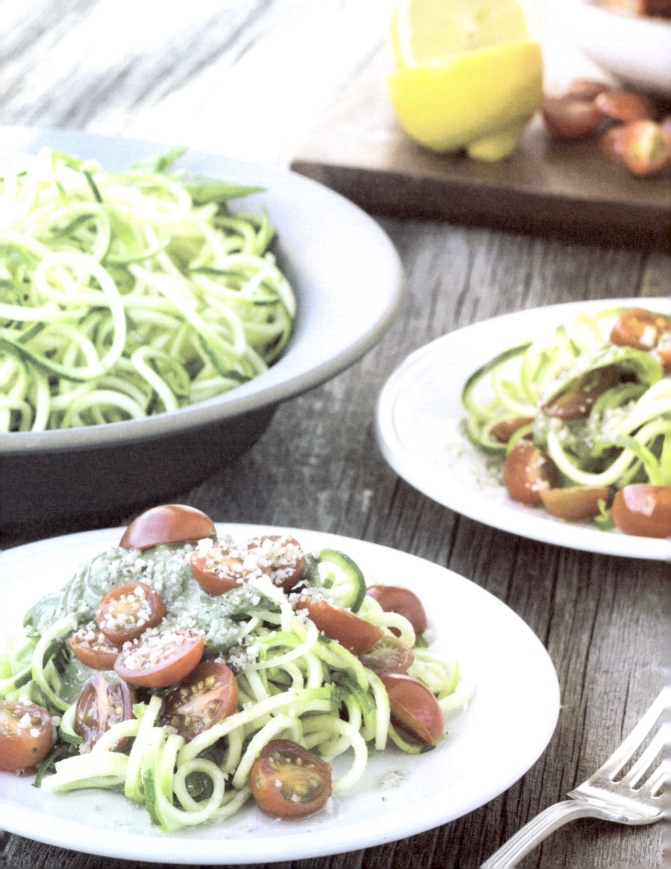

SALADAS NO POTE

Rende 2 porções

Uma das melhores maneiras de incorporar uma quantidade abundante de alimentos saudáveis à sua dieta é preparar com antecedência. Você pode preparar essas duas saladas e conservá-las na geladeira por até três dias. Tenha-as sempre à mão para "pegar e levar" sempre que quiser!

SALADA MISTA DE HORTALIÇAS COM MOLHO "RANCH"

PARA A SALADA

2 xícaras de repolho roxo em tirinhas finas

2 xícaras de cenoura ralada

2 xícaras de aspargos picados

1 xícara de rabanete fatiado

1 xícara de erva-doce picada

1 xícara de aipo picado

1 xícara de coentro picado

½ xícara de salsinha picada

½ xícara de cebolinha picada

1 limão-siciliano cortado ao meio

1 avocado cortado em cubos (opcional)

8 xícaras de espinafre ou rúcula

PARA O MOLHO "RANCH":

¼ de xícara de castanha-do-pará

¼ de xícara de castanha-de-caju

1 talo de aipo de 15 cm

1 dente de alho

1 colher (sopa) de salsinha desidratada

1 colher (sopa) de endro fresco

½ colher (sopa) de alho em pó

¼ colher (chá) de sementes de aipo

¼ colher (chá) de sal marinho

1 limão-siciliano

½ xícara de água

Disponha todos os ingredientes em camadas, exceto o espinafre ou a rúcula, em dois potes grandes de vidro. Conserve os potes na geladeira por até três dias. Aprecie as hortaliças misturadas sobre uma cama de folhas verdes cobertas com o molho "ranch".

Molho

Bata no liquidificador as castanhas, o aipo, o dente de alho, a salsinha, o endro, o alho em pó, as sementes de aipo, o sal e o suco do limão até obter uma mistura homogênea. Adicione, lentamente, de um ¼ a ½ xícara de água, parando quando estiver na consistência desejada. Coloque o molho em um potinho de vidro e conserve na geladeira por até três dias.

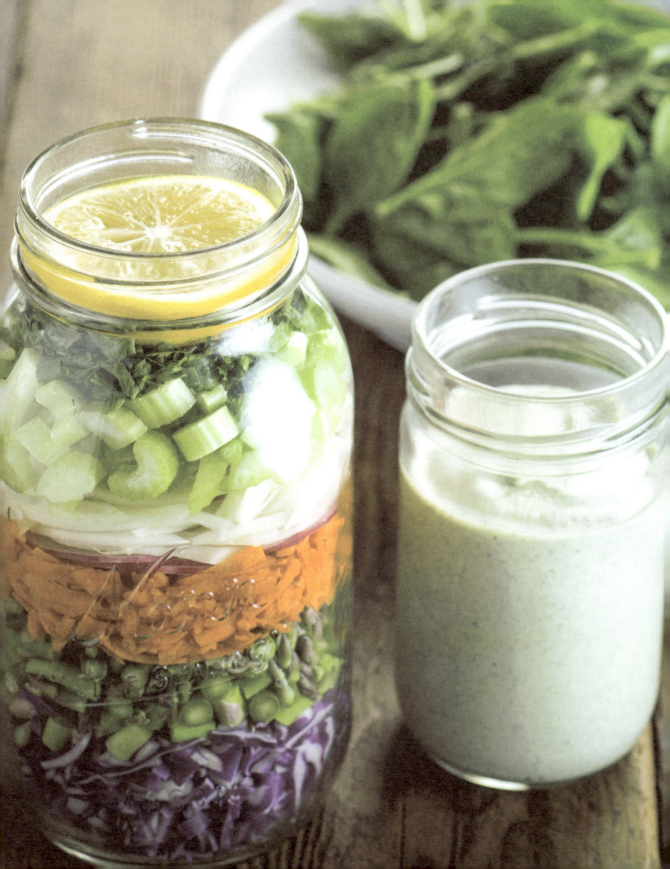

SALADA DE FRUTAS COM FOLHAS VERDES

2 xícaras de gomos de laranja

2 xícaras de framboesas

2 xícaras de manga picada

2 xícaras de pepino picado

1 xícara de sementes de romã

1 xícara de coentro picado

½ xícara de manjericão picado

1 limão-taiti

8 xícaras de folhas de salada verde

Disponha todos os ingredientes em camadas em dois potes grandes de vidro e cubra com rodelas de limão. Conserve os potes na geladeira por até três dias. Saboreie a salada de frutas sobre uma cama de folhas de salada verde e um pouquinho de limão.

DICAS

- Se não tiver potes de vidro à mão, pode usar qualquer recipiente disponível.
- Se tiver de sair, leve consigo um recipiente com folhas verdes higienizadas com o pote de salada. Não deixe que nada impeça a sua cura!

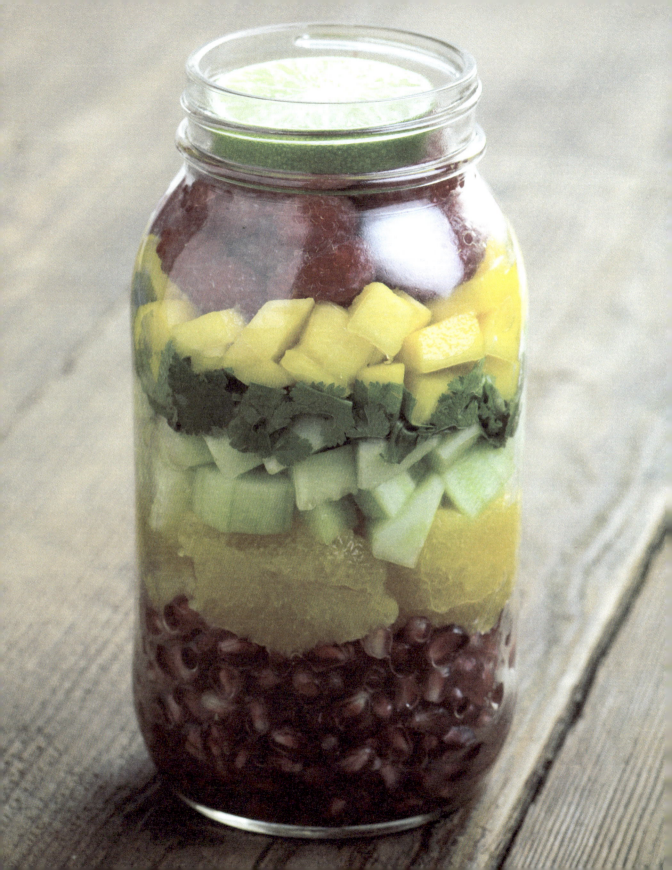

SOPA DE ESPINAFRE

Rende 1 porção

Uma das vantagens de incorporar mais frutas e hortaliças à nossa dieta é que, com o tempo, as nossas papilas gustativas mudam e começamos a ter cada vez mais vontade de comer esses ingredientes frescos. Essa sopa é saborosa, fácil de preparar e bastante digestível. Graças aos minerais fornecidos pelo espinafre, você terá menos vontade de comer alimentos que não fazem bem à sua saúde neste momento.

1 ½ xícara de tomate-cereja

1 talo de aipo

1 dente de alho

1 laranja

4 xícaras de folhas novas de espinafre

2 folhas de manjericão

½ avocado (opcional)

Bata no liquidificador o tomate, o aipo, o alho e o suco da laranja até incorporar bem os ingredientes. Adicione o espinafre aos poucos. Junte o manjericão e o avocado (se quiser) e bata mais até obter uma mistura cremosa. Tome imediatamente!

DICAS

- O manjericão pode ser substituído por ¼ de xícara de coentro.
- Se não achar essa sopa nenhuma maravilha na primeira vez, experimente algumas semanas depois. Quando seu paladar começar a mudar, você irá gostar tanto que vai incorporá-la ao seu cardápio.

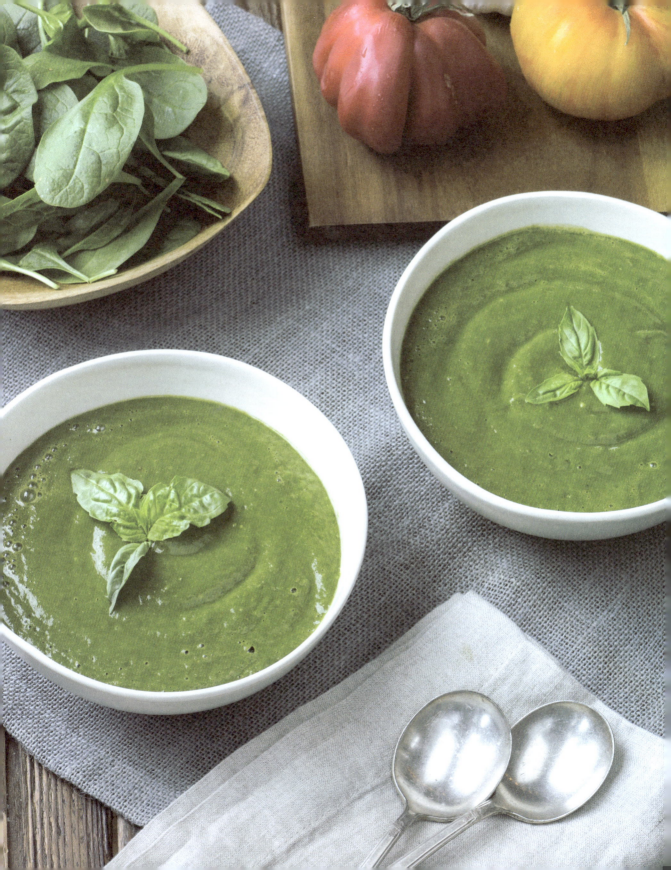

CRUDITÉS DE LEGUMES COM MOLHO DE ALCACHOFRA E TOMATE SECO

Rende 2 porções

Leva poucos segundos para preparar este molho cremoso. Os tomates secos, o alho e a salsinha mesclam-se perfeitamente com tenros fundos de alcachofra para criar um molho delicioso.

2 xícaras de fundos de alcachofra cozidos no vapor (veja as Dicas)

¾ de xícara de tomates secos sem óleo, demolhados em água quente por 5 minutos

2 colheres (sopa) de tahine cru

1 xícara de salsinha (sem apertar)

2 dentes de alho

1 limão-taiti

¼ de colher (chá) de sal marinho

Legumes da sua preferencia (p. ex., pimentão, pepino, couve-flor, rabanete, aspargos)

Coloque no processador os fundos de alcachofra, os tomates secos, o *tahine*, a salsinha, o alho, o suco de limão e o sal. Bata até obter uma mistura homogênea. Sirva o molho de alcachofra com os legumes crus da sua escolha cortados em palito!

DICAS

- Para preparar os fundos de alcachofra, siga a receita de alcachofra ao vapor da p. 280. Depois que as alcachofras esfriarem, retire suas pétalas verdes duras, deixando somente as tenras. Corte a alcachofra ao meio e, com o auxílio de uma colher, remova totalmente os espinhos da base. Agora seus fundos de alcachofra estão prontos para uso.
- Se não tiver *tahine* cru, pode usar *tahine* normal. O *tahine* cru tem um sabor mais suave que o *tahine* torrado. Mas o molho fica bom com qualquer um dos dois.
- Saboreie este molho com qualquer tipo de hortaliça crua ou cozida, conforme descrito. Se quiser ser criativo, experimente usá-lo como recheio de batata assada.

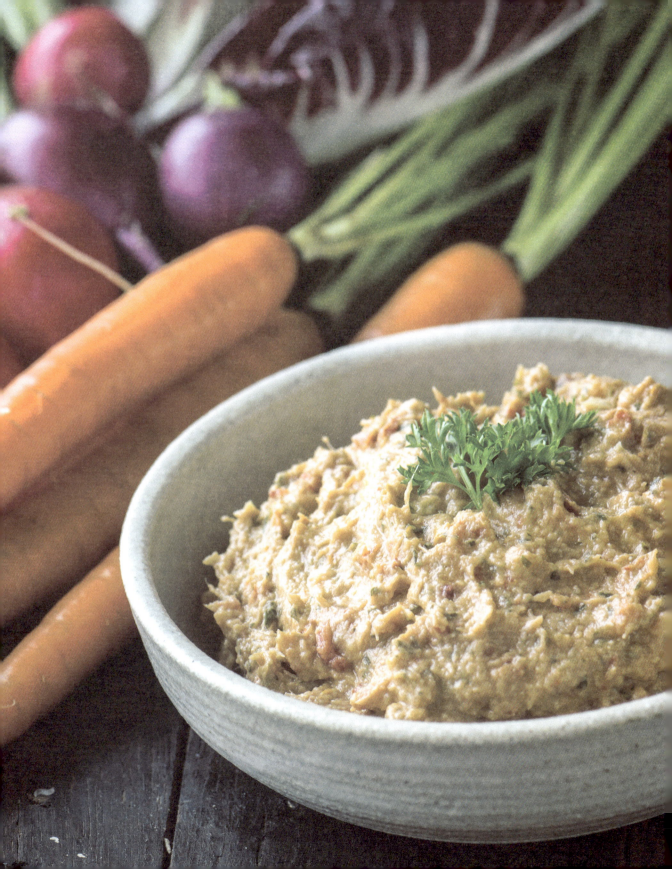

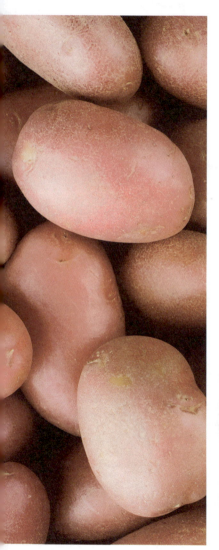 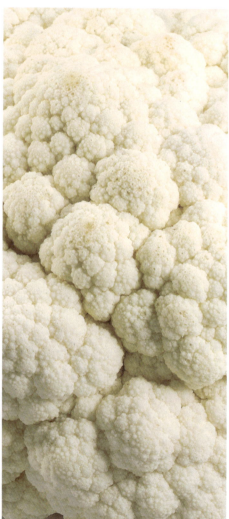 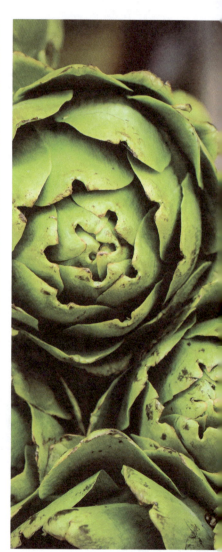

JANTAR

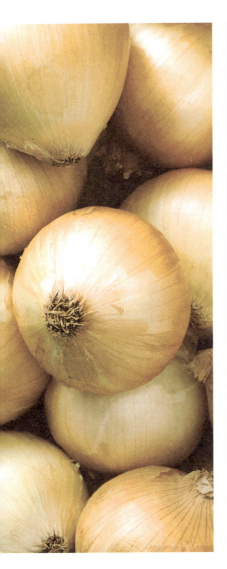
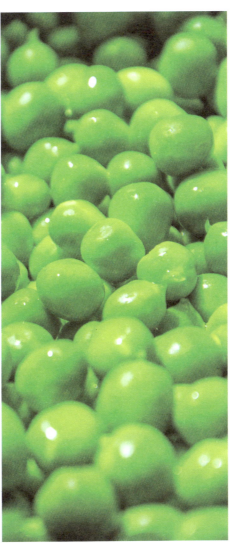
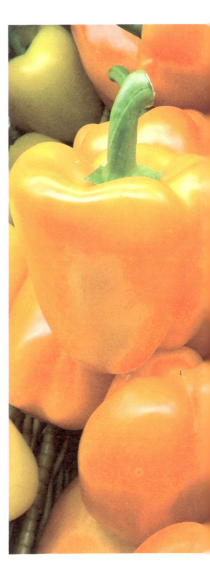

"NACHOS" DE BATATA

Rende 2 ou 3 porções

Estas rodelas de batata macias e douradas não deixam nada a dever aos *nachos* tradicionais. Assadas no forno até ficarem crocantes por fora e macias por dentro e servidas com um molho de abacate, tomate, cebola e coentro, essas batatas acabarão rapidamente, portanto é melhor preparar o dobro. Esta receita fica ainda mais saborosa com o molho *aioli* de castanha-de-caju apresentado na p. 212.

6 batatas médias

2 colheres (chá) de óleo de coco

½ colher (chá) de sal marinho, dividida em duas porções

1 avocado picado

1 xícara de tomate picado

1 xícara de cebola picada

½ xícara de coentro picado

½ pimenta jalapeño triturada (opcional)

2 limões taiti

¼ de xícara de molho aioli de castanha-de-caju (opcional, veja a receita na p. 280)

Preaqueça o forno a 190 °C. Descasque as batatas e corte-as em rodelas de ½ a 1 centímetro de espessura. Misture-as com o óleo de coco e ¼ de colher de chá de sal. Distribua as rodelas de batata em uma forma forrada com papel-manteiga, deixando um espaço entre elas (elas não devem encostar umas nas outras nem se sobrepor). Asse as batatas por 20 minutos, vire-as e asse por mais 10 minutos.

Enquanto as batatas estão no forno, misture o avocado, o tomate, a cebola, o coentro, a pimenta e o suco dos dois limões em uma tigelinha. Coloque as rodelas de batatas em uma travessa, cubra com o molho de avocado e, se quiser, finalize com o molho *aioli* de castanha-de-caju. Salpique o restante do sal e bom apetite!

DICAS

- Experimente diversas variedades de batata, com nutrientes sabores e texturas diferentes.
- Para facilitar, experimente descascar e cortar as batatas com antecedência e guardá-las na geladeira em um recipiente com água. Assim elas se conservam bem por até três dias, basta trocar a água diariamente.

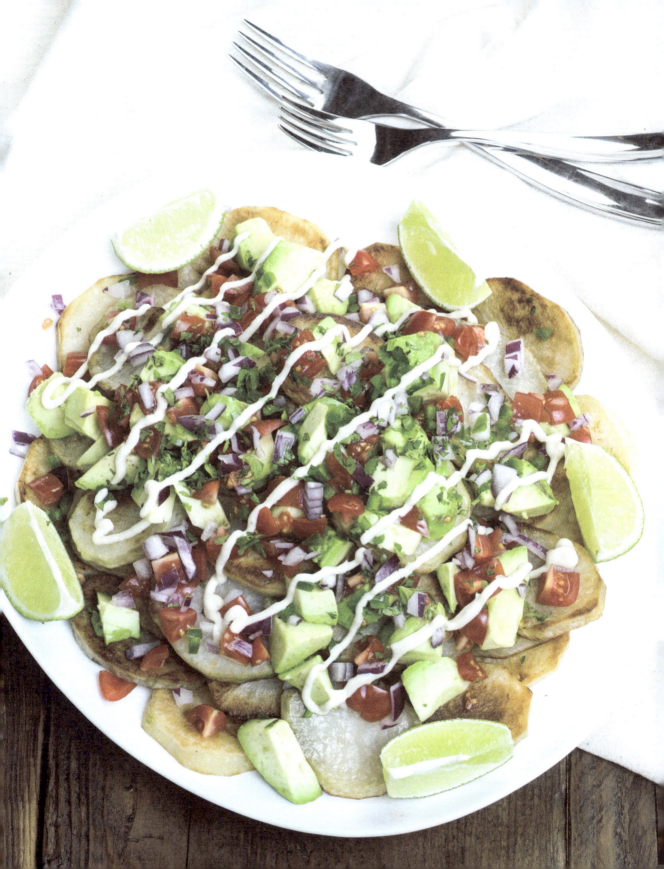

ARROZ DE COUVE-FLOR

Rende 2 ou 3 porções

É difícil equilibrar a nossa jornada de cura com os compromissos de uma agenda apertada e as necessidades das pessoas queridas. Por ser de rápido preparo, este saboroso arroz de couve-flor facilitará um pouco a sua vida. Este prato pode ser cozido ou cru, e você pode escolher as hortaliças e ervas preferidas da sua família.

1 couve-flor média (cerca de 6 xícaras de buquês)

1 colher (chá) de óleo de coco

½ cebola roxa picada

2,5 cm de gengibre triturado

3 dentes de alho amassados

1 cenoura grande cortada em cubos

1 pimentão vermelho cortado em cubos

2 talos de aipo picados

1 xícara de ervilha

1 colher (chá) de óleo de gergelim torrado

2 colheres (sopa) de aminos de coco

½ colher (chá) de mel *in natura* (opcional)

1 colher (chá) de sal marinho

½ pimenta jalapeño (opcional)

1 xícara de coentro

¼ de xícara de amêndoas picadas (opcional)

2 colheres (chá) de gergelim

1 limão-taiti

Bata os buquês da couve-flor no processador de alimentos até que eles adquiram uma textura de arroz. Esprema o líquido do "arroz" com o auxílio de um pano e reserve.

Aqueça uma colher de chá de óleo de coco em uma panela grande e refogue a cebola em fogo médio-alto até que ela fique transparente. Adicione água às colheradas, conforme a necessidade, para não grudar. Junte o gengibre, o alho, a cenoura, o pimentão, o aipo e a ervilha e cozinhe por mais 5 a 7 minutos até que as hortaliças comecem a ficar macias. Adicione o arroz de couve-flor, o óleo de gergelim, o aminos de coco, o mel e o sal e misture bem. Cozinhe por mais 5 a 7 minutos até que a couve-flor esteja macia.

Sirva o arroz de couve-flor salpicado com a pimenta jalapeño (se quiser), o coentro, as amêndoas picadas, as sementes de gergelim e o suco do limão!

Para o "arroz" de couve-flor crua: Siga a primeira etapa da receita para fazer o arroz de couve-flor. Coloque o arroz em uma tigela grande com a cebola, o gengibre, um dente de alho esmagado, a cenoura, o pimentão e o aipo. Adicione o óleo de gergelim, o aminos de coco, o sal e a pimenta jalapeño e deixe marinar por pelo menos 15 minutos. Sirva salpicado com o coentro, as amêndoas picadas, as sementes de gergelim e o suco do limão.

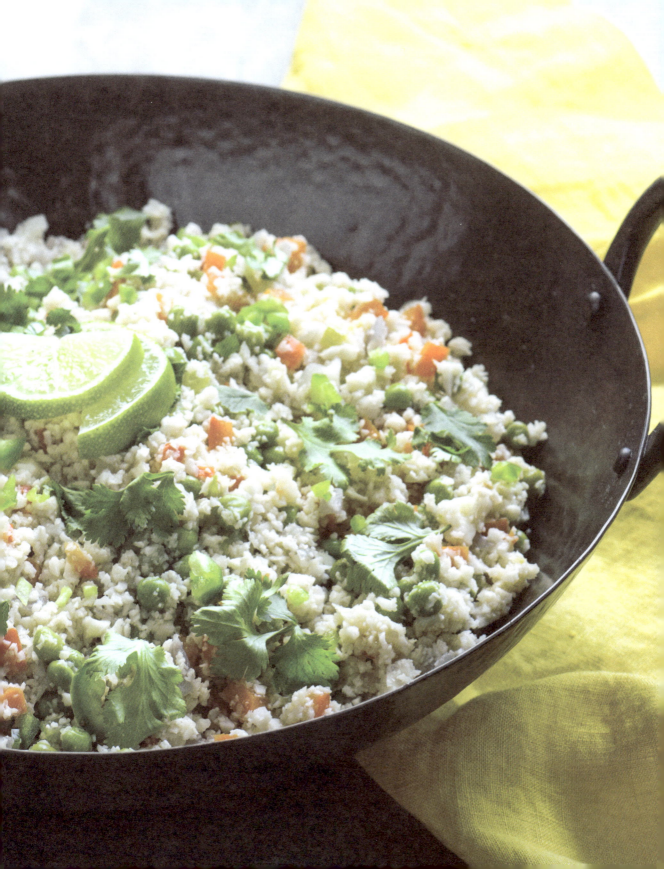

ALCACHOFRAS COZIDAS NO VAPOR COM *AIOLI* DE CASTANHA-DE-CAJU

Rende 2 porções

Alcachofras cozidas no vapor são deliciosas quando degustadas puras com um pouquinho de limão e sal marinho, principalmente quando você conhece todos os seus benefícios para a tireoide. Esta receita eleva as alcachofras a um novo patamar, combinando-as com um saboroso molho *aioli* de castanha-de-caju. É muito simples de preparar e uma excelente maneira de impressionar os convidados.

4 alcachofras

1 xícara de castanha-de-caju

2 colheres (sopa) de azeite

3 dentes de alho

2 limões

¼ de colher (chá) de sal marinho

½ a 1 xícara de água

Apare as alcachofras cortando cerca de 1,5 cm das pontas de todas as pétalas e quase todo o talo, deixando apenas 1,5 cm dele. Ponha uma panela de água para ferver. Coloque as alcachofras na cesta de cozimento a vapor dentro da panela. Cozinhe as alcachofras por 30 a 40 minutos, dependendo do tamanho. Elas estão cozidas quando as pétalas ficam macias e se soltam com facilidade.

Bata a castanha-de-caju, o azeite, o alho, o suco dos dois limões e o sal no liquidificador com ½ xícara de água até obter uma mistura lisa. Se quiser uma consistência mais rala, adicione mais ½ xícara de água e bata mais um pouco.

Sirva as alcachofras com o molho *aioli* de castanha--de-caju e salpique as ervas aromáticas que desejar.

DICA

- Use o molho *aioli* que sobrar sobre batatas ou brócolis cozidos no vapor, sobre "*nachos*" de batata (receita na p. 276) ou para temperar uma salada de couve.

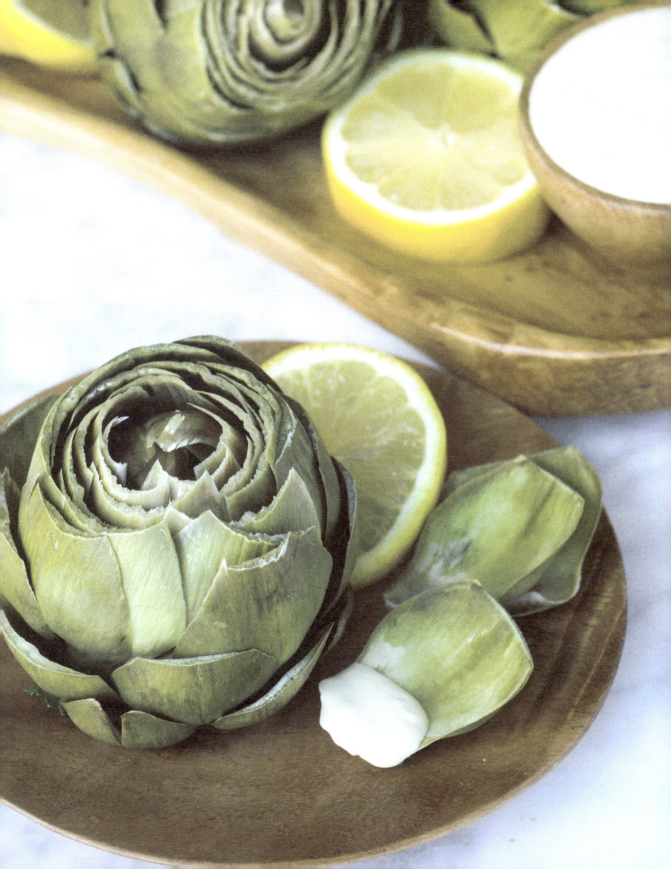

ABÓBORA-ESPAGUETE À "BOLONHESA"

> Rende 2 porções

A abobora-espaguete tem este nome por uma boa razão. Seus tenros fios amarelos se parecem muito com o espaguete, sobretudo quando são servidos com um delicioso molho de tomate e "parmesão" de castanha-do-pará e manjericão. Este prato fará sucesso na sua família e entre seus amigos, portanto talvez seja bom fazer uma quantidade maior. Congele uma porção de molho para ter sempre à mão quando quiser comer espaguete.

1 abóbora-espaguete grande

2 xícaras de cebola roxa picada

4 dentes de alho esmagados

2 xícaras de tomates-cereja

1 xícara de cogumelos fatiados (opcional)

1 colher (chá) de pimenta vermelha em pó

1 colher (chá) de tempero para frango

1 colher (chá) de alho em pó

¼ de colher (chá) de curry em pó

¼ de colher (chá) de sal marinho

½ xícara de tomates secos demolhados por 5 minutos em água quente

¼ de xícara de "parmesão" de castanha-do-pará (veja abaixo)

"PARMESÃO" DE CASTANHA-DO-PARÁ E MANJERICÃO

¼ de xícara de castanha-do-pará

¼ de colher (chá) de sal marinho

¼ de colher (chá) de manjericão desidratado

1 dente de alho

Preaqueça o forno a 200 °C. Corte cuidadosamente a abóbora-espaguete ao meio e descarte as sementes. Encha uma forma com 1,5 cm de água e coloque as metades da abóbora com o lado cortado para baixo. Asse por 30 a 40 minutos, até uma leve pressão do dedo na casca da abóbora deixar uma marca. Retire a abóbora do forno. Depois que esfriar, raspe a parte interna da abóbora com um garfo, formando fios de "espaguete". Divida o espaguete em dois pratos.

Para preparar o "molho bolonhesa": Coloque a cebola picada em uma panela média com duas colheres de sopa de água. Refogue a cebola em fogo médio-alto até que ela fique macia e transparente. Continue acrescentando colheradas de água conforme necessário para que não grudem. Junte o alho, o tomate-cereja, o cogumelo, a pimenta vermelha em pó, o tempero de frango, o alho em pó, o *curry em pó*, o sal e o tomate seco e continue cozinhando, mexendo com frequência por 5 a 7 minutos até que os tomates estejam macios. Com o auxílio de um *mixer* de imersão, bata os ingredientes do molho até que fiquem bem incorporados, mas ainda com pedaços. Ou transfira para um liquidificador e bata com a função pulsar (não se esqueça de deixar uma abertura na tampa para sair o vapor).

Sirva o molho sobre o espaguete e polvilhe o "parmesão" de castanha-do-pará e manjericão. Bom apetite!

Para preparar o "parmesão": Bata as castanhas-do-pará, o sal e o manjericão em um liquidificador ou um processador de alimentos e pulse brevemente até formar uma farofa.

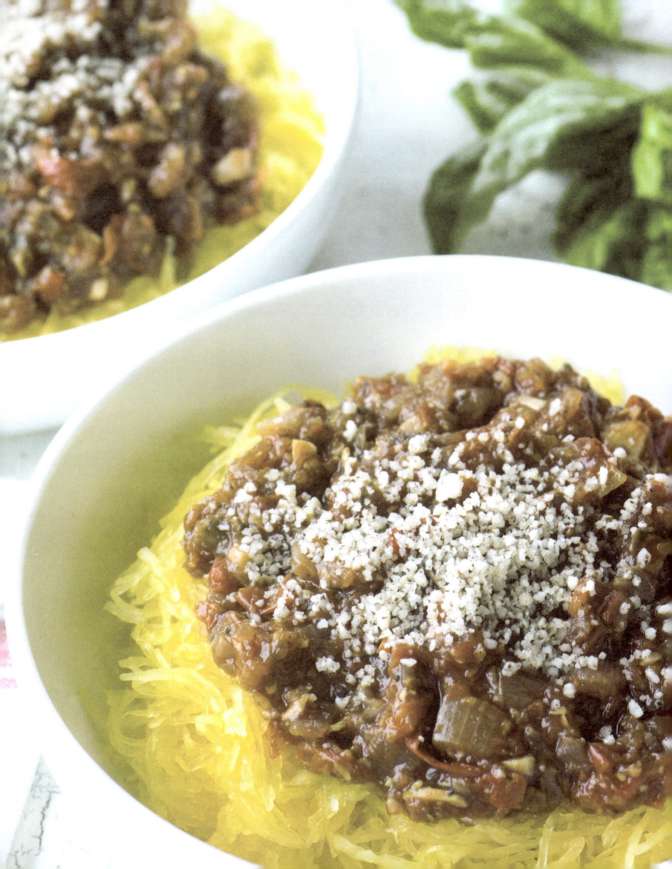

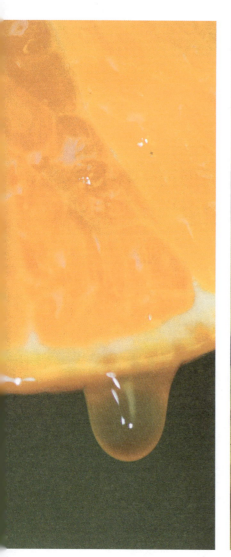
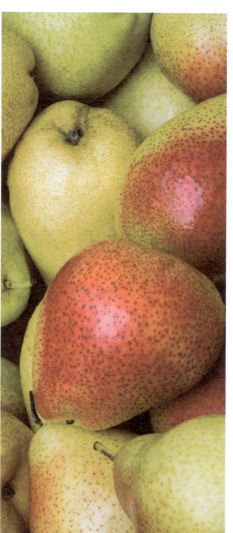
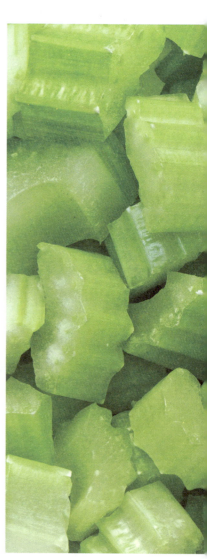

LANCHES

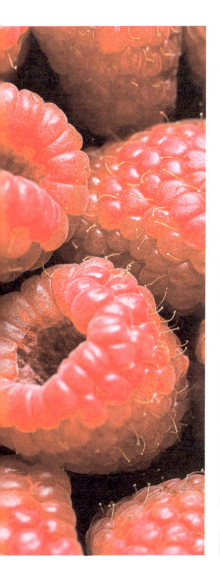
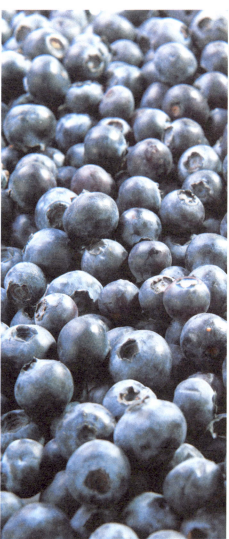
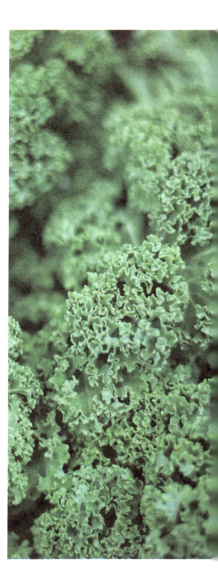

CHIPS DE BATATA-DOCE COM GUACAMOLE

Rende 1 ou 2 porções

A batatinha *chips* tem uma reputação ruim porque muitas batatinhas industrializadas contêm conservantes e ingredientes indesejáveis. É possível preparar deliciosas e saudáveis batatinhas *chips* no forno de casa. Esta receita tem muitos condimentos, mas sinta-se à vontade para deixá-los de fora. Essas batatinhas *chips* são deliciosas apenas com uma pitada de sal marinho ou mergulhadas neste guacamole de dar água na boca.

2 batatas-doces grandes

¼ de colher (chá) de sal marinho

¼ de colher (chá) de alho em pó

¼ de colher (chá) de cominho

¼ de colher (chá) de páprica

¼ de colher (chá) de pimenta vermelha em pó

¼ de colher (chá) de pimenta-caiena (opcional)

2 colheres (chá) de óleo de coco (opcional)

GUACAMOLE

2 avocados

1 ½ limão-taiti

1 tomate pequeno picadinho

¼ de cebola roxa picadinha

½ xícara de coentro picado

¼ de pimenta jalapeño moída (opcional)

¼ de colher (chá) de sal marinho (opcional)

Preaqueça o forno a 120 °C. Com o auxílio de um mandolim ou uma faca, corte as batatas-doces em rodelas bem finas. Elas devem ficar finas e uniformes, mas não transparentes. Leve uma panela de água para ferver. Coloque as rodelas de batata na água fervendo e cozinhe em fogo médio por 5 minutos. Retire as batatas e jogue a água fora.

Misture o sal, o alho em pó, o cominho, a páprica, a pimenta vermelha em pó e a pimenta-de-caiena em uma tigelinha. Unte levemente duas formas com óleo de coco. Distribua as rodelas de batata na forma sem deixar que se sobreponham. Pincele de leve as batatas com mais um pouco de óleo de coco e salpique generosamente a mistura de condimentos.

Asse as batatas por 25 minutos. Retire as formas do forno e separe as rodelas que já estão crocantes. Volte as formas para o forno por mais 5 minutos e repita o processo de retirar as batatas crocantes. Se necessário, asse as fatias restantes por mais 3 a 5 minutos. Observe que as batatas podem não parecer crocantes ao saírem do forno, mas ficam crocantes depois que esfriam.

Sirva as batatinhas com o guacamole ou puras! Elas são melhores assim que ficam prontas.

Para preparar o guacamole: Amasse o avocado com o suco de limão em uma tigelinha. Junte o tomate, a cebola, o coentro, o alho, a pimenta jalapeño e o sal e misture. Sirva com as batatinhas *chips*, com hortaliças picadas da sua preferência, como molho de salada ou até mesmo sobre hortaliças cozidas.

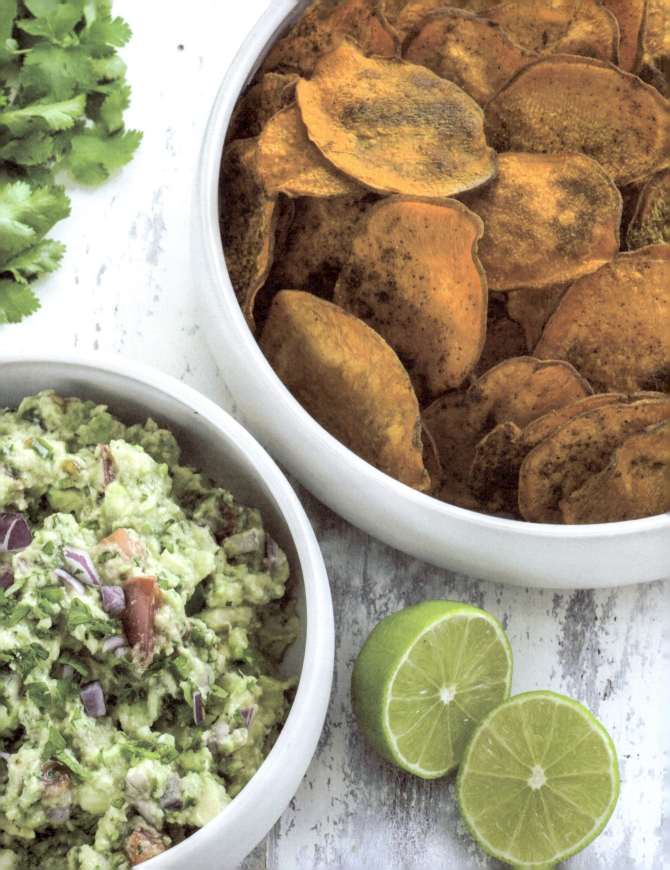

SORVETE DE BANANA E MIRTILOS SILVESTRES

Rende 2 porções

Este sorvete cremoso é tudo de bom! E você pode tomar sempre que quiser sem medo de prejudicar o seu processo de cura. Sorvete de café da manhã? Claro! Sorvete de jantar? Por que não? É também o lanche perfeito. Não importa quando você vai tomar esse sorvete de banana, a sua tireoide e o resto do seu corpo lhe agradecerão pelos benefícios que ele oferece.

3 bananas grandes congeladas

2 xícaras de mirtilos silvestres descongelados, divididas em duas porções

2 colheres (sopa) de *mel in natura* (opcional)

Coloque 1 xícara de mirtilos descongelados e seu líquido no processador de alimentos com duas colheres de sopa de mel, se quiser. Pulse cinco vezes só até incorporar os ingredientes. Muitos mirtilos ainda deverão estar inteiros. Reserve esta calda.

Corte grosseiramente as bananas e coloque-as no processador com a xícara restante de mirtilos. Processe até obter um sorvete liso e macio. Se quiser, pode colocar o sorvete no *freezer* para endurecer por duas horas antes de servir.

Sirva o sorvete em tigelinhas individuais e regue com a calda de mirtilos. Bom apetite!

DICA

- Transforme esse prato num *sundae* usando a sua cobertura benéfica favorita. Experimente salpicar o sorvete com tâmaras, figos, morangos ou framboesas picadas, fatias de banana, coco ralado (ou em lascas), sementes de cânhamo ou nozes picadas.

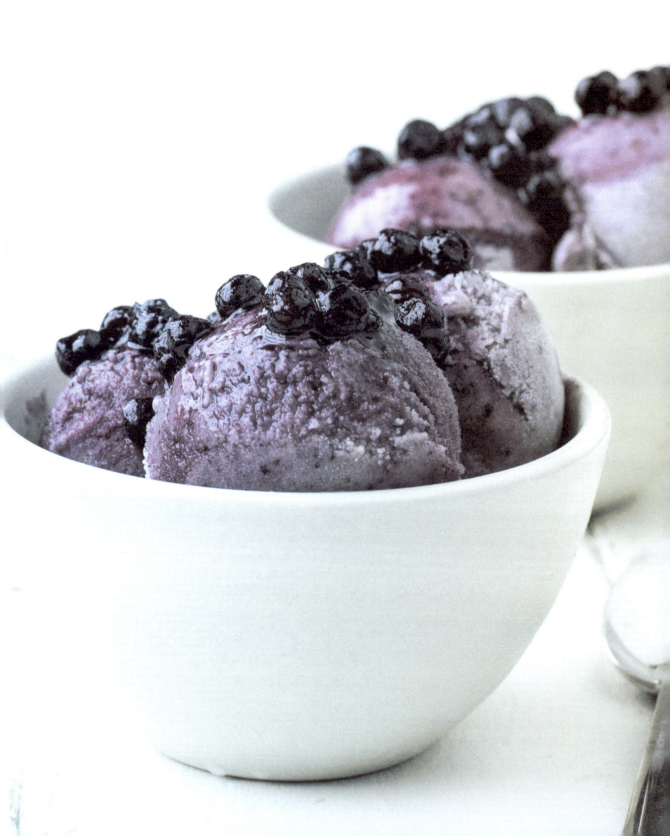

COOKIES RECHEADOS COM GELEIA DE FRAMBOESA

Rende de 4 a 6 porções

Não é por que você está se curando que não pode comer um doce quando sente necessidade! Esses *cookies* recheados com geleia de framboesa são deliciosos e não contêm nenhum dos ingredientes nocivos encontrados nos *cookies* industrializados. Com o brilho da geleia de framboesa e o sabor amendoado da massa, esses *cookies* são um verdadeiro presente para você.

1 xícara mais 2 colheres (sopa) de farinha de amêndoa

½ colher (chá) de bicarbonato de sódio

½ colher (chá) de sal marinho

½ xícara de tahine

½ xícara de açúcar de coco

½ colher (chá) de extrato de baunilha sem álcool

½ xícara de gergelim branco

½ xícara de geleia de framboesa (veja Dicas abaixo)

Preaqueça o forno a 180 °C. Misture a farinha de amêndoa, o bicarbonato de sódio e o sal em uma tigela e reserve. Bata o *tahine*, o açúcar de coco e o extrato de baunilha no processador até incorporar bem os ingredientes. Adicione a mistura de farinha e pulse até que fique bem misturado. Se ainda estiver granulado, adicione água às colheradas, conforme a necessidade, até formar uma massa lisa.

Forme bolinhas de massa de cerca de 2,5 cm, passe-as no gergelim e coloque-as em uma assadeira forrada com papel-manteiga. Deixe um espaço de pelo menos 5 cm entre elas. Pressione o polegar no centro de cada bolinha e leve a assadeira ao forno. Asse por 8 a 10 minutos.

Retire do forno e recheie a cavidade de cada *cookie* com uma colher de chá de geleia de framboesa. Coloque os *cookies* sobre um *rack* de arame para esfriar.

DICAS

- Se usar geleia de framboesa industrializada, compre uma que não contenha ingredientes nocivos nem conservantes.
- Para fazer uma geleia de framboesa caseira, amasse framboesas maduras frescas (ou descongeladas) com mel *in natura* ou xarope de bordo (*maple syrup*) até atingir a consistência desejada.

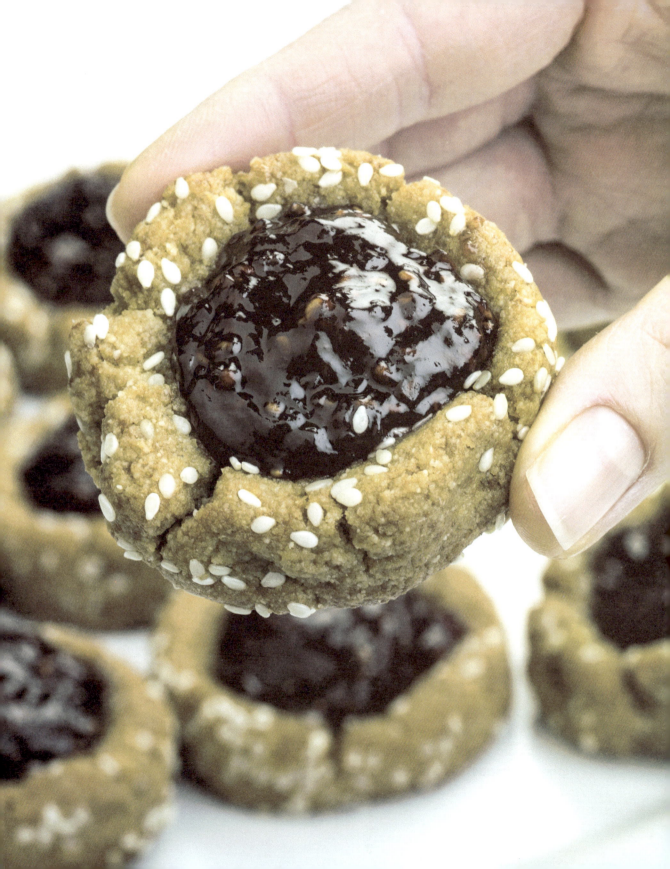

Combinações Práticas para a Tireoide

Às vezes tudo o que você precisa é de simplicidade. Quando estiver com pressa ou ocupado demais para preparar uma receita, não precisa abrir mão da nutrição ou do sabor pela praticidade. Em vez disso, faça essas combinações rápidas e fáceis pensadas especificamente para favorecer o seu processo de cura. Melhor ainda, prepare algumas com antecedência para que, quando o fator tempo for crucial, você só precise "pegar e levar".

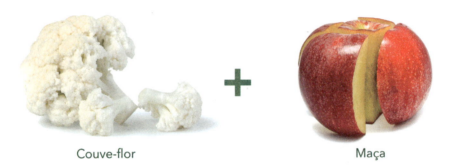

Couve-flor   Maça

- **Buquês de couve-flor + Fatias de maça:** Essa combinação reduz a inflamação na tireoide e fornece nova memória às suas células, ensinando-lhes a serem independentes depois de terem se tornado preguiçosas por causa da dependência dos medicamentos para a tireoide.

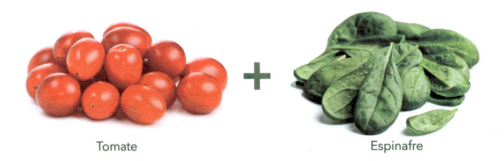

Tomate   Espinafre

- **Tomate + Espinafre:** Juntos, esses alimentos fortalecem o fígado e, ao mesmo tempo, limpam o sistema linfático e reforçam o sistema imunológico para impedir um possível ataque viral à tireoide.

Combinações Práticas para a Tireoide

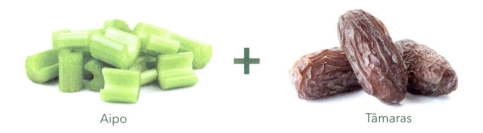

Aipo Tâmaras

- **Aipo + Tâmaras:** Combinam minerais essenciais com glicose biodisponível de alta qualidade para regenerar as glândulas adrenais e, assim, reforçar a tireoide.

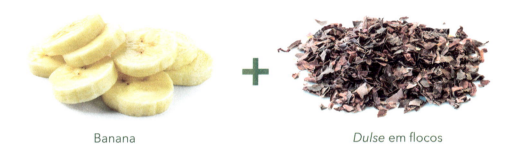

Banana *Dulse* em flocos

- **Banana + Alga *dulse* em flocos:** O iodo, o potássio e o sódio presentes nesses alimentos fortalecem todo o sistema endócrino e o sistema nervoso central contra as neurotoxinas e seus efeitos nocivos.

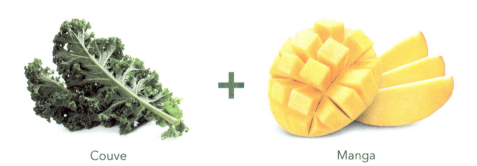

Couve Manga

- **Couve + Manga:** Essa combinação de alcaloides e carotenos penetra facilmente na tireoide, ajudando a deter o crescimento de nódulos e cistos.

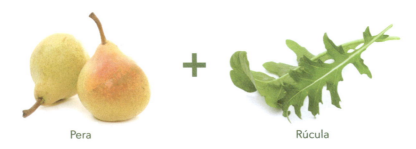

Pera   Rúcula

- **Pera + Rúcula:** Excelente para proteger a tireoide de atrofia e encolhimento. Juntos, esses alimentos aumentam a capacidade da tireoide de emitir frequências.

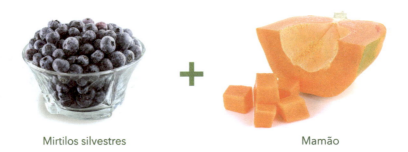

Mirtilos silvestres   Mamão

- **Mirtilos silvestres + Mamão:** Ajudam a deter, reduzir e prevenir os tumores da tireoide (malignos e benignos). Restaura o tecido tireoidiano depois que parte da glândula foi removida cirurgicamente ou destruída por tratamento com iodo radioativo.

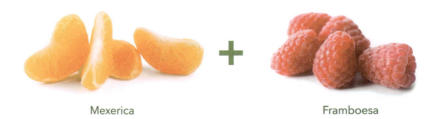

Mexerica   Framboesa

- **Mexerica + Framboesa:** Como uma equipe, esses alimentos ajudam a prevenir a perda de cálcio que pode ocorrer quando o vírus força o organismo a usar suas reservas de cálcio para aprisionar o vírus nos nódulos e cistos, tanto na tireoide como nas outras partes do corpo. Além disso, eles ajudam a prevenir a osteoporose.

CAPÍTULO 25

Técnicas para Curar a Tireoide

Se você comprou este livro porque acredita que a sua tireoide o desapontou ou que o seu corpo de alguma maneira se voltou contra você, é essencial para o seu processo de cura que se lembre todos os dias de que o seu corpo está do seu lado.

Faça o possível para internalizar essa mensagem. Cole um bilhete no espelho do banheiro, escreva em seu diário toda noite ou transforme-a em um mantra. Você não fez nada de errado. O seu corpo não fez nada de errado. Do ponto de vista físico, emocional e espiritual, você está em sincronia na sua intenção de restabelecer a saúde. Quando você entender isso, quando compreender que seus pensamentos e sentimentos nunca constituíram um empecilho à sua vida, que o se corpo nunca o atacou, você ativará a sua cura em todos os níveis.

Na Terceira Parte do livro: "Ressurreição da tireoide", você encontrou informações e técnicas para se curar do vírus da tireoide.

Nas próximas páginas, você encontrará técnicas que poderá empregar para ativar a cura especificamente na tireoide. Essas técnicas ajudarão a tireoide não só pelo aspecto físico, mas também no da alma, porque a tireoide tem a sua própria alma e, quando essa alma é alimentada, a tireoide se fortifica, assim como alimentar a sua alma maior é fundamental para o seu bem-estar.

TÔNICO DE LUZ

Uma técnica potente para obter alívio e apoio quando se tem um distúrbio da tireoide consiste em infundir luz de cura à água de beber. Para fazer isso, encha um copo de água e coloque-o na sua frente. Levante um punho cerrado acima da cabeça e visualize-o enchendo-se de luz branca. Abra a mão, com os dedos apontados na direção do copo, e diga "luz" em voz alta, enquanto imagina que a luz está entrando na água. Repita essa técnica sete vezes. Os anjos ao seu redor saberão o que você está fazendo e o ajudarão.

A cada repetição, a luz infunde mais energia de cura à água, alterando a sua estrutura e convertendo-a em um tônico transformador divino. No caso específico da tireoide, faça um gargarejo antes de engolir a água. Ao fazer isso, imagine que a luz da água está fluindo para a tireoide e matando as células de EBV que estão atacando a glândula, ao mesmo tempo que repara os tecidos danificados.

Encher a água de luz é também um gesto de compaixão que você pode fazer se quiser ajudar uma pessoa querida que tem uma doença da tireoide. Faça o processo de infusão descrito acima e o ofereça ao amor da sua vida, a um amigo ou a um familiar.

Transformar essa infusão de luz em uma rotina do processo de cura, feita por você mesmo ou por outra pessoa, reforçará ainda mais o apoio à sua tireoide. Ao mesmo tempo, a luz estimula o sistema imunológico personalizado da tireoide, ou seja, seus linfócitos especiais, e age como um carregador de bateria para a glândula.

Para suporte adicional aos hormônios tireoidianos, prepare o seu próprio tônico homeopático misturando à água o suplemento L-tirosina em pó e um pouco de iodo. Coloque um quarto da dose recomendada no frasco de L-tirosina em um copo de água e adicione uma gotinha de iodo nascente de excelente quantidade. Misture bem e faça a infusão de luz que acabei de descrever.

BANHO DE SOL DA BORBOLETA

Você já deve ter ouvido falar que a tireoide tem o formato de uma borboleta, graças aos seus dois lobos que se assemelham a asas. Mas o que pouca gente sabe é que essa semelhança vai além do aspecto exterior.

Na verdade, a tireoide capta a luz solar nessas "asas", assim como faz a borboleta. (Além disso, as borboletas emitem frequências semelhantes a radiofrequências, assim como a tireoide.) Quando você toma sol, sobretudo na parte anterior do pescoço, mesmo que seja por alguns minutos, a tireoide capta a luz do sol como se a glândula fosse composta por dois painéis solares. A luz solar ajuda a dar energia à tireoide, equilibra a sua produção hormonal, impede a proliferação do EBV no local e estimula e reforça o sistema imunológico da tireoide e o sistema imunológico geral, o que, por sua vez, impede que o vírus cause danos à glândula.

Além disso, a tireoide também age como o depósito de raios solares do organismo. Se você ficar dias, semanas ou até mesmo meses sem tomar sol suficiente, o sistema imunológico poderá utilizar a luz e a energia armazenadas na tireoide para defender a glândula e o restante do corpo contra invasores como o EBV.

Para aumentar a capacidade da tireoide de captar a luz solar para ajudar no processo de cura, experimente fazer esta meditação:

Sente-se ao sol e visualize a tireoide como uma borboleta pousada sobre uma pedra. Sinta cada lobo, ou "asa", se abrir no calor do sol. Agora veja e sinta os raios solares sendo absorvidos em cada asa e enviando sua energia de cura profundamente em suas células.

Durante a meditação, respire profundamente e de maneira regular. Sinta que está levando luz para a garganta junto com o ar. Como eu disse antes, é importante obter oxigênio suficiente para combater o vírus da tireoide. Essa respiração profunda ajuda a oxigenar o sangue e, como consequência, a protegê-lo do EBV.

Mesmo que você não tenha mais a tireoide, ou tenha só uma parte dela, saiba que uma borboleta ainda pode voar com uma asa ferida; ela é movida pela energia fornecida pela frequência da Terra. Como vimos, quando a tireoide está comprometida ou não existe mais, o corpo continua a operar como se a tireoide estivesse intacta, por isso essa técnica ainda funciona.

Este exercício funciona também quando a tireoide está em perfeito estado; portanto, mesmo depois de ter dado adeus ao EBV e a quaisquer problemas de saúde e revitalizado a glândula, você poderá continuar fazendo essa meditação como um ato de agradecimento. Ao agradecer à sua tireoide por tudo o que ela fez por você e ajudá-lo, você terá a oportunidade de refletir sobre o progresso que fez até o momento.

DUAS TIREOIDES SÃO MELHORES QUE UMA

As frequências emitidas pela tireoide de que falamos no Capítulo 4: "A verdadeira função da tireoide", não se comunicam somente com o restante do corpo. Elas também atingem tireoides alheias, o que significa que uma tireoide sadia pode ajudar uma tireoide doente apenas pela proximidade.

Funciona da seguinte maneira: quando uma pessoa com a tireoide lesada pelo EBV fica próxima a outra pessoa cuja tireoide está em melhores condições, as duas tireoides se comunicam por meio de suas frequências. A tireoide doente envia à outra um pedido de ajuda. Ao captar esse sinal, a tireoide mais sadia envia uma mensagem preliminar à tireoide comprometida para que ela se prepare para receber ajuda. Uma vez que a tireoide necessitada esteja preparada, a outra lhe envia uma frequência que aumenta a capacidade do seu sistema imunológico (os linfócitos naquela área) de proteger a glândula e a auxilia a receber a ajuda dos linfócitos enquanto, ao mesmo tempo, fortalece a própria tireoide. Você pode receber ajuda dessa maneira mesmo que não tenha mais a tireoide, como vimos no Capítulo 20: "A vida sem a tireoide".

As frequências emitidas pela tireoide são extremamente potentes; são semelhantes às mensagens que as baleias e os golfinhos usam para se comunicar no oceano. As frequências da tireoide são tão fortes que se uma pessoa estiver desenvolvendo câncer de tireoide, a tireoide de outra pessoa pode enviar-lhe uma mensagem para reduzir o ritmo e tentar deter o desenvolvimento do tumor.

Para que duas tireoides se comuniquem é preciso que as duas pessoas estejam a cerca de um braço de distância uma da outra. Um abraço é uma excelente forma de dar e receber ajuda, mas não a única. Se a outra pessoa estiver a cerca de um braço de distância, as frequências das duas tireoides poderão entrar em contato. Essa ajuda recíproca entre as tireoides ocorre mesmo que você não goste da outra pessoa. Você pode estar sentado ao lado da sua chefe durante uma reunião, uma mulher que o insultou inúmeras vezes, mas se a tireoide dela estiver precisando de ajuda e a sua estiver em melhores condições, a sua ajudará a dela ou vice-versa.

Provavelmente você já vivenciou esse fenômeno de comunicação entre tireoides sem saber. Quando isso acontece você é tomado por uma sensação inexplicável na presença de alguém. Pode ser alguém com quem você não simpatiza, mas se sente bem ao ficar ao lado dessa pessoa na copa do escritório e tem vontade de ficar perto dela. Nesses casos, as pessoas não percebem que se sentem assim porque a tireoide delas está oferecendo ou recebendo ajuda.

Agora imagine o que essa comunicação de tireoide para tireoide pode fazer por você quando você está ciente de que ela está ocorrendo. O simples fato de saber que você tem esse instrumento à sua disposição pode fortalecer a sua tireoide. A consciência de que a sua tireoide não está sozinha, de que ela pode receber ajuda das pessoas que estão à sua volta, é uma técnica extraordinária para acabar com o sentimento de solidão e desespero. Mesmo que as pessoas com quem você convive não deem o apoio de que você necessita, a tireoide delas pode ajudar a sua a se curar. A nossa tireoide é benevolente e oferece ajuda incondicionalmente. Saber que uma parte de nós tem essa compaixão incondicional aumenta a compreensão que temos de nós mesmos, dos outros e dos nossos mecanismos internos, além de nos dar esperança.

Se você é amigo, parente ou cuida de alguém que tem uma doença da tireoide, essa é uma maneira de saber que está ajudando. Em geral nós nos sentimos impotentes ao ver o sofrimento de pessoas queridas. Mas quando você sabe que só o fato de estar perto de alguém com problema de tireoide pode ajudá-la fisicamente, consegue ter um pouco de paz.

Você não precisa ter uma tireoide totalmente sadia ou intacta para ajudar a tireoide de outra pessoa. Na verdade, mesmo que você tenha um leve quadro de hipotireoidismo, a sua tireoide poderá enviar frequências de cura para uma glândula que, por exemplo, está em estágio avançado de tireoidite de Hashimoto. Basta que uma tireoide esteja ligeiramente mais saudável que a outra. Uma tireoide só não pode ajudar outra quando o problema de ambas é exatamente o mesmo, e isso é muito raro. Na maioria das vezes, até mesmo tireoides com comprometimento semelhante têm diferenças sutis. Isso significa que não importa quanto você esteja sofrendo, ainda assim poderá ajudar alguém que esteja em uma situação pior somente com a sua presença. Assim, você tem a oportunidade de ajudar os outros quando está cansado de ser aquele que precisa de ajuda. Os efeitos dessa ajuda podem durar dias ou até mesmo semanas.

Tudo isso acontece sem nenhum prejuízo para a tireoide mais sadia. Essas mensagens não diminuem a sua força; a tireoide mais sadia não absorve os problemas da tireoide que precisa de ajuda. Como vimos no Capítulo 3: "Como age o vírus da tireoide", quando o EBV está na tireoide ele já não é mais contagioso, portanto o fato de estar perto de alguém que tem um distúrbio da tireoide não faz mal algum para a pessoa que não tem o vírus.

A medicina e as pesquisas científicas não descobrirão a "comunicação intertireoide" (que eu chamo de ITC – inter-thyroid communication) nos próximos cem anos ou mais, pois, se ainda não descobriram as frequências da glândula dentro do corpo, quanto mais fora dela. Para entender esse processo seriam necessários exames para detectar e monitorar as frequências, mas esses exames ainda não existem.

Por ora, tenha fé. Com tudo o que você aprendeu, já começou a se curar. Você nunca esteve tão perto de se sentir melhor. Chegará o dia em que nem se lembrará de como é estar doente. Não se preocupe. Tenha um pouco de compaixão por si mesmo. E lembre-se, você *pode* se curar!

CAPÍTULO 26

Por Fim a Cura – A História de uma Mulher

Desde pequena, Sally Arnold tinha vontade de ajudar as pessoas doentes. Quando se tornou enfermeira, para ela não era somente uma carreira, mas uma vocação. Enquanto adquiria experiência na área, ela nunca teve motivo para duvidar da sua formação ou dos seus colegas. Ela trabalhava com pessoas inteligentes e humanas que melhoravam a vida dos pacientes.

Sally também teve alguns problemas de saúde, começando com histerectomia e prescrição de terapia de reposição hormonal quando tinha 20 e poucos anos. Nos vinte anos seguintes ela teve sintomas do tipo "autoimune", como insônia, cansaço extremo e confusão mental (parecia que eram sempre três horas da manhã), aumento de peso (apesar dos exercícios físicos regulares e da restrição calórica), mau humor crônico, mãos e pés frios, pequenas excrescências na pele, dores articulares, congestão nasal crônica, baixa libido, indolência, constipação intestinal crônica (seu intestino funcionava apenas duas vezes por semana), onicomicose (que deixava sua unha do dedão do pé preta), esquecimento, tristeza intensa, ansiedade irracional e taquicardia que podia chegar a 120 batimentos por minuto e, às vezes, provocava ataque de pânico no meio da noite. Como sempre teve uma natureza alegre e otimista, ela achava que outra pessoa qualquer teria entrado em depressão com os sintomas dessa doença misteriosa.

Além disso, Sally tinha queda de cabelo, a ponto de ficar com falhas no couro cabeludo. A cabeleireira lhe ensinava a se pentear e a afofar o cabelo para disfarçar as falhas. Até suas sobrancelhas estavam caindo. Ela tinha medo de acabar ficando calva. Por duas vezes, com apenas seis meses de intervalo, teve crise de labirintite, uma inflamação do ouvido interno que provocava vertigens tão fortes que ela tinha de ir ao hospital e acabava sendo levada de cadeira de rodas ao pronto-socorro, enquanto vomitava. Sally também tinha uma erupção cutânea em três quartos das costas que nenhum médico conseguia curar, e ela temia que aquilo continuasse a se propagar. Tudo parecia ter grandes proporções, e ela se sentia debilitada e vulnerável.

Durante duas décadas Sally não se sentiu a mesma pessoa. Ela fazia exercícios cinco vezes por semana e cuidava da alimentação, por esse motivo não conseguia entender por que não se sentia melhor. Não fazia sentido. "Como enfermeira, eu achava que tinha fracassado com a minha própria saúde. Eu me sentia solitária dentro do meu corpo", diz ela.

Ainda assim, ela não tinha motivos para acreditar que a medicina não tinha respostas. "Como você sabe aquilo que não sabe?", diz ela agora. Um médico, depois de ouvir seus sintomas a descreveu em sua ficha clínica como "obesa, meia-idade, mulher" e disse que ela tinha tireoidite de Hashimoto. Sally se sentiu julgada e incompreendida. Ela iniciou a terapia de reposição hormonal com os hormônios sintéticos que o médico receitou, na esperança de que aquilo a ajudasse a se sentir melhor. Porém, com a medicação o resultado do seu exame de TSH foi só de 0,24. Ela não teve nenhuma melhora, na verdade acabou desenvolvendo sete nódulos na tireoide.

Em seguida, ela enveredou pelo caminho holístico. Com base em seus sintomas,

e não nos exames laboratoriais, o novo médico confirmou que seus problemas deviam estar relacionados com a tireoide e trocou os hormônios sintéticos por hormônios de origem suína.

Mas Sally não melhorou. Ela procurou outro médico, que receitou novamente hormônios sintéticos. Mas não demorou muito e ela voltou para os hormônios de origem suína. Ela ficou nesse vaivém durante anos, temendo as consequências da suspensão dos medicamentos. Enquanto isso, seus sintomas pioraram, seu cabelo continuou caindo e ela engordou. Em vários momentos, ela foi diagnosticada com hipertireoidismo, hipotireoidismo e tireoidite de Hashimoto. Ninguém tinha as respostas. A única coisa que Sally sabia era que os médicos não sabiam.

Aos 52 anos, Sally estava "farta de se sentir doente". A medicina tradicional não tinha funcionado, e ela percebeu que a área médica não conseguia explicar por que ela se sentia tão mal. Foi quando entrou em contato comigo. Apesar de achar que falar comigo era "bastante inusitado" e que representava um grande voto de confiança, considerando a sua formação como enfermeira, ela precisava desesperadamente de respostas e estava curiosa para saber se eu podia lhe dizer o que havia de errado.

Antes de me telefonar, Sally fez uma lista das perguntas que queria me fazer. Ela estava tão cética que não queria me dar nenhuma informação, então deixou que eu falasse. Ouvindo o Espírito e "visualizando imagens internas" de seu corpo, eu descobri que a origem dos seus problemas era o EBV. O vírus explicava tudo: as dores, a ansiedade, os diagnósticos de doença da tireoide, a inflamação do ouvido interno, a erupção cutânea, a irritabilidade, a insônia etc.

Quando falei sobre a sua saúde, Sally disse que eu tinha abordado todos os itens da lista que ela havia escrito, um por um, na mesma ordem, como se a estivesse lendo. No final, mencionei uma pequena calcificação em seu seio esquerdo, da qual ela tinha conhecimento havia mais de quinze anos. Havia sido detectada por uma mamografia, não tinha causado nenhum problema e as únicas pessoas que sabiam disso eram ela, sua família e seus médicos. Quando falei sobre isso, ela soube que podia confiar nas informações que eu estava lhe dando.

Para debelar o EBV, sugeri que Sally experimentasse cortar os alimentos problemáticos que eu descrevo no Capítulo 21: "Equívocos comuns e o que evitar". No lugar desses alimentos, sugeri que ela comesse muitas frutas e hortaliças, principalmente mirtilos silvestres, couve e coentro. Recomendei também alguns suplementos antivirais, como L-lisina e, como eu tinha certeza de que ela podia tolerar, pequenas quantidades de iodo.

Quando começou a se sentir melhor, Sally decidiu abandonar os cinco medicamentos que estava tomando, inclusive o medicamento para a tireoide. Ao longo do ano seguinte ela reduziu as doses de maneira gradual, pois queria fazer isso da maneira certa. Alguns meses depois de ter parado totalmente de tomar os medicamentos, ela fez exames de tireoide. Seu nível de TSH era de 1,52, absolutamente dentro dos valores de referência, assim como os outros parâmetros laboratoriais. Só o colesterol estava alto, mas sempre fora, desde que ela era jovem e magra. O combate ao EBV havia restaurado a saúde da sua tireoide.

Agora, mais de dois anos depois daquele primeiro telefonema, Sally diz que a sua qualidade de vida melhorou muito. No começo ela não tinha certeza se conseguiria se adaptar às mudanças na alimentação, mas hoje está totalmente habituada. Seu marido, que sempre a apoiou, ria da cor das suas vitaminas matinais de desintoxicação; hoje ele também toma uma vitamina todos os dias. Ela está feliz por poder voltar a comer frutas, pois durante anos teve medo delas. Sally gosta de fazer uma pergunta a cada refeição: "O que eu posso comer hoje que seja bonito e colorido?", em vez de: "Como vou comer minhas porções de frutas e hortaliças?".

Embora suas melhoras em geral fossem graduais, uma foi imediata: o fim da constipação intestinal. Seu intestino funciona toda manhã, desde o nosso telefonema, o que segundo ela por si só é algo transformador, após o desconforto que a afligiu por anos. Outros sintomas, como a onicomicose, demoraram mais tempo, mas acabaram desaparecendo. Os nódulos da tireoide também desapareceram, e ela não tem ataques de pânico há mais de dois anos.

Antes de baixar a sua carga viral de EBV, Sally tinha fortes dores lombares, às vezes não conseguia nem andar. O marido, que era quiroprático, sempre dizia que o problema não era musculoesquelético, mas não tinha estabelecido uma relação com os outros sintomas. Hoje Sally sabe que o problema nas costas estava associado aos períodos de ativação do vírus; desde que ela começou a seguir o meu protocolo, nunca mais teve dores nas costas. A única mudança que ainda não ocorreu foi o problema de excesso de peso. Para perder os quilos indesejados e entrar na fase seguinte de cura Sally começou a tomar sucos para alcalinizar e limpar seu organismo. (O lado positivo é que o peso dela pelo menos estabilizou desde que ela começou a combater o EBV. Se ela não tivesse controlado o EBV, teria engordado muito mais ao longo dos últimos dois anos.)

Uma das melhores coisas que aconteceu para Sally foi a mudança do seu estado mental. "É muito difícil dar o melhor de si quando se está exausto", diz ela. Agora que não se sente mais cansada e consegue dormir novamente, a sua irritação acabou. Ela voltou a ser uma pessoa feliz e a acordar de bom humor. Sally tem energia e entusiasmo para cuidar da casa e da família, administrar duas lanchonetes e realizar viagens frequentes para fazer o trabalho que ama usando a sua formação de enfermeira: ensinar a prática secular de "atenção plena baseada em neurociência" (*neuroscience-based mindfullness*).

A ansiedade e a tristeza de Sally deram lugar a uma sensação de paz. Ela se sente tão bem que chega a se esquecer do quanto era infeliz. No verão passado, ela chegou a fazer uma excursão de cinco dias em *Emigrant Wilderness*, uma reserva natural na Califórnia, com uma mochila de 20 quilos nas costas. Sally não fazia isso desde os 18 anos. Ela se sente como se tivesse recuperado a própria vida. Graças à sua transformação, ela acredita no poder da esperança, da intuição e de pequenos passos. "A mudança *vai* ocorrer", ela diz, "o nosso corpo é sábio e sabe o que fazer."

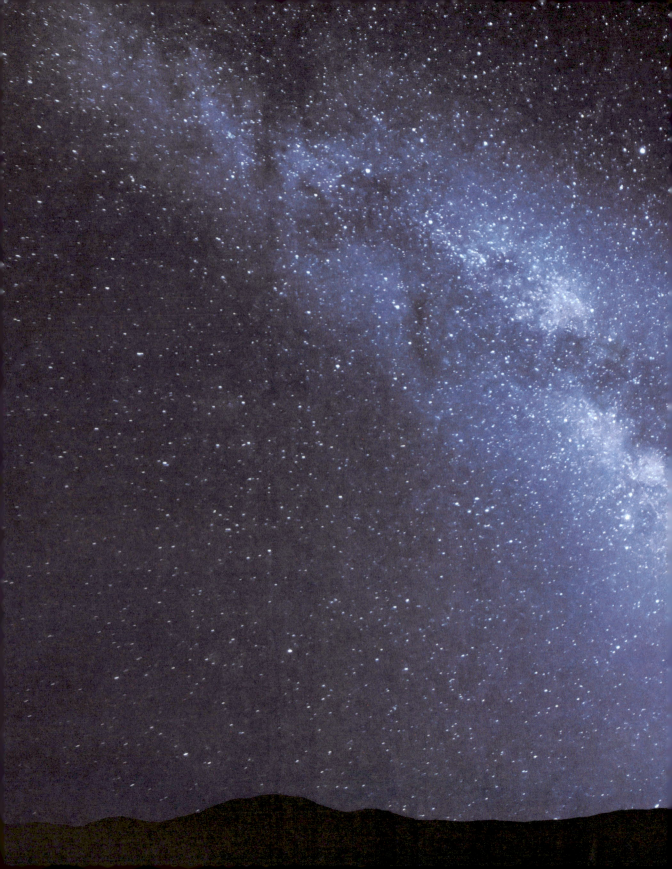

QUARTA PARTE

SEGREDOS DO SONO

CAPÍTULO 27

Insônia e Tireoide

Se você tem dificuldade para dormir, a causa não é a sua tireoide. Provavelmente você ouviu exatamente o oposto, que os problemas de tireoide são responsáveis por grande parte dos casos de insônia. Isso não é verdadeiro. Se você vira de um lado para o outro na cama, à noite, a culpa não é da sua tireoide.

O sono ainda representa um grande mistério para a classe médica, portanto as razões pelas quais tanta gente tem problema de sono são ainda mais enigmáticas. É por isso que surgem algumas teorias, como a de que uma tireoide comprometida, outro aspecto misterioso da saúde, provoca problemas de sono. Culpar a tireoide desse modo é como chegar à cena de um incêndio em uma residência e determinar que a causa foi a chaminé sem sequer fazer a perícia do local. Se fosse feita uma perícia, os especialistas descobririam que a lareira nem estava acesa e que o *boiler* estava desligado, portanto o incêndio não podia ter sido provocado pela chaminé.

A tendência de culpar a tireoide não se baseia em provas ou conhecimentos. Ela é mítica. Como eu já disse, os mitos podem se tornar lei se forem insistentemente repetidos. Não tem um pingo de verdade na ligação entre o sono e a tireoide. Acontece que muita gente tem insônia e distúrbio da tireoide ao mesmo tempo, então os médicos teóricos confundiram correlação com causalidade. Em muitos casos, tanto os distúrbios da tireoide como os distúrbios de sono são causados pelo vírus Epstein-Bar, e essa é a verdadeira razão pela qual eles ocorrem juntos com tanta frequência.

É isso mesmo, mais uma vez o EBV é o culpado por um problema de saúde comum. Mas não é o único culpado. Vários fatores podem causar distúrbios do sono, e você pode ter vários fatores ao mesmo tempo. Por exemplo, as neurotoxinas do

EBV podem estar diminuindo os neurotransmissores necessários para enviar os sinais de sono; ao mesmo tempo o seu fígado pode estar obstruído, e isso faz com que o órgão tenha espasmos sutis nas primeiras horas da manhã, que o despertam depois que você finalmente conseguiu pegar no sono. Além disso, pode ser que você tenha comido muitos alimentos contendo glutamato monossódico (MSG) ao longo dos anos, e o acúmulo de MSG no cérebro está danificando os neurônios que você precisa para manter a mente tranquila quando vai dormir.

Pode ser também que as neurotoxinas do EBV estejam provocando dores que fazem com que seja difícil dormir, que as suas glândulas adrenais estejam exauridas e não consigam produzir uma quantidade suficiente da mescla de adrenalina especializada que ajuda a enviar sinais de sono e que alguns metais pesados tóxicos que entraram em seu organismo ao longo dos anos estejam bloqueando a atividade neurológica relacionada ao sono no cérebro.

Falarei mais sobre essas e outras causas logo mais. Saiba que em nenhum desses casos o problema é a tireoide propriamente dita. O sono não é regido pelos hormônios tireoidianos. Além disso, a tireoide não danifica o cérebro, não entope o fígado, não provoca dores, não antagoniza as adrenais nem enche o organismo de toxinas. Ela é inocente. Quem diz o contrário está redondamente enganado. O que acontece é

que médicos bem-intencionados adotam uma teoria e a difundem, e a teoria logo adquire vida própria.

O ponto é o seguinte: dormir é fundamental para eliminar o EBV e curar a tireoide. Enquanto você seguir teorias erradas, não chegará ao fundo do seu problema de sono, e é muito difícil resolver um problema sem saber o que há de errado.

Mesmo que você não tenha problemas crônicos de insônia e outro distúrbio do sono, aprender a ter um sono reparador é fundamental para a sua recuperação. Até agora neste livro, você descobriu o vírus que está por trás da grande maioria dos distúrbios da tireoide, aprendeu quais são os erros e as concepções erradas que deve evitar, leu sobre todos os alimentos e suplementos que matam o vírus e reparam a tireoide e ficou conhecendo algumas técnicas que contribuem ainda mais para o processo de cura. Agora chegamos ao ponto fundamental: o sono.

Sem dormir bem, você não vai se curar como deveria. Se você dormir bem e souber acalmar a mente quando estiver deitado, terá uma das armas mais poderosas para combater o EBV e regenerar a sua tireoide.

Isso porque o sono é essencial para o funcionamento do sistema imunológico (o sistema imunológico geral e os sistemas imunológicos individuais da tireoide e do fígado). Ele é essencial para (1) fortalecer a tireoide a fim de que ela possa manter o organismo em estado de homeostasia, bem como combater e eliminar as células virais, (2) apoiar o fígado enquanto ele se livra do EBV e de seus detritos e (3) permitir a recuperação dos neurotransmissores químicos que foram danificados pelas neurotoxinas virais.

O sono é também um extraordinário preventivo. Por exemplo, se você dorme bem quando o EBV ainda está no segundo estágio (além de contar com o apoio nutricional que eu descrevi na Terceira Parte do livro: "Ressurreição da tireoide", e cortar os alimentos que nutrem o vírus), o seu fígado terá o suporte necessário para combater a infecção viral, para que ela não avance até a tireoide.

Se você tem insônia, deve estar achando tudo isso estressante. Talvez esteja pensando: "Chega, já entendi. É claro que eu dormiria se pudesse". Como a ironia é que dormir ajuda a resolver os problemas que causam os distúrbios de sono, você pode estar preocupado, pensando que, como tem insônia, não tem esse recurso precioso. Pode parecer um círculo vicioso.

Deixe as preocupações de lado. Em primeiro lugar, quando você souber qual é a causa de fundo do seu problema de sono, a insônia não será mais essa adversária desconhecida. Quando você conseguir identificar o que o está impedindo de dormir bem, terá o controle da situação e será mais fácil conciliar o sono. Em segundo lugar, existem segredos do sono que você pode aprender a usar em sua vantagem, para que possa obter seus benefícios curativos.

Quando você descobre os mistérios do sono, o círculo vicioso se transforma em círculo virtuoso. Quanto mais sono de qualidade você tem, mais consegue eliminar os problemas que o dificultam. À medida que você se cura, o sono se torna a sua fonte de alívio, que trata a sua saúde e renova a sua energia para que você possa enfrentar outro dia com a vitalidade necessária a fim de atingir o seu objetivo de tornar o mundo um lugar melhor.

CAPÍTULO 28

A Fonte do Sono

Todos nós queremos ter um sono reparador. Todos nós *merecemos* um sono reparador. Desde o momento em que você deixou o útero materno e respirou pela primeira vez, você tem direito ao sono. Desde então, a cada respiração sua nas horas de vigília, você ganhou mais sono.

Quando recebi o meu dom, eu não conseguia dormir. Durante a infância e a adolescência, eu sempre ficava acordado à noite, preocupado com o sofrimento generalizado que o Espírito havia me revelado. Eu ainda estava me acostumando com a ideia de ver os problemas de saúde das pessoas aonde quer que fosse. Quando eu me deitava na cama à noite, não conseguia tirar isso da cabeça. Eu achava que não tinha o direito de repousar quando lá fora as pessoas sofriam.

Dormir pouquíssimo era um verdadeiro inferno na minha vida. Se você sofre de insônia, sabe do que estou falando. Para me ajudar a superar aquele período, o Espírito me ensinou as leis do sono e os segredos para aproveitar ao máximo minhas poucas horas de sono. Essas foram informações fundamentais que não apenas me ajudaram a vencer os desafios do meu dom como também proporcionaram um grande alívio às pessoas com quem eu as compartilhei. Você também precisa dessas informações.

Existem muitas mensagens negativas sobre o sono. As pessoas dizem: "Você poderá dormir quando morrer" e "Dormindo não se alcançam vitórias". Por outro lado, dizem que devemos dormir pelo menos oito horas a cada noite. Essas ideias conflitantes nos deixam zonzos, sem saber ao certo se devemos dormir menos ou mais e repletos de culpa quando dormimos demais *e* quando dormimos menos de oito horas por dia. Não sabemos se o nosso sono está "correto".

Dormir não é somente uma função física, mas um direito metafísico, divino. Você não deve se sentir culpado por dormir o número de horas de que precisa, mesmo que isso signifique fazer sacrifícios para encontrar tempo. O sono é vital para a cura e a adaptação do nosso corpo e da nossa alma. Isso não quer dizer que você deva se sentir insatisfeito se tiver dificuldade para dormir. Não é culpa sua. Você não está fadado a dormir mal a vida toda. Se você tem insônia ou não consegue ter um sono reparador, continue lendo. Neste capítulo, eu explico como você pode reivindicar o seu direito e aproveitar ao máximo as suas horas de repouso.

Os médicos ainda não entendem os mecanismos do sono. Esse é um dos grandes mistérios cósmicos, assim como o que acontece com os alimentos que entram no estômago. Diferentemente de uma perna quebrada ou de um rim doente, é algo intangível, fora do nosso alcance. Às vezes nós nos esquecemos de que a ciência ainda não tem todas as respostas. Ouvimos termos como *sono REM* e *ritmos circadianos*, lemos estudos sobre o sono e sobre ondas cerebrais e achamos que o conhecimento atual está um pouco mais avançado do que de fato está.

O sono ainda é uma incógnita para a medicina, assim como os problemas de sono. Os tratamentos atuais variam de tomar um copo de leite quente antes de ir para a cama a tomar soníferos perigosos para induzir o sono. As pesquisas estão muito longe de entender cientificamente os mecanismos do sono. É como os primórdios dos computadores: em 1959, quando o computador era do tamanho de uma casa e só conseguia realizar algumas funções básicas, achávamos que estávamos no topo do mundo. Hoje carregamos computadores no bolso que administram a nossa vida. Olhando para trás, percebemos que, naquela época, ainda tínhamos um longo caminho a percorrer quando achávamos que éramos avançados.

É importante ter uma boa compreensão do sono, porque existem muitas razões pelas quais as pessoas têm dificuldade para dormir, e elas são bastante reais. Por exemplo, preocupação e tristeza; estimulação excessiva causada por tempo demais passado na frente de uma tela (um assunto que tem sido objeto frequente de artigos sobre saúde); apneia do sono (um problema que está atraindo mais a atenção nos últimos tempos, ainda que a causa de algumas formas de apneia ainda não esteja evidente); e ansiedade (embora ainda não se saiba o que a provoca ou como evitá-la). Há também as doenças de fundo, que ninguém acha que podem causar interrupções do sono, como fígado preguiçoso, sensibilidade da mucosa intestinal e fadiga adrenal. Além disso, não devemos subestimar os níveis elevados de metais pesados tóxicos e de glutamato monossódico que interrompem os sinais cerebrais e nervosos. Por fim, é óbvio, temos os problemas virais, como a atividade do EBV. Como eu já disse, essa é uma das explicações mais frequentes para os distúrbios de sono. Vamos analisar esses e outros fatores nas próximas páginas, inclusive como enfrentar uma noite de insônia e o verdadeiro significado dos sonhos ruins.

Se quisermos acompanhar essa era que o Espírito chama de "Acelerada", em que o ritmo de vida nunca foi tão frenético, é fundamental conhecermos os segredos do sono. Afinal de contas, o sono é um tempo de comunhão sagrada com o Divino que nos ajuda a nos curar e nos adaptar a este mundo maluco. Antes de tratar o problema do sono, você precisa entender, no que diz respeito à alma, o quanto de sono fez por merecer. Portanto, primeiro vamos analisar as leis básicas do sono.

LEIS DO SONO

A base de uma boa noite de sono consiste na compreensão de que esse é um direito que temos. De alguma maneira, nós nos esquecemos disso, achamos que o sono é só para os afortunados, os privilegiados, os merecedores. Mas o sono não tem fronteiras. Pelo simples fato de existir como ser humano, você adquiriu esse direito. As leis do sono não podem ser alteradas. O direito de dormir não pode ser infringido ou garantido somente a determinada classe. Estudando essas leis, você poderá começar a fazer valer o seu direito inato. E, com o tempo, entenderá que o sono é para você.

A sua fonte de sono

Você já deve ter ouvido a expressão "débito de sono". Só o fato de ouvi-la pode nos deixar para baixo; é deprimente pensar que esse débito aumenta cada vez que perdemos algumas horas de sono. Para quem tem dificuldade para dormir ou não tem tempo para dormir, esse conceito é mais um fator estressante.

A verdade é que cada um de nós tem uma "fonte de sono". Trata-se de uma lei divina segundo a qual cada vez que respiramos nas horas de vigília recebemos dois segundos de sono para usar quando quisermos. Imagine que esse suprimento de sono flui para uma fonte à qual você pode ter acesso a qualquer momento que quiser, pelo resto da vida. Como não é dinheiro, você não pode perder o que acumula. A Fonte Sagrada e a Mãe Terra vigiam essa fonte inesgotável que Deus criou para você quando você foi concebido – ela faz parte da sua força vital. Ela nunca seca, nem pode ser envenenada. Você entra na fonte quando quer dormir e, como continua a ganhar mais sono toda vez que respira durante as horas de vigília, repõe de modo contínuo o seu suprimento. O sono que você perde fica na fonte, aguardando o dia em que poderá usá-lo, mesmo que seja dez anos depois.

Essa é uma lei universal que ninguém pode tirar de você. Ninguém tem o direito de privá-lo do seu sono. Se você ficar acordado à noite porque brigou com um amigo, familiar ou colega de trabalho, esse sono não está perdido para sempre – ninguém o roubou. As preocupações não podem tirar o seu sono. Nem mesmo o vírus Epstein-Barr tem o poder de roubar o seu sono quando danifica seus neurotransmissores e impede que você recorra à sua fonte de sono por uma noite. O sono perdido em uma noite é só seu e pode ser recuperado em outra oportunidade. A água dessa fonte não é como a água do reservatório da cidade que está contaminada ou repleta de cloro e flúor, ou que poderá ser fechada se a adutora se romper ou você não pagar a conta no fim do mês. Embora conflitos, doenças e estresse possam dificultar o acesso à sua fonte de sono determinada noite, o sono ainda fluirá para a fonte, aumentando esse recurso limpo, puro, natural e espiritual para você usar mais tarde.

Temos de parar de pensar que somos pobres de sono. As noites que você varou estudando na época da faculdade, os meses que ficou sem dormir quando seus filhos eram pequenos, virando de um lado para o outro na cama por causa de uma doença – todo esse sono não foi perdido. Você

sempre poderá ter acesso ao sono que não pôde usar antes. Somos ricos de sono.

A sua cota de sono

Uma coisa é saber da existência dessa fonte, outra coisa é dar a si mesmo permissão para usá-la. Às vezes as pessoas não se permitem dormir. Isso acontece por várias razões: elas acham que não merecem dormir; que não *conseguirão* dormir; que não trabalharam o bastante para garantir uma noite de sono; ou têm medo de pesadelos, de não saber o que está ocorrendo à sua volta ou de perder alguma coisa que está acontecendo no "mundo real". Muitas pessoas acham que não podem se dar ao luxo de dormir. Há também os tipos criativos, cuja paixão os faz ficar acordados quando tentam dormir, pois, com medo de perder uma ideia, eles mantêm a mente acesa.

É importante se conceder uma cota de sono. Você merece. Não é como dar uma mesada ao filho para ele aprender a ter responsabilidade. É mais como se você tivesse inventado um aparelhinho que caiu no gosto popular, está vendendo como pipoca e rendendo uma boa quantia todos os dias. Para ter certeza de que não vai gastar tudo o que ganhou, você estabelece uma retirada diária. E, como sabe que tem determinada quantia para gastar todos os dias, você fica sossegado, pois a sua fortuna não vai desaparecer.

Não tem problema nenhum recorrer à sua fonte de sono, você *merece* usá-la. Portanto, toda noite, quando estiver pronto para ir para a cama, faça um pouco de meditação ativa: deixe um copo de água na mesinha de cabeceira e, ao beber, imagine que está bebendo também da sua fonte de sono. O sono deve fluir como a água da torneira. E assim como você não pode sobreviver sem água, não poderá ir adiante se não se permitir usar esse recurso. Use o sono sem medo que ele acabe. A fonte continuará sendo reabastecida todos os dias da sua vida.

CAPÍTULO 29

Como Identificar Problemas de Sono

Às vezes o motivo de uma noite de insônia não é nenhum mistério. Por exemplo, se é tarde da noite e seu filho adolescente ainda não voltou de uma festa, você sabe exatamente por que não consegue dormir. Se você terminou um relacionamento ou brigou com a pessoa que ama, se está preocupado com uma prova importante ou com uma reunião na manhã seguinte, se está de luto ou teve uma experiência ruim ou até mesmo se não vê a hora que o dia amanheça, você já sabe o que está por trás da sua insônia.

Mas há noites em que não acontece nada disso e você não consegue dormir. Essa é uma insônia misteriosa. Às vezes o mais estressante é o próprio mistério, o fato de não saber o que está causando o problema. Quando anoitece você começa a ficar ansioso, pois não sabe como será aquela noite. Será uma noite de sono tranquilo ou uma noite de tortura vendo as horas passarem,

sabendo que no dia seguinte ficará sonolento? Se não é um transtorno de ansiedade que está mantendo você acordado, a imprevisibilidade de um problema de sono poderá provocar ansiedade.

Estudo polissonográfico do sono, ou polissonografia, é uma técnica usada pela medicina para determinar o que está acontecendo quando alguém tem problema de sono. No exame, realizado em um laboratório de sono, o paciente recebe a aplicação de eletrodos sobre a pele e tenta dormir enquanto técnicos em outra sala monitoram a sua atividade corporal. Depois, o médico avalia os resultados para ver se ele tem algum distúrbio de sono.

Infelizmente, a polissonografia raramente fornece respostas sobre o verdadeiro problema e como solucioná-lo. Por exemplo, no caso de apneia do sono, um distúrbio em que a respiração é interrompida ou se torna muito superficial durante o sono, a polissonografia pode ser muito útil para diagnosticar o problema e determinar a gravidade do quadro. O médico receita o uso de um aparelho de pressão positiva contínua nas vias aéreas (CPAP), com instruções sobre os parâmetros a serem usados, e isso é tudo. O CPAP pode fazer alguma diferença, pode até ser de grande ajuda. O paciente sente-se muito melhor depois de uma noite de sono.

Mas e a *causa* da apneia do sono? E se o paciente quiser resolver o problema de fundo que está provocando dificuldade respiratória durante o sono? Em geral, a melhor recomendação que a classe médica tem a oferecer é procurar emagrecer. (Falarei mais sobre apneia do sono em breve.) Portanto, a polissonografia tem seus limites.

Se você quiser tratar um distúrbio do sono, a primeira coisa que tem de fazer é identificar suas características. Existem vários tipos de distúrbios e, portanto, eles não podem ser explicados e tratados da mesma maneira. Aqui estão alguns distúrbios de sono comuns:

- Você demora horas para pegar no sono. Ao acordar, não se sente descansado.
- Você adormece facilmente, mas acorda de madrugada e não consegue dormir de novo. Quando o sol nasce, é tomado por frustração e ansiedade.
- Você adormece facilmente e depois acorda durante a noite, mas acaba

conseguindo dormir de novo nas primeiras horas da manhã.
- Você dorme e acorda a noite toda, sem ter um sono profundo e repousante. Às vezes levanta-se várias vezes para urinar.
- Você fica acordado a noite toda, mas não porque quer. Você não está em uma festa, não está apaixonado nem estudando para uma prova, mas sim na cama tendo uma noite inteira de insônia. Durante o dia você tem sono, mas não consegue tirar um cochilo. À noite, começa tudo de novo.
- Você se sente cansado o dia todo. Tenta realizar suas tarefas, mas só pensa em ter uma oportunidade de se deitar e fechar os olhos. Quando chega a noite, de repente você está "acordado" e tem dificuldade para relaxar e dormir na hora certa.
- Você dorme a noite toda, mas, quando acorda, sente que precisaria de mais oito horas de sono. Existem duas possibilidades: (1) quem dorme ao seu lado diz que você ronca alto e/ou para de respirar ou respira de modo superficial durante a noite, ou então que acorda a noite toda com o próprio ronco, mas volta imediatamente a dormir e não se lembra. (2) você descartou a existência de problemas respiratórios, mas o cansaço continua. Mesmo que vá para a cama cedo

ou acorde tarde, você não se sente descansado depois de dormir.

- Quando está prestes a adormecer, você é despertado por um movimento brusco do braço ou da perna. Isso pode acontecer várias vezes em seguida.
- Você está cansado e pronto para dormir, mas alguma coisa o mantém acordado. Pode ser um problema neurológico (zumbido no ouvido, síndrome das pernas inquietas), um problema cutâneo, dor ou grande fluxo de pensamentos.

Depois de identificar o seu problema, você poderá tentar descobrir a causa.

CAUSAS DOS DISTÚRBIOS DE SONO

Muitos fatores, às vezes em combinação, podem contribuir para que uma pessoa não tenha uma boa noite de sono. Sempre ouvimos dizer que nossos aparelhos nos mantêm acordados com sua luz artificial e seu conteúdo que estimula o cérebro. Esse elemento por certo deve ser levado em consideração e é provável que você já fez isso se tem dificuldade para dormir. Você sabe que é melhor manter computadores, telefones, *tablets* e despertadores longe da cama, deixar o quarto escuro e silencioso e começar a relaxar para dormir com bastante antecedência.

E se você já fez tudo isso e a sua dificuldade para dormir continua um mistério? Pode ser que os Quatro Implacáveis, ou seja, radiação, metais pesados tóxicos, vírus e DDT e compostos semelhantes, tenham alguma relação com o problema.

Atividade viral

Os vírus são uma das principais causas dos problemas de sono. O vírus Epstein-Barr, o herpes-zóster, o citomegalovírus, o HHV-6 e até mesmo algumas bactérias podem causar intoxicação e nos manter acordados à noite. Isso porque vírus como o Epstein-Barr excretam neurotoxinas, que são prejudiciais de três maneiras em especial: (1) causam hipersensibilidade no sistema nervoso central, que rege o sono; (2) provocam dores no corpo, que nos impedem de relaxar o suficiente para dormir; e (3) podem diminuir a atividade dos neurotransmissores (e, como os neurotransmissores permitem a comunicação entre as células cerebrais, isso pode obstruir a transmissão de mensagens de sono). Desse modo, as neurotoxinas virais podem criar problemas como demorar horas para pegar no sono e acordar no meio da noite sem voltar a dormir.

A insônia de origem viral costuma ser confundida com distúrbio da tireoide, pois, como eu já disse, é comum ter insônia e problema de tireoide ao mesmo tempo.

Mas não é a hipoatividade ou a hiperatividade da tireoide que causa os problemas de sono, como você pode ter ouvido dizer. A verdade é que, tanto comprometimento da tireoide como dificuldade para dormir são sintomas do EBV e é por isso que esses dois fatores coexistem. Em geral, é o vírus no quarto estágio que causa insônia, o que significa que o distúrbio da tireoide já existia, tenha ou não sido diagnosticado pelo médico.

Metais pesados tóxicos

A presença de metais pesados tóxicos no organismo ocupa um lugar de destaque na lista de fatores que causam problemas de sono. Esses metais pesados são especialmente problemáticos no cérebro, onde não permanecem em um único ponto; eles oxidam e criam ondas de escoamento tóxico, que disseminam os metais e, no caminho, danificam o tecido cerebral. Os metais pesados também podem causar um curto-circuito nos impulsos elétricos e criar problemas com os eletrólitos e neurotransmissores, impedindo que os neurotransmissores enviem mensagens de sono para todo o cérebro. Essa disfunção pode causar uma infinidade de distúrbios do sono, inclusive sono irregular, sono pouco profundo e incapacidade de conciliar o sono. Os metais pesados atrapalham o sono, sobretudo dos adolescentes.

Toxicidade do glutamato monossódico

O glutamato monossódico (MSG) é um dos grandes responsáveis pela insônia. Esse ingrediente comum vai diretamente para o cérebro, onde bagunça a atividade elétrica com toxinas e cotoxinas que danificam o tecido cerebral. Uma vez no cérebro, o glutamato monossódico permanece lá (a menos que seja decomposto e eliminado por meio de técnicas de desintoxicação), criando problemas de longo prazo, como insônia. A razão disso é que o glutamato monossódico é um antagonista dos neurônios. Ele gruda nos neurônios e os torna eletricamente hipersensíveis e, quando um impulso elétrico percorre o neurônio, fica mais quente, provocando uma reação irregular e desproporcional. É como se o glutamato monossódico transformasse o neurônio em uma velinha que solta faíscas. E, assim como a velinha, o neurônio com esse revestimento ígneo de glutamato monossódico acaba queimando.

O glutamato monossódico nos neurônios pode gerar fluxo rápido de pensamentos, coceira, dificuldade de acalmar a mente e sensação de estar obcecado com alguma coisa na hora de dormir. Muitas pessoas que precisam meditar ou fazer técnicas de relaxamento antes de dormir, ou que acordam várias vezes durante a noite, estão com o tecido cerebral saturado por glutamato monossódico.

Fique atento, o glutamato monossódico está em todo lugar. Como eu disse em meus dois livros anteriores, um dos locais mais traiçoeiros em que ele se esconde é no ingrediente "aromatizantes naturais", que pode ser encontrado até em alimentos orgânicos e suplementos aparentemente saudáveis vendidos em lojas de produtos naturais. (Para uma lista mais completa de itens das listas de ingredientes e de comidas de restaurante que contêm MSG disfarçado, veja o capítulo: "O que não comer" do meu primeiro livro *Médium Médico*.)

Problemas de fígado

O fígado trabalha com afinco para você o dia todo. Ele purifica o sangue, afastando agentes patogênicos e toxinas e produz bile para decompor a gordura alimentar em excesso. Assim como você, o fígado precisa descansar; por isso, quando você vai para a cama à noite ele também vai dormir. Ele encerra suas atividades por algum tempo e passa para o piloto automático. Por volta de três ou quatro horas da manhã (varia de pessoa para pessoa), o fígado começa a despertar. Depois desse sono revigorante, ele volta a processar toxinas, bactérias, vírus e detritos (como células mortas, incluindo hemácias mortas), recolhendo tudo como se fosse levar o lixo para fora. Quando você acordar pela manhã e se hidratar, eliminará tudo. Esse processo de depuração também evita o acúmulo de bilirrubina.

Se o fígado estiver preguiçoso devido a uma alimentação muito rica em gordura e alimentos industrializados, quando começar a fazer seu trabalho nas primeiras horas da manhã, ele terá leves espasmos, torcendo-se e retorcendo-se. Em geral, você não sente nada. Mas essa pequena dança do fígado provoca distúrbios no organismo que fazem você despertar. Isso explica as noites em que você adormece normalmente, mas acorda de madrugada e, depois de algum tempo, volta a dormir. Explica também as noites horríveis em que você acorda várias vezes.

Problemas digestivos

Do mesmo modo, os problemas digestivos podem atrapalhar o sono. O sistema nervoso é muito sensível e trabalha com o trato gastrointestinal. Por meio dos nervos vago e frênico, que fazem a conexão entre o cérebro e o intestino, qualquer coisa que aconteça no trato gastrointestinal é imediatamente sinalizado ao cérebro. Portanto, se você tiver dor de estomago, distensão abdominal, cólicas ou enjoo de estômago, esses sintomas podem estimular o seu sistema nervoso e mantê-lo acordado quando você tenta dormir.

A atividade digestiva também pode acordá-lo mesmo que você não sinta nenhum desconforto. Uma pessoa normalmente não se dá conta, digamos, de que o íleo (a porção final do intestino delgado que se comunica com o intestino grosso) está inflamado por causa do excesso de adrenalina, de modo que toda vez que o alimento passa por essa parte ativa os nervos que se conectam com o cérebro. Se você acordar no escuro, não saberá o que está acontecendo em sua barriga, e a impressão será de que você acordou sem motivo algum. Na verdade, o jantar foi digerido durante o sono, e os movimentos peristálticos fizeram o bolo alimentar atravessar uma área sensível do trato gastrointestinal.

Feridas emocionais

Todos nós sofremos decepções ao longo da vida. Por exemplo, um grande amigo nos vira as costas, a pessoa que amamos nos abandona, nossos pais se separam, ficamos doentes aparentemente sem explicação e as pessoas à nossa volta insinuam que somos culpados por nossa doença. Com todas essas experiências negativas, nós perdemos a confiança. E quando muitas experiências negativas se acumulam sem serem contrabalançadas, podemos ter feridas emocionais. Mas essas feridas não são só emocionais, há também um componente físico. Como eu expliquei no capítulo: "Transtorno de estresse pós-traumático" do livro *Médium Médico*, os traumas, grandes e pequenos, podem causar danos

neurais e cicatrizes no tecido cerebral. A consequência é insônia. Muitas pessoas passam por isso na vida, e não é nem um pouco divertido. Para algumas é devastador tanto em relação à imagem que elas têm de si mesmas como das pessoas à sua volta. Por mais difícil que seja, podemos sair mais fortes dessas experiências e ressurgir das cinzas das feridas emocionais e do transtorno do estresse pós-traumático.

Apneia do sono

Como eu já disse, a apneia do sono é um distúrbio que as pesquisas médicas estão começando a entender. Nos últimos dez anos, aumentou muito o número de pessoas que receberam o diagnóstico de apneia do sono, e os programas de televisão fazem piadas com personagens de meia-idade e suas máscaras orofaciais de pressão positiva contínua nas vias aéreas (CPAP). Os cientistas descobriram que o ronco crônico não é inócuo. Em geral indica problemas respiratórios que impedem que o indivíduo entre no ciclo do sono realmente repousante. Por esse motivo, os médicos começaram a receitar suporte ventilatório com CPAP a fim de ajudar os pacientes a respirar durante o sono.

Essa é uma excelente abordagem para quem tem apneia obstrutiva do sono, que pode ser causada por diversas obstruções físicas. Algumas causas comuns de apneia obstrutiva do sono são excesso de muco, como no gotejamento retronasal; inflamação e expansão das mucosas da garganta; problemas de septo nasal; inflamação dos brônquios, das tonsilas ou das adenoides; sinusite crônica; obstrução linfática; inchaço generalizado; edema; e excesso de peso, que exerce pressão sobre a garganta e o tórax. Assim como os outros distúrbios do sono que vimos aqui, a apneia obstrutiva do sono não é uma condenação: alimentos antivirais, antimuco e anti-inflamatórios podem proporcionar alívio.

Há também a apneia não obstrutiva do sono, que chamo de apneia neurológica. Nessa forma do distúrbio, a CPAP não ajuda muito, porque não diz respeito apenas à respiração, mas também ao sistema nervoso central. A apneia neurológica é o distúrbio de sono que os médicos chamam de apneia central do sono, a qual, em grande parte, permanece um mistério para a medicina. Embora tenham identificado a apneia central do sono como um distúrbio distinto, as pesquisas ainda estão anos-luz de distância de entender a sua origem.

Eis o que de fato acontece quando a dificuldade respiratória durante o sono não é causada por bloqueios: o motivo é uma atividade pseudoconvulsiva no cérebro (causada por poluentes). Não se trata de convulsões verdadeiras, mas de diminutas descargas elétricas que ocorrem no cérebro, suficientes apenas para provocar uma pausa na respiração. Esse tipo de apneia neurológica do sono pode ser

consequência de toxicidade do glutamato monossódico, por níveis elevados de uma combinação de metais pesados tóxicos como mercúrio e alumínio ou pela exposição a pesticidas como DDT e/ou herbicidas. Todos esses fatores podem criar desequilíbrios químicos no cérebro, que provocam descargas elétricas. É comum uma pessoa desenvolver apneia do sono depois de se mudar. O que ela não sabe é que a apneia foi provocada pelos pesticidas pulverizados na casa pelos antigos moradores. A atividade viral também pode causar apneia neurológica, porque as neurotoxinas virais podem inflamar o nervo vago, que atravessa o tórax e influi na respiração.

Fadiga adrenal

Quem nunca teve fadiga adrenal, ou fadiga das glândulas adrenais, provavelmente ouve a palavra "fadiga" e pensa que dormir é a última das preocupações de quem tem esse problema. Afinal de contas, fadiga não significa exatamente que você está supercansado e poderia dormir a qualquer momento? Qualquer um que sinta fadiga persistente pode lhe dizer que não é esse o caso. Na verdade, fadiga adrenal pode *dificultar* o sono. O quadro caracteriza-se por uma atividade irregular das glândulas adrenais, que ora produzem uma quantidade excessiva de adrenalina, ora uma quantidade insuficiente.

Uma situação comum é a hipoatividade das glândulas adrenais durante o dia, que se contêm para o caso de ocorrer alguma crise, provocando letargia e sonolência o dia todo. Quando chega a noite e não ocorreu nenhuma emergência, as adrenais liberam a adrenalina que estavam retendo, ocasionando uma sensação de "despertar repentino" quando o sol se põe. Pode ser também que, quando as glândulas adrenais estão hiperativas, ocorram picos de adrenalina que danificam e reduzem os neurotransmissores, impedindo o sono.

Mesmo glândulas adrenais pouco ativas à noite podem causar problemas de sono, o que significa que talvez elas não estejam produzindo uma quantidade suficiente da mescla hormonal específica necessária para induzir o sono. (É isso mesmo, você precisa de determinados tipos de adrenalina para conseguir adormecer, entrar na fase REM do sono e sonhar.)

Ansiedade

Você era uma daquelas crianças que adiavam a hora de ir para a cama porque não queriam ficar sozinhas no escuro? Você já teve dificuldade de dormir porque no dia seguinte tinha um compromisso desagradável e não queria que ele chegasse tão cedo? Todos nós temos dificuldade de conciliar o sono por causa de ansiedade, mesmo que seja só de vez em quando. Para

algumas pessoas a ansiedade é algo corriqueiro, e não é nenhum mistério que a insônia dessas pessoas é causada por preocupação e inquietação.

A pergunta que devemos fazer é: qual é a razão da ansiedade que atrapalha o seu sono? Em alguns casos é o medo de pesadelos. Em outros, há um elemento de transtorno de estresse pós-traumático (TEPT) ou transtorno obsessivo-compulsivo (TOC): algum dos outros fatores descritos nesta seção lhe causaram tantos problemas de sono que a sua cama não parece um lugar seguro e você não consegue relaxar totalmente. Nesse tipo de situação, primeiro é preciso tratar o problema de saúde de fundo, para eliminar qualquer possível trauma ou desencadeante.

Em outros casos, ainda, a ansiedade não pode ser associada a uma experiência específica. Esse tipo de ansiedade, como vimos no Capítulo 5: "Explicação sobre sintomas e doenças", tem a ver com os "Quatro Implacáveis" que provocam distúrbios fisiológicos (e muitas vezes neurológicos). Em um tipo de ansiedade, os nervos se tornam "alérgicos" às neurotoxinas virais, o que aumenta a sensibilidade nervosa e gera sentimentos extremos de ansiedade. Em outro tipo, os metais pesados tóxicos que se oxidam no cérebro interrompem os impulsos elétricos, fazendo-os ricochetear e provocando pânico, pensamentos irracionais, inquietação ou a sensação de

Outros problemas neurológicos

não ser capaz de pensar com clareza, porque as mensagens não estão chegando ao destino previsto.

A ansiedade também pode ser causada pela presença de DDT no cérebro. Esse pesticida, que achávamos que havia desaparecido há muito tempo, é tão tenaz que ainda hoje estamos às voltas com ele. O DDT é um antagonista dos neurônios que faz com que essas células nervosas se autodestruam, provocando sentimentos repentinos de ansiedade. A radiação também pode contribuir para a ansiedade, pois aumenta as reações histamínicas e a inflamação no organismo, inflamação essa que não pode ser detectada por exames de sangue clássicos, como dosagem de proteína C reativa (PCR) e anticorpos antinucleares. Quem tem inflamação induzida por radiação pode se sentir quente ou inchado ou apresentar leves queimaduras sobre a pele, e tudo isso pode provocar ansiedade e mau humor, impedindo essa pessoa de pegar no sono facilmente.

Às vezes a ansiedade é provocada por algum problema gastrointestinal. Como vimos há pouco na seção sobre "Problemas digestivos", a sensibilidade no trato gastrointestinal chega ao cérebro por meio das conexões nervosas. Esse é um dos motivos pelos quais uma pessoa pode acordar preocupada no meio da noite sem razão aparente. Dependendo do nível de irritação gastrointestinal, ela poderá voltar ou não a dormir.

Outros problemas neurológicos

Para quem não consegue pregar o olho a noite toda, o problema geralmente é uma grave disfunção dos neurônios e neurotransmissores, aliada à hipoatividade ou à hiperatividade das glândulas adrenais. Essa pode ser a causa daquelas noites passadas em claro, em que mesmo quando você vai para a cama em um horário razoável, ainda está acordado quando o sol nasce. Quase sempre existe também uma grave carência de magnésio. Geralmente esse tipo de distúrbio é causado por transtorno de estresse pós-traumático. Não me refiro ao transtorno de estresse pós-traumático induzido por insônia que mencionei algumas páginas atrás, mas sim o resultante de uma experiência traumática recente ou antiga que provocou problemas neurológicos. Nesse caso, em vez de ficarem quentes demais, como na toxicidade do glutamato monossódico, os impulsos elétricos ficam frios demais e se tornam pouco ativos. Sem um fluxo suficiente de eletricidade nos neurônios, as substâncias químicas neurotransmissoras, que já estão reduzidas nessa circunstância, não têm "impulso" suficiente para enviar mensagens de sono às células cerebrais.

Outro problema neurológico são as contrações involuntárias. Em geral isso significa que o tecido cerebral está saturado de toxinas, como metais pesados tóxicos, aspartame, glutamato monossódico, DDT e outros pesticidas, herbicidas, nanomateriais tóxicos e/ou outras substâncias químicas sintéticas. As informações devem percorrer o cérebro de maneira suave e ininterrupta. Entretanto, a saturação faz com que o tecido cerebral não receba as informações dos neurotransmissores rapidamente. Estes, então, reúnem as informações em pequenos depósitos até que elas se acumulem e depois as liberam em um jorro inesperado que desperta o corpo com um movimento brusco. (As pessoas que têm esse distúrbio sofrem esse mesmo processo durante o dia, mas não estão calmas o suficiente para perceber isso, pois são movidas a adrenalina. Se tirassem um cochilo no meio da tarde, provavelmente sentiriam essas contrações involuntárias.)

Você não precisa se preocupar com nada disso. Todos esses problemas que eu descrevi podem ser curados. O que é assustador e desanimador é não saber o que está acontecendo e achar que não há nada a fazer. Isso ficou para trás. Agora você tem as respostas e, como eu sempre digo, esse é o primeiro passo para a cura. Vamos ver como você poderá finalmente seguir em frente.

CAPÍTULO 30

Como Curar os Distúrbios do Sono

O que podemos fazer em relação aos distúrbios descritos no capítulo anterior? Como podemos transformar as repostas sobre as causas da privação de sono em respostas sobre como deixar fluir a fonte de sono? Obviamente, a alimentação é fundamental. Os alimentos podem mudar tudo. É por isso que em breve vou fornecer uma lista dos alimentos que você deve incorporar à sua dieta (e dos suplementos que eles reforçam). Primeiro, vamos ver como curar aqueles distúrbios de sono.

Se você tem uma infecção viral ou metais pesados tóxicos, glutamato monossódico ou outra toxina qualquer no organismo, a desintoxicação deve ser a sua prioridade. Se aumentar o consumo de frutas, hortaliças, ervas e especiarias, colocará automaticamente o seu organismo no caminho da desintoxicação. Se seus problemas de sono são graves e você quer intensificar a sua depuração, encontrará apoio na "Reabilitação

da tireoide em 90 dias". Se é o EBV que você está combatendo, já aprendeu muito sobre como debelar o vírus, e isso vai melhorar a sua qualidade de sono.

Para distúrbios específicos como fígado preguiçoso, fadiga adrenal e problemas digestivos, leia o Capítulo 22 do meu segundo livro, que fala sobre os alimentos mais indicados para esses casos. Para fígado preguiçoso, por exemplo, beber água com limão em jejum pela manhã é uma excelente maneira de ajudar o órgão a se depurar. Se você fizer isso regularmente, seu fígado terá menos trabalho para fazer durante a noite e menos probabilidade de ter espasmos e, consequentemente, de acordá-lo. Além disso, o fígado se torna preguiçoso por conta de fatores como carga viral excessiva, alimentação rica em gordura e acúmulo de metais pesados, que o impedem de absorver e converter os nutrientes. Portanto, se você reduzir o consumo de gordura, limpar o fígado com água e limão pela manhã e comer frutas, hortaliças, ervas e especiarias, ajudará o fígado a readquirir energia.

Para fadiga adrenal, é fundamental comer a cada hora e meia ou duas horas. Não se restrinja a duas ou três refeições por dia, pois suas glândulas adrenais terão de descarregar adrenalina no seu organismo quando seus níveis de glicose sanguínea caírem. Quando estão cansadas, as glândulas adrenais ficam muito mais propensas a se tornarem hipoativas ou hiperativas durante a noite. Reduza também o consumo de alimentos "adrenalizados"* na alimentação (leia o capítulo "Fertility and Our Future" [Fertilidade e o nosso futuro"] do meu segundo livro), a fim de aumentar a possibilidade de manter o equilíbrio das glândulas adrenais e ter um pouco de paz à noite. Eu dediquei um capítulo inteiro ao problema de fadiga adrenal em *Médium Médico*.

Para problemas digestivos, além das opções apresentadas em *Medical Medium Life-Changing Foods*, os "bióticos elevados" são essenciais. Esses microrganismos são encontrados nas superfícies expostas acima do solo (folhas e casca) de frutas e hortaliças cruas e não lavadas (ou levemente enxaguadas). A película probiótica dos bióticos elevados pode fazer uma grande diferença na digestão, compensando em parte o empobrecimento do solo de que falei na seção sobre zinco do Capítulo 21. Ao contrário dos probióticos industrializados e dos organismos presentes no solo, os bióticos elevados conseguem sobreviver aos processos de digestão e chegar ao íleo, a porção final do intestino delgado que produz a vitamina B_{12} essencial ao funcionamento do organismo. Isso não significa que você deve começar a comer só alimentos crus. Basta complementar a sua alimentação com frutas e hortaliças orgânicas frescas e cruas. Seja seletivo e use o seu instinto para escolher os alimentos que vai comer sem lavar. Se você comprou uma maçã no supermercado, cultivada pelos métodos convencionais e recoberta de cera, certamente terá de lavá-la antes de comer. De qualquer maneira, ela não é uma boa fonte de bióticos elevados, pois a cera e os pesticidas usados no processo de cultivo já prejudicaram a película natural de microrganismos benéficos. Por outro lado, se você comprou um produto orgânico isento de substâncias químicas e contaminantes, mas que apresenta alguns resíduos de terra, basta dar uma leve enxaguada, pois a película de bióticos elevados deverá permanecer intacta (afinal de contas, os microrganismos sobrevivem à chuva). Os brotos que você cultiva no balcão da cozinha são uma rica fonte de bióticos elevados

---

* Segundo o autor, alimentos adrenalizados são alimentos de origem animal (como frango, peru, cordeiro, peixe, outros tipos de carne e laticínios), que estão repletos de adrenalina devido ao elevado nível de estresse do animal no momento do abate ou da captura. (N.T.)

que você pode colocar em saladas, sanduíches e vitaminas. Tenha a sua própria horta ou compre frutas e hortaliças na loja de produtos naturais da sua confiança. O capítulo "A saúde gastrointestinal" de *Médium Médico* oferece muito mais recursos para a saúde digestiva.

Se você tem apneia obstrutiva do sono, todos os alimentos descritos nas próximas páginas ajudam a diminuir o muco, a inflamação e a produção de histamina. No caso de apneia neurológica do sono, esses alimentos também fortalecem os neurotransmissores graças aos seus níveis elevados de aminoácidos que são facilmente absorvidos e assimilados.

Para ansiedade, a primeira coisa que você deve fazer é incluir na sua alimentação alguns alimentos reconfortantes. Chá com mel *in natura*, batata-doce assada com abacate, alimentos que trarão um pouco de alívio emocional enquanto você trata da causa da ansiedade. Se você tem medo de dormir por causa de pesadelos, leia o próximo capítulo e verá que os sonhos ruins, na verdade, são um bom sinal.

Se for difícil determinar a origem da sua ansiedade, saiba que a culpa não é sua. Muitas pessoas que sofrem de ansiedade são consideradas irritantes, os outros acham que elas deveriam simplesmente sair dessa e ver o lado positivo da vida. A verdade é que a ansiedade é bastante real, e as causas subjacentes desse distúrbio podem ser infecção viral, trauma, deficiência de eletrólitos, entre outros. Além dos alimentos da lista a seguir, veja também a lista de alimentos que ajudam a reduzir a ansiedade do meu segundo livro.

Para os distúrbios de sono de origem neurológica em geral, esses alimentos são excelentes pelas mesmas razões: eles limpam o organismo das toxinas, suprem carências de nutrientes e acalmam o cérebro e o corpo. Eles também fornecem antioxidantes, além de glicose e sais minerais, essenciais para produzir neurotransmissores e alimentar o cérebro do melhor modo possível, para que você finalmente possa dormir.

ALIMENTOS PARA DORMIR

Os alimentos a seguir são úteis para todos os distúrbios mencionados neste capítulo, além de reforçar os efeitos dos suplementos que promovem o sono. Além desta lista, consuma também frutas vermelhas, tâmaras, limão, batata, rabanete, cúrcuma, gengibre, água de coco, brotos, melissa, unha-de-gato, mel *in natura*, alcachofra, abacate e uva.

Você vai notar que muitos desses alimentos já foram mencionados no Capítulo 22. Essa é a magia desses alimentos fantásticos, pois eles são multifacetados e se adaptam a várias necessidades individuais em qualquer momento. Isso significa também que você não precisa ter medo de comer os alimentos dessa lista durante o dia por medo de ficar sonolento. A qualquer hora do dia que você comê-los, eles lhe darão aquilo de que você precisa naquele momento.

- **Manga**: Riquíssima em magnésio biodisponível. Coma uma antes de ir para a cama para facilitar a transição para o sono. Se tomar um suplemento de **L-glutamina**, a manga aumentará a sua absorção, reduzindo a toxicidade do glutamato monossódico.
- **Banana**: Rica em triptofano e frutose para acalmar os neurotransmissores. Combinada com **5-HTP**, a banana ativa esse suplemento, aumentando a sua biodisponibilidade e acelerando a sua absorção.
- **Cereja**: Excelente fonte de melatonina, hormônio que ajuda os neurotransmissores e as células gliais. Quando você come cereja e ao mesmo tempo toma um suplemento de **melatonina**, a cereja potencializa o suplemento, fazendo com que ele seja mais facilmente absorvido pelo cérebro e pelo organismo e reforçando seus efeitos medicinais para o sono.
- **Aspargo**: Além de ajudar a diminuir a produção de muco e reduzir a inflamação, o aspargo tem um efeito sedativo e calmante, porque ele remove antagonistas como radicais livres e

substâncias químicas com cargas positivas que destroem a homeostasia (equilíbrio) no organismo. Combinado com **ácido gama-aminobutírico (GABA)** e **magnésio L-treonato**, o aspargo torna esses suplementos mais eficazes.

- **Espinafre**: Rico em cálcio, esse alimento alcalino ajuda a reduzir a acidose. O espinafre também contém sais minerais, que nutrem os neurotransmissores e aumentam a absorção do suplemento de **glicina**, o qual ajuda a reforçar o desempenho dos neurotransmissores.
- **Aipo**: É rico em sais minerais que (1) conduzem os impulsos elétricos no cérebro e (2) constituem a base para a formação dos neurotransmissores. O aipo, ou salsão, aumenta a absorção dos suplementos de **GABA**, **glicina** e **magnésio L-treonato** pelo cérebro e melhora o desempenho dos neurotransmissores, favorecendo o sono.
- **Alface**: O "leite" contido na folha de alface acalma os nervos e tem ação tranquilizante e sedativa. Associada com **passiflora**, a alface aumenta o efeito neurológico calmante desse suplemento alimentar.
- **Romã**: Liga-se aos ácidos indesejáveis no organismo, inclusive o acúmulo de ácido láctico que pode causar cãibras musculares durante o sono. A

romã também tem ação antimuco e anti-inflamatória. Quando usada com **glicinato de magnésio**, aumenta a ação relaxante desse suplemento.

- **Alcaçuz**: Essa planta ajuda a revitalizar as glândulas adrenais. O alcaçuz ativa os compostos químicos do **glicinato de magnésio**, que acalma as adrenais para que o alcaçuz possa agir mais rapidamente.
- **Mirtilos silvestres**: São excelentes para remover o glutamato monossódico e os metais pesados do cérebro e depois eliminá-los do organismo. São os alimentos mais adaptogênicos, antimuco, anti-inflamatórios e antioxidantes que existem. Os mirtilos silvestres também intensificam a ação de todos os nutrientes, suplementos e aminoácidos para que o organismo possa fazer o melhor uso deles.
- **Alho**: Potente anti-inflamatório benéfico para as mucosas e os brônquios. Com o uso prolongado, o alho pode melhorar a respiração para promover um sono tranquilo. Além disso, se você tomar **glicinato de magnésio**, a pequena quantidade de magnésio biodisponível contida no alho irá reforça a ação desse suplemento para que você possa respirar ainda melhor e ter um sono mais repousante.
- **Coentro**: Liga-se aos metais pesados tóxicos e ao glutamato monossódico e os remove do organismo. Associado a um suplemento de **L-glutamina**, reforça ainda mais a remoção de glutamato monossódico e contribui para a desintoxicação dos metais pesados.
- **Batata-doce**: Fornece uma forma essencial de glicose que estimula o desenvolvimento de neurotransmissores como glicina, dopamina, GABA e serotonina, que favorecem o sono. Quando você toma um suplemento de **melatonina** e come batata-doce, os nutrientes da batata ligam-se à melatonina e a ajudam a chegar mais facilmente ao cérebro. Batata-doce associada a um suplemento de melatonina também tem um forte efeito antioxidante que ajuda a deter a oxidação dos metais pesados tóxicos no cérebro.

PERÍODO SAGRADO DE SONO

Provavelmente você não vai resolver o seu problema de sono da noite para o dia. Levará tempo para o seu organismo eliminar as toxinas, curar-se e recuperar-se; portanto, enquanto isso, lembre-se das leis do sono: a sua fonte de sono vai esperar por você haja o que houver, e você merece ter a sua cota de sono. Além disso, você poderá superar as noites mal dormidas graças a um segredo sobre os mecanismos do sono. É importante que você o conheça mesmo que nunca tenha dificuldade para dormir, pois ele é fundamental para se ter um sono da *melhor* qualidade.

Em primeiro lugar, é importante evidenciar que você se cura mesmo quando não dorme. Você vai ouvir dizer que o processo de cura só ocorre durante o sono profundo. Não se desespere. Se você ficar deitado com os olhos fechados entre dez da noite e duas da manhã, mesmo que permaneça acordado, ainda assim o seu corpo estará se curando. Na verdade, embora você esteja consciente, uma parte do seu cérebro estará adormecida. A parte que permanece acordada pode perturbá-lo fazendo-o pensar que você não vai conseguir por falta de sono. Talvez você ainda esteja cansado na hora de se levantar, mas fique sossegado, a parte do cérebro que está dormindo permite ao seu organismo se restabelecer. Deixe que a ansiedade vá embora e relaxe, pois você estará obtendo alguns benefícios do sono.

Esse período entre dez da noite e duas da manhã é um período sagrado. É a hora da noite em que o seu organismo realiza a maior parte do processo de cura. Se você *conseguir* dormir durante esse período, o seu corpo irá se curar em um ritmo acelerado. Mesmo se você dormir só 10 minutos, esses 10 minutos serão potentes. A regeneração que ocorre no organismo nesse curto espaço de tempo irá colocá-lo no caminho da cura.

Quanto ao número de horas de sono necessárias por noite, isso varia de pessoa para pessoa. Para algumas, cinco ou seis horas são suficientes, enquanto outras precisam de oito ou nove horas. Não há um número ideal que se aplique a todo mundo, mas são necessárias pelo menos quatro horas e meia de sono. O que importa mesmo é *quando* dormimos. Se você dormir às dez horas da noite e acordar às cinco da manhã, é bem provável que se sinta mais descansado do que se adormecesse à uma da manhã e dormisse oito ou nove horas. O importante é o período de sono.

Saiba que os cochilos são muito úteis e não devem ser considerados infantis. Todos nós, de vez em quando, precisamos tirar um cochilo durante o dia, seja porque fizemos o turno da noite, porque trabalhamos até tarde para cumprir um prazo ou simplesmente porque não conseguimos dormir bem à noite. Para obter os melhores resultados, tente se deitar com os olhos fechados entre dez da manhã e duas da tarde. Esse é o equivalente diurno do período sagrado noturno. Se você fizer isso, sentirá a diferença.

APOIO ESPIRITUAL PARA DORMIR

Você pode contar com o Anjo do Sono sempre que precisar. Toda vez que tiver necessidade de orientação ou conforto, fale o nome dele em voz alta e peça a sua ajuda.

Ele irá ajudá-lo a dormir melhor, seja por causa de um problema de saúde ou de ordem emocional. Quando uma questão pendente não deixar você dormir à noite, fale com o Anjo do Sono. Diga-lhe que você está com um problema que não consegue resolver naquele momento, o qual está impedindo o seu repouso. Ele vai ajudá-lo a apagar o fogo emocional para que você tenha um pouco de paz e a acessar a sua fonte de sono. Mais eficaz do que qualquer sonífero, o Anjo do Sono tomará conta de você enquanto você viaja para a terra do subconsciente.

CAPÍTULO 31

Por Que os Sonhos Ruins são Bons

Os sonhos são um verdadeiro mistério, eles não podem ser pesados nem medidos. Desde pequenos nós nos perguntamos o que eles estão nos dizendo, o que eles significam.

Nós nos perguntamos, sobretudo, sobre os sonhos ruins. O que está por trás dos pesadelos, dos sonhos em que ficamos com raiva, frustrados, estressados, dos sonhos que nos fazem acordar suados e gritando no meio da noite? Como podemos deixar de ter esses sonhos? Será que eles são uma punição? Será que não podemos sonhar, por exemplo, que estamos passando férias em uma ilha paradisíaca?

Depois que você entender o que está por trás desses sonhos ruins, não irá querer deixar de tê-los. Os sonhos "ruins" são o modo de cura da alma. Quando estamos acordados, não podemos colocar abaixo as paredes da nossa ferida emocional. Quando estamos feridos, um componente físico do cérebro ergue uma barreira para nos impedir de processar e reprocessar constantemente a dor, a fim de que possamos ser produtivos e seguir adiante durante as horas de vigília. Não são paredes de negação, mas sim de proteção divina. Embora um pouco de processamento consciente seja sadio e necessário, não deve nos assombrar.

A hora de processar essa dor é durante o sono. Quando não estamos conscientes, as paredes emocionais desmoronam para que a alma possa fazer o seu trabalho de limpeza e reparo. Isso significa que todas as emoções negativas são trazidas à tona e elaboradas por meio dos sonhos. Se isso não acontecesse, os sentimentos de frustração, raiva, medo, traição, culpa e humilhação se acumulariam cada vez mais dentro de nós até derrubarem as paredes e assumirem o controle de nossa vida. Em vez disso, nós nos livramos desses sentimentos por meio dos sonhos. Essa faxina noturna, auxiliada pelo Anjo do Sono, pelo Anjo dos Sonhos e pelos Anjos Desconhecidos, nos ajuda a enfrentar as vicissitudes da vida sem medo.

Alguns sonhos ficam conosco o dia todo, ou até durante anos. Esses sonhos podem ser confusos. Por exemplo, em geral sonhamos com familiares ou pessoas que amamos, em um torvelinho de emoções. Mesmo que tudo esteja bem em uma relação, um sonho pode suscitar um sentimento de dor ou inquietação. Ou se for uma relação um tanto conflituosa ou distante, os sonhos podem reabrir velhas feridas, fazendo-nos refletir sobre o que foi que causou a dor anos atrás. Podemos acordar de um sonho com a sensação de ter feito algo de errado ou de termos sido mal interpretados. Quando tentamos decodificar o significado do sonho, somos invadidos por uma sensação de vazio.

Tudo isso é sadio. Algumas pessoas me disseram que um sonho ruim fez com que pegassem o telefone e ligassem para um familiar ou um amigo com quem não falavam havia anos, dando início a um processo de cura. Quando temos uma sensação de vazio é porque feridas e emoções negativas nos deixaram durante o sono (ou começaram a nos deixar), reduzindo a nossa carga de dor. Embora pensemos o contrário, os sonhos ruins nos rejuvenescem. Eles nos lembram de que existem pessoas, lugares e coisas na nossa vida que precisam da nossa atenção, para que possamos

seguir em frente. Sonhos ruins não fecham portas, eles abrem portas. Criam recomeços. Mesmo que você não saiba o que seja esse recomeço, ele está acontecendo. Muito tempo depois, pode ser quer você entenda a oportunidade que um sonho ruim lhe proporcionou.

Costumamos desejar "bons sonhos" uns aos outros, quando na verdade deveríamos desejar "sonhos curativos". Para alimentar a alma, apaziguar o coração e se desvencilhar das emoções prejudiciais, nem todos os sonhos precisam ser perfeitos e tranquilos. O seu mundo onírico não precisa ser nenhum país das maravilhas, deve ter alguns percalços, pois as coisas boas devem acontecer quando você está acordado. Se os nossos sonhos fossem sempre uma ilha da fantasia, só íamos querer saber de dormir.

Mas existem algumas pessoas sinistras neste mundo. Elas sempre existiram ao longo da história. Essas pessoas insensíveis podem passar pela vida sem ter um pesadelo sequer. Isso indica que elas não conseguem processar experiências negativas, como dor e sofrimento. E, como não enfrentam a sua dor durante o sono, tentam impô-la aos outros.

Em contrapartida, pode ser que uma pessoa boníssima e muito generosa não consiga passar uma noite sem ter um sonho desagradável. Acredite ou não, essa é a situação mais saudável. Como ela está sempre atenta ao que acontece à sua volta, seu cérebro precisa protegê-la de todo o sofrimento humano que ela vivencia durante o dia. Ela pode sonhar com *bullying* na escola, com catástrofes naturais e zonas de guerra, mas é tudo para o bem dela. Assim, em vez de acordar amargurada por ter de sair de um sonho fantasioso para enfrentar o mundo cruel, ela acorda aliviada por deixar os sonhos ruins para trás e pronta para seguir em frente.

Eu quero dizer que o fato de ter sonhos bons não o torna uma pessoa ruim. É lógico que não. É tudo uma questão de equilíbrio. Além dos sonhos "ruins" de que não nos esquecemos, também temos sonhos bons. Às vezes os anjos nos concedem sonhos de transcendência e esperança. Às vezes nossos sonhos são premonições, mensagens ou inspiração criativa. De vez em quando temos sonhos um pouco ruins em que processamos emoções, mas que felizmente não lembramos ao acordar. Outras vezes, sonhamos com um ente querido que já morreu.

Lembre-se de receber bem também os sonhos ruins, pois eles estão lhe prestando um grande serviço enquanto o seu corpo é curado durante o sono. Eles não são uma punição nem um julgamento. Eles estão ajudando você a ser uma pessoa melhor.

Posfácio

O Ouro da Alma

Desde que foi descoberto, o ouro exerce uma atração magnética sobre nós, fascínio esse que vai muito além de qualquer valor monetário.

Quando você era criança, já quis ganhar uma estrelinha dourada no seu trabalho escolar? Não era porque você podia levá-la à loja de penhor para trocar por dinheiro. Você queria muito aquele adesivo barato porque ele representava realização, merecimento, aprovação.

Se você tem um medalhão ou um anel de ouro da sua avó, também não é pelo valor do objeto que ele tem um lugar especial em seu coração. É por seu significado espiritual: apreço, nostalgia, lealdade, amor.

Será que os atletas olímpicos querem ganhar a medalha de ouro por causa do valor do metal no mercado? Não, eles passam a vida toda treinando para ganhar por causa daquilo que o prêmio representa: sangue, suor, lágrimas, espírito, determinação,

intenção e sacrifício que se juntam em um momento de grandeza humana.

Se um objeto de ouro ou outro tesouro está associado a um significado espiritual e emocional, ele vale muito mais do que o preço da etiqueta. Os Cavaleiros Templários não foram atrás do Santo Graal por causa do dinheiro que receberiam por aquele cálice de ouro, mas por causa do seu suposto significado místico como o cálice de que Jesus teria se servido na Última Ceia. Embora os cavaleiros tenham encontrado centenas e centenas de cálices de ouro, eles eram rejeitados porque não tinham valor algum. Era tudo uma questão de significado espiritual.

Eu estou aqui para lhe dizer que você não precisa empreender uma busca épica, obter a aprovação de alguém, herdar uma relíquia de família, aprender salto em altura ou ter uma bela conta bancária para reivindicar o tesouro mais precioso do mundo.

Ouro, platina, diamante, safira, o Santo Graal, a Arca da Aliança, a Arca de Noé ou até o último disco dos Beatles, nada disso chega aos pés do ouro, das pedras preciosas e das joias da sua alma que você já possui dentro de si.

Sim, você. Eu sei que tem sido difícil lidar com problemas de saúde, uma grande perda ou uma adversidade. Sei o que você deve ter sofrido imaginando se estava envelhecendo antes do tempo, se a sua tireoide estava parando e se o seu corpo estava desistindo de você, ou até mesmo trabalhando contra você. Posso imaginar o que você passou enquanto procurava respostas. Provavelmente houve momentos em que se sentiu derrotado, sozinho e desesperado. Fique sabendo que a culpa não é sua; você não merece nada disso. Você não criou a sua doença, tampouco a imaginou. Você não é uma pessoa ruim. Você *pode* se curar e seguir adiante.

Durante todo o tempo em que limitaram a sua vida, os sintomas também lhe deram alguma coisa. A empatia que você adquiriu por ser vulnerável, a sabedoria que ganhou ao observar a vida a distância, a fé de que tinha de haver uma resposta, a infinita paciência de colocar um pé na frente do outro, tudo isso é seu para o resto da vida. Nenhum de nós escolheria passar por perdas, feridas, sofrimento, dor, tristeza, medo, provações, dificuldades, desilusões e batalhas. Mas, quando passamos por isso, recebemos nossos melhores instrumentos e tesouros.

Esses instrumentos e tesouros podem ser pesados. Não é fácil estar em contato com o sofrimento do mundo. Pode ser tão pesado quanto uma bolsa cheia de ouro e diamantes. É por isso que está na hora de você atribuir um significado espiritual às suas dificuldades, pois assim elas se tornarão mais leves.

Você é uma pessoa especial capaz de mudar o mundo. Como tem poder, a doença tentou pará-lo. Provavelmente você teve sintomas ao longo do caminho e recebeu um punhado de diagnósticos. Mas o tiro saiu pela culatra. Em vez de pará-lo, a doença o obrigou a crescer tanto no âmbito da alma como no âmbito espiritual. Você adquiriu conhecimentos e fez descobertas que o fizeram ficar mais perto de Deus.

Agora você pode se livrar da sua doença e de todos esses sintomas e rótulos. Você pode se curar e reaver o seu poder, que é maior do que você imagina.

A tireoide, essa parte do seu corpo que você foi levado a crer que era o seu ponto fraco ou até seu inimigo, na verdade tem sido a sua grande força e a sua protetora. Essa glândula não opera apenas no nível físico. Espiritualmente, ela é o seu escudo, o guarda que vigia todos aqueles tesouros que você ganhou, parte da sua armadura ao longo da vida. Os guardas armados que protegem o depósito de ouro de Fort Knox, dos Estados Unidos, não são nada comparados à tireoide.

Mesmo depois de tudo o que aconteceu com ela, até mesmo remoção cirúrgica ou tratamento com iodo radioativo, o espírito da sua tireoide permaneceu. Ele tem estado lá o tempo todo, tomando conta de você. Ele guardou aqueles tesouros, esperando o dia em que você os descobriria. Enquanto recupera a saúde da sua tireoide e do resto do corpo, você apoiará mais do que nunca a sua glândula, para que ela cuide da riqueza da sua alma, que você usará para irradiar a luz divina para todos à sua volta.

Não importa quem é você ou de onde vem, o que você fez ou acha que não fez, saiba que por meio das palavras deste livro o Espírito e eu estaremos sempre ao seu lado.

Lembre-se de que você pode mudar o mundo. O Espírito e eu podemos vê-lo e ouvi-lo. Nós acreditamos em você. Estamos ao seu lado e não vemos a hora de você vivenciar o que está por vir.

Notas de Rodapé

1. M. A. Epstein, M. D. Cantab, B. G. Achong e Y. M. Barr. "Virus Particles in Cultured Lymphoblasts from Burkitt's Lymphoma", *The Lancet* 283, nº 7335 (1964): 702-03, DOI: 10.1016/S0140-6736(64)91524-7.
2. "History of the Great Lakes Water Quality Agreement", Environmental and Climate Change Canada, acessado em: 18 de dezembro de 2016, http://ec.gc.ca/Publications/85E14272-35DD-4DE7-82E2 44890DC7FABD%5CCOM-1555_OVERVIEW_WEB_e.pdf; "Lake Erie", United States Environmental Protection Agency (EPA), última atualização em: 4 de maio de 2016, https://www.epa.gov/greatlakes/lake-erie.

Índice Remissivo

Observação: Números de páginas em itálico indicam receitas. Os números de páginas entre parênteses indicam referências não contíguas.

A

Abóbora, 203, *282*

Abobora-espaguete "à bolonhesa", *282*

Aborto espontâneo, 100-03

A culpa é dos genes, Grande Erro, 167-70

Acne, 109, 193

Açúcar de coco, *290*

Adrenalina
  alimentando o EBV, 59, 62
  parto e, 103
  perda de peso e, 83

Agrião, 204

Águas aromatizadas. *Ver* Receitas, sucos, chás, águas aromatizadas e caldos

Água com gengibre, 222, 225, *244*

Água com limão, 220, 222, 225, *242*

Aioli de castanha-de-caju, *280*

Aipo, 210, *238, 248, 266, 270, 278, 293*, 332

Alcachofras, 202-03, *272, 280*, 331

Alcachofras cozidas no vapor com *aioli* de castanha-de-caju, *280*

Alface, 204, 332

Algas, 204. *Ver também dulse; kelp*

Algas, benéficas, 212, 213

Algas, vermelhas, como ativadoras do vírus, 44

Algas marinhas do Atlântico, 204. *Ver também dulse; kelp*

Algas marinhas vermelhas, 214

Alga vesiculosa (*Fucus vesiculosus*), 193, 215

Alho, 204, *248, 264, 266, 270, 272, (276-282), 286*, 333

Alimentos e nutrientes. *Ver também* Referências a receitas sobre: diretrizes para a alimentação, 200, 201-02
  alimentos curativos, 202-11
  concepções erradas, 191
  curando-se do EBV e, 200, 201-02
  ervas e suplementos que curam, 211-16
  medo de "bociogênicos", 195-96

o que não comer, 196-200

para o sono, 337-39

preocupações em relação ao iodo, 191-94

preocupações em relação ao zinco, 194-95

sensibilidades a alimentos 55

Almoço. *Ver Receitas, almoço*

Aloe vera, 204, 220, 222, *246, 260*

Alteração na textura do fio de cabelo, 85

Alterações da frequência cardíaca (palpitações, arritmias, batimentos ectópicos), 94

alimentos que ajudam, 210, 213

causadas por subprodutos virais, 50

causas de, 92

em mulheres, 112, 137

EBV e, 50, 58-59, 60, 92

Alterações hormonais, como desencadeante do vírus da tireoide, 43

Anis-estrelado, 216

Anjo do sono, 337-38

Ansiedade

alimentos que ajudam, 205, 331

aperto no peito e, 92

causas da, 90-91

curada, história de uma mulher, 301-04

EBV e, 59, 61-62, 90-91

em mulheres, 90-91

sintomas que causam, 176

sono e, 319, 320, 326-27, 337. *Ver também Alimentos e nutrientes; Referências a receitas*

Apneia do sono, 324-25, 331

"Arroz", de couve-flor, *278*

Artrite reumatoide (AR), 99-100, 107-08

Ashwagandha, 214

Aspargos, 204, *266, 272*, 332

Atrofia da tireoide, proteção contra, 206, 208, 209

Atrofia da tireoide, sobre, 133-34

Aumento de peso

EBV e, 54, 80-3, 112, 164

espinafre para ajudar, 206

hormônios tireoidianos e, 130-31

medicamentos para a tireoide e, 135

misterioso, 54, 80-3

perimenopausa, menopausa e, 100, 137

pós-parto, 103

problemas de metabolismo e, 80

"Síndrome da loucura feminina" e, 175-76

síndrome de Cushing e, 110

síndrome dos ovários policísticos e, 103

Avocados, *266, 270, 276, 286*

B

Bacopa monnieri, 216

Bactéria *Streptococcus*, 72, 109

Bananas, 204-05, *254, 256, 258, 260, 288, 293*, 332

Banho de sol da borboleta, 296

Barquetes de mamão, *254*

Batata, 205, *276*, 331

Batata-doce, 205, *248, 286*, 331, 333

Bócio, 49, 96, 129-30, 195-96

Brotos e microfolhas, 205, 330, 331

C

Cabelo, raleamento e queda, 67, 73, 84-85, 100, 106, 137, 301-04

Café da manhã. *Ver Receitas, café da manhã*

Cãibras musculares, 92, 332

Calafrios, 88

Caldo, curativo para a tireoide, *248*

Calor, 88

Câncer. *Ver também cânceres específicos*

Índice Remissivo

iodo e, 192

primeiro contato do autor com o Espírito e, 115

tireoide. *Ver* Câncer de tireoide

Câncer de estômago, 192

Câncer de fígado, 192

Câncer de mama, 104, 116, 170, 192

Câncer de pulmão, 192

Câncer de tireoide, 115-21

    alimentos/suplementos para prevenir/tratar, 204, 208, 209, 211, 212, 294

    como se forma, 118-19

    desenvolvimento, evolução do, 116-18

    EBV, toxinas e, 55, 59, 79, 116-20, 173

    fórmula para a cura, 120-21

    frequências de cura de outra tireoide, 297-98

    iodo e, 192

    perspectiva histórica, 116

    primeiro contato do autor com o Espírito e, 115

    remoção da tireoide e, 187-89

    tipos de EBV que causam, 48

Câncer no cérebro, 192

Câncer pancreático, 192

Candidíase, 60, 228

Canola, evitar, 197

Cansaço, 86-87. *Ver também* Fadiga

Carne de porco, evitar, 199

Cebola e cebolinha, 205, *248, 266, 276, 278, 282, 286*

Cebolinha. *Ver* Cebola e cebolinha

Cereja, 332

Chá curativo para a tireoide, *240*

Chips de batata-doce com guacamole, *286*

Cistos

    no seio, 104

    síndrome dos ovários policísticos (SOP), 103-04

tireoide. *Ver* Nódulos, cistose, tumores

Cobre

    benefícios dos suplementos, 216 . *Ver também* Avocados

    pesticidas e, dermotoxinas e, 51

    tóxico, alimento do EBV, 51, 106-07. *Ver também* Metais pesados, tóxicos

    tóxico, remoção, 194-95. *Ver também* Salsinha; Espirulina

    zinco e, 194-95, 211-12

Coco e óleo de coco, 205, *252, 256, 276, 278, 288*, 331

Coentro, 205, 223, *238, 258, 260, 266, 268, 270, 276, 278, 286*, 303, 333

Cogumelo chaga, 213

Cogumelos, *282*

Colesterol, alto, 55, 95, 112, 303

Complicações da gravidez e aborto espontâneo, 100-03

Concentração, dificuldade, 87. *Ver também* Confusão mental

Confusão mental, 87

    alimentos/suplementos que ajudam, 207-8, 215

    EBV e, 54, 59, 60-61, 62, 73, 87

    glúten e, 197

    menopausa e, 100

    restos virais e, 50

Constipação, 55, 97, 112, 301-04

Contrações involuntárias e espasmos, 93, 207, 323

Cookies recheados com geleia de framboesa, *290*

Couve, 205-06, 280, 293, 303

Couve-flor , 195, 206, *272, 292*

Cromo, 215

Crudités de legumes

    com molho de alcachofra e tomate seco, *272*

O MÉDIUM MÉDICO TIREOIDE SAUDÁVEL

Cúrcuma, 206, *248, 331*. *Ver também* Curcumina

Curcumina, 215

D

DDT, 42, 51, 105-06, 171, 172, 198, 237

Depressão, 91

  Alimentos/ervas para, 205, 212

  crianças e, 169

  "é tudo psicológico," 176-77

  EBV e, 61, 62, 91, 103, 112

  em mulheres, 103, 112,

  irritabilidade e, 90

Dermotoxinas, 51, 57, 81, 85, 92, 105-06, 118, 203

Desencadeantes do vírus da tireoide, 39-46.

  Ver também desencadeantes específicos

    afetam as pessoas de maneiras diferentes, 45

  a verdade sobre, 45-46

  analogia com fogo/gasolina, 45

  como funcionam, 40-41

  lista de, 41-45

  surgimento dos sintomas e, 39

  único ou vários, 41

Desencadeantes emocionais do vírus

  Cuidar de uma pessoa querida que está
    doente, 43

  Desilusão amorosa/traição, 42

  luto em família, 42

  problema financeiro, 43

Desilusão amorosa/traição, como ativadora do
  vírus, 42-43

Despersonalização, 61

DHA e EPA, 214-15

Diabetes, tipo 2, 55, 109

Diagnóstico de doença da tireoide. *Ver também*
  Diarreia, crônica, 97

Distúrbios do tecido conjuntivo, 62, 108

Doença autoimune

  EBV e, 64

  mistérios e frustrações da, 29-32, 33

  teoria, Grande Erro da, 151-54

  vários diagnósticos de, 33

Doença celíaca, 109-10, 169

Doença da tireoide. *Ver também* Doença de
  Graves; tireoidite de Hashimoto;
    hipertireoidismo; hipotireoidismo; nódulos,
    cistos e tumores; câncer da tireoide;
    causas de, 32-33. *Ver também* Vírus da
    tireoide

  analogia com o palhaço, 74-75

  diagnóstico de. *Ver* Diagnóstico de doença da
    tireoide

  Grandes Erros sobre. *Ver* Grandes Erros da
    doença crônica

  mistérios e frustrações, 29-33

  no caminho da cura, 45

  o seu corpo e, 32

  progressão do EBV e, 56-60. *Ver também* Vírus
    Epstein-Barr (EBV)

  responsabilidade pela, 32-33

  você criou, falácia de, 177-79

Doença das paratireoides, 111-12

Doença de Graves

  descrição e significado dos sintomas, 77

  EBV e, 58-59, 64, 77

  Grandes Erros sobre a. *Ver* Grandes Erros sobre
    as doenças crônicas

  ligação autoimune, 64

  olhos saltados e, 99

Doença de Lyme

  coexistente com distúrbios da tireoide, 99-100,

Índice Remissivo

diagnósticos errados, 49, 56-57, 87, 90, 93, 103, 106, 160

exames para detecção de, 160

inflamação e, 160-62

sobre, 107

Doença de Ménière, 95-96

Doença misteriosa

concepção errada, Grande Erro da, 155

Estágio do EBV, 60-63

primeiros exemplos de sintomas, 73

Doença pulmonar intersticial, 108

Doença sistêmica de intolerância ao esforço, 105

Dor articular, 62, 92

Dor de garganta. *Ver* Garganta, dor de

Dores

coentro para ajudar, 205

EBV e, 61, 73, 92, 309

em mulheres, 137

glúten e, 197

insônia e, 309, 321-22

Refluxo gástrico, 97, 109, 221

Ver também Fibromialgia

Dores de cabeça, 92

Dormência e formigamento, 93, 205. *Ver também* Síndrome de Raynaud

Dosagem de anticorpos, antitireoidianos, 126-27

dulse, 189, 204, 223, 248, *258*, *293*

Erva-doce, 206, *240*, *266*

Ervas e suplementos, que curam 211-16. *Ver também ervas específicas; suplementos específicos*

Escoamento superficial, como desencadeante do vírus, 44

Espaguete de abobrinha ao *pesto*, *264*

Espasmos, 93, 207, 323

Espinafre, 206, *260*, *266*, *270*, *292*, *332*

Estágio da guerra do EBV, 52-56

Estágio do EBV na tireoide, 56-60

Estágio inicial do EBV, 51-52

Estágios do EBV. *Ver* Vírus Epstein-Barr (EBV)

Exames de função tireoidiana

dosagem de anticorpos, 126-27

dosagem de T3 reverso, 126

dosagens hormonais, 124-26

EBV e, 123-25, 126-28

resultados "normais," 123

variabilidade, 124-25

você como especialista em tireoide e, 127-28

Excesso de medicamentos,

como desencadeante do vírus, 43

Medicamentos "favoráveis" ao vírus, como desencadeantes do vírus, 43

tireoide. *Ver* Medicamentos para a tireoide

Explosão viral, 171-73

E

Eczema, 51, 64, 84, 105-06, 206

Edema, 89, 164, 325

Encefalomielite miálgica, 105

Enxaqueca, 62, 92, 113, 178

EPA e DHA, 214-15

Erupções cutâneas, 47-48, 51, 53, 105-06, 301-02, 303

F

Fadiga

adrenal. *Ver* Glândulas adrenais

alteração nos níveis de energia e, 87

cansaço e, 86-87

constipação intestinal e, 97

doença de Lyme e, 107

EBV e, (47-52), (60-64), 73-74, 85, 86, 87, 93, 97, 105

efeitos do EBV, 85-86,

fraqueza muscular e, 93

neurológica, 60, 61-63, 85-86, 93, 97, 105

síndrome da fadiga crônica, 73-74, 99-100, 105, 107

síndrome da fadiga crônica e da disfunção imune, 105

Farinha de amêndoa, *256, 290*

Fascite plantar, 111

Feridas emocionais, sono e, 324

Fibromialgia, 64, 73-74, 99-100, 105, 107,

Fibrose cística, 108

Fibrose pulmonar, 108

Fígado, problemas, sono e, 323, 329. *Ver também* Alimentos e nutrientes; *Referências a receitas;* Mês de depuração do fígado, do sistema linfático e do trato gastrointestinal (Reabilitação da tireoide), 220-21

Figo, *206, 260, 288*

Fome, constante, 83

Formigamento e dormência, 93, 205

Ver também Síndrome de Raynaud

Framboesa. *Ver* Frutas vermelhas

Fraqueza, muscular, 93

Frequência cardíaca, alterações na, 94

Frequências entre tireoides, cura com, 297-99

Frio, sensibilidade (aumentada), 88

Frutas

benefícios das, 227-28

em receitas. *Ver Referências de receitas*

Frutas vermelhas, *206, 254, 260, 268, 290, 294,* 331.

Ver também Sabugueiro; mirtilos silvestres

G

Garganta, aperto na, 96

Garganta, dor de, 47-48, 51-53, 59, 78, 109, 113, 193, 195

gene 5-MTHF (5-metiltetraidrofolato), 213

Gengibre, 207, *238, 248, 260, 278,* 331

Gergelim, 207, 278, 290

Ginseng siberiano (*Eleutherococcus senticosus*), 215

Glândula tireoide

alimentos/suplementos para fortalecer a vidas sem, 187-89

como segundo cérebro/centro de dados, 65-66

dosagens hormonais, 124-26

EBV na (estágio três do EBV), 56-60

hormônios, 203, 205, 206, 210, 214, 215, 216

hormônios (T4 e T3), 66-68, 76, 133-34, 187

hormônios (TSH e TRH), 67,68, 123, 124-26, 132-33, 302, 303

ligação com as adrenais, 68-69. *Ver também* Glândulas adrenais

regeneração quando ela não existe mais, 189

verdadeiro objetivo, 65-68

Glândulas adrenais

alimentos/suplementos para apoiar, (203-10), (211-16), 333

alterações da frequência cardíaca e, 94

EBV e, 68-69

exames de hormônios tireoidianos e, 124

Fadiga adrenal, 63, 83, 85-86, 93, 103, 325-26, 329-31

fibromialgia e, 105

hipoglicemia, diabetes e, 109

hipotireoidismo e, 77, 80-81

hormônios tireoidianos e, 66-68, 124, 130-32

insônia e, 309-11, 325, 326, 329-31

irregularidades menstruais e, 98

medicamentos para a tireoide e, 82

oscilações do humor e, 90

perda da libido e, 98

queda/raleamento de cabelo e, 84-85

Reabilitação da tireoide e, 218-19

Síndrome de Cushing e, 110

textura do fio de cabelo e, 86

tremor nas mãos e, 93

Glândulas paratireoides, limpeza/proteção, 209

Glicinato de magnésio, 332-33

Glúten, evitar, 197

Gosto metálico na boca, 96

Grama de cevada em pó, 2132-14, 223, *258*

Grande Erro 1: Teoria autoimune, 151-54

Grande Erro 2: Concepção errada sobre a doença misteriosa, 155-56

Grande Erro 3: Rótulos como respostas, 157-58

Grande Erro 4: Inflamação como causa, 159-62

Grande Erro 5: Mito do metabolismo, 163-66

Grande Erro 6: A culpa é dos genes, 167-70

Grande Erro 7: Ignorar os quatro implacáveis, 171-73

Grande Erro 8: É tudo psicológico, 175-76

Grande Erro 9: Você criou a sua doença, 177-79

Grandes Erros sobre as doenças crônicas visão geral sobre, 147-49

encarando a verdade sobre, 148-49, 155

exemplos ilustrativos, 145-416, 148-50

liberdade de escolha e, 146

ponte para a saúde e, 143-45

que confundem as pessoas, 149

Guacamole, *286*

Guloseimas. *Ver* Receitas, lanches

H

Hepatite C, 55, 64, 110

Hipertensão (pressão alta), 94-95, 112

Hipertireoidismo, descrição e significado dos sintomas, 77

Hipertireoidismo, EBV e, 58

Hipoglicemia, 90, 109, 205

Hipotireoidismo. *Ver também* tireoidite de Hashimoto

aumento de peso misterioso e, 80-83

como sintoma do EBV, 57-58, 63

descrição e significado dos sintomas, 76-77

diminuição da densidade óssea e, 80

fome constante e, 83

Grandes Erros sobre. *Ver* Grandes Erros das doenças crônicas

hormônios tireoidianos e, 126, 131

infertilidade, aborto espontâneo, complicações da gravidez e, 100-101, 103

iodo e, 191-93

ligação autoimune, 64

medicamentos para a tireoide, dosagens de TSH e, 132-33

perda da libido e, 98

tipos de EBV que causam, 48-49

tireoidite de Hashimoto com, 78

Hortaliças, com molho, 272. *Ver também* hortaliças específicas

Hortaliças crucíferas ("bociogênicas"), 195-96, 207. *Ver também hortaliças específicas*

Hormônios, tireoide. *Ver* Hormônios tireoidianos

Hormônios tireoidianos (T4 e T3), 66-68, 76, 134, 188

Hormônios tireoidianos (TSH e TRH), 67,68, 123, 124-26, 132-33, 302, 303

I

Inchaço, na língua, 96

Inquietação, 61, 91. *Ver também* Ansiedade

Inseticidas em casa, 42. *Ver também* Pesticidas e herbicidas

Insônia. *Ver também* Sono

causas de, 85

como desencadeante do vírus da tireoide, 44

EBV e, 61-62

tireoide e, 36, 66-67, 309-11

tireoide não causa, 85

Iodo

alimentos/suplementos com, 204, 212, 215, 296-97, 299

carência, 73, 78-79, 96, 129-30,

preocupações em relação ao iodo, 191-94

radioativo, tratamento, 185, 187-89, 343

tônico homeopático com, 296

Irritabilidade, 90

J

Jantar. *Ver* Receitas, jantar

K

kelp, 180, 192, 196 – 248, 260, 264

L

Lanches. *Ver* Receitas, lanches; Receitas, combinações práticas para a tireoide

Laranja e mexerica, 207, *258, 260, 268, 270, 294*

Lesões como desencadeantes do vírus, 43-44

Lesões, que não saram, 104-05

Libido, perda da, 98, 301-04

Limão, 207-08, *244, 252, 264, 266, 272, 280, 286,* 331

Limpeza de tapetes e carpetes, como desencadeante do vírus, 44

Linfedema, 82, 89

Língua, inchada,– 96

L-lisina, 213 . *Ver também* Batata; Gergelim

L-tirosina, 203, 214, 296 *Ver também* Batata; Gergelim

Lúpus, 64, 90, 106

Luto em família, como desencadeante do vírus, 42

M

Maçãs, 208, *238, 292,* 330

Magnésio, 214. *Ver também* Aspargo; Aipo (Salsão); Manga

Magnésio, falta de, 92, 93, 327

Mamão, 208, *254, 260, 294*

Manga, 208, *260, 268, 293,* 332

Manganês, 215. *Ver também* Oleaginosas

Manjericão, 208, *264, 268, 270, 282*

Mãos e pés, frios, 88, 301-04

Mãos e pés inchados, 90, 96

Mãos, tremores, 93-94

Medicamentos para a tireoide, 129-38

a verdade sobre os hormônios tireoidianos, 130-32

atrofia da tireoide e, 133-34, 206, 208, 209

dosagem de TSH e, 132-33

EBV e, (129-38)

fortalecimento do EBV e, 130

naturais vs. sintéticos vs. produzidos pelo organismo, 131

níveis de revelação, 137-38

razões dos sintomas apesar de, 131

Índice Remissivo

razões pelas quais as pessoas veem resultados, 130

tratamento do corpo com partes de corpo e, 129

suspensão dos, 134-36

Mel, cru, 208, *240, 244, 252, 256, 278*, 331

Melatonina, 332 . *Ver também* Batata-doce

Melissa, 213, *240*, 331

Menopausa. *Ver* Perimenopausa e menopausa

Menstruação, irregular, 76, 98, 100, 102

Mercúrio. *Ver também* Metais pesados tóxicos

antídotos para a remoção de, 205, 212, 213

como desencadeante do vírus da tireoide, 41,42, 50

confusão mental e, 87

contrações involuntárias e espasmos e, 93

distúrbios do tecido conjuntivo e, 108

formas de, 41-42

gosto metálico na boca e 96

herdado dos pais, 168

histeria de, 176

irritabilidade e, 90

mãos trêmulas e, 93-94

perda de memória e, 87-88

restaurações dentárias, 40, 41

sudorese excessiva e, 89

TDAH e, 60

Mês de eliminação do vírus da tireoide (Reabilitação da tireoide), 225-28

Metabolismo

aumento de peso misterioso e, 80, 163-65

hormônios tireoidianos e, 66

mito do, o Grande Erro, 163-66

objetivo da tireoide e, 65

problemas, 80

sensibilidade (aumentada) ao frio e, 88

Metais pesados, desintoxicação, 185

alimentos/suplementos para, 205, 208, 210-11, (211-16), 222, 338-39

como se curar durante a, 223-24

Mês de desintoxicação de metais pesados, 222-24

para dormir bem, 333

Metais pesados, tóxicos. *Ver também* Mercúrio

que alimenta o EBV, sintomas causados por, (87-93), 96, 97, 102, 109-10

efeitos devastadores dos, 173

Mês de desintoxicação de metais pesados (Reabilitação da tireoide), 222-24

apneia do sono e, 324-25

câncer de tireoide e, 115, 116-17, 120-21

carência de zinco e, 194-95

como um dos Quatro implacáveis, 173

consumo de carne de porco e, 199

efeito sobre o sono, 322, 326-27, 329

escoamento contendo, como desencadeante do vírus, 44

neurotoxinas virais e, 50-51. *Ver também* Neurotoxinas, virais

subprodutos virais e, 50

Mexerica. *Ver* Laranja e mexerica

Milho, evitar, 198

Mirtilos silvestres, 208-09, 223, 226, *256, 258*, 288, 294, 303, 333

Mofo, 41, 45-46, 72

Molho "Ranch", *266*

Monolaurina, 214

Mononucleose e seus sintomas, 48, 52, 53, 56, 74, 102, 150, 209, 213, 214

MTHF. *Ver* gene 5-MTHF

Mulheres. *Ver também* Perimenopausa e
menopausa
alegações de "Síndrome da loucura
feminina"/"É tudo psicológico", 73, 175-76
câncer de mama, 104, 170, 192
serem levadas a sério, 123
infertilidade, aborto espontâneo e
complicações da gravidez, 73, 100-103
ondas de calor e sudorese noturna, 73, 88, 100
por que tantas mulheres são afetadas, 112-13
primeiros sintomas misteriosos do EBV e, 73
reconhecimento dos medicamentos para a
tireoide e, 137-38
resultados "normais" apesar da doença, 123,
125-26
síndrome dos ovários policísticos e, 64, 103-04,
205, 213
Mutação do gene MTHFR, 104, 211
Esclerose múltipla (EM), 106
Mutações genéticas, 104, 106, 164-65, 167-70,
172, 211

N

"Nachos" de batata, *276*
Nadar no verão, como desencadeante do vírus,
44
Neurotoxinas, virais
alimentos que protegem de, 204-205, 206, 207,
208, 209, 210
alteração nos níveis de energia e, 87
alterações do olfato e do paladar e, 96
ansiedade e, 90-91, 326-27
aperto na garganta e, 96
aperto no peito e, 94

apneia do sono e, 331
aumento de peso misterioso e, 80-81
câncer de tireoide e, 117-18
características das, 50-51
confusão mental e, 87
constipação intestinal e, 97
contrações involuntárias, espasmos e, 93
distúrbios do tecido conjuntivo e, 108
doença celíaca e, 109-10
dor de cabeça, enxaqueca e, 92
dores e, 92
esclerose múltipla e, 106-07
estágio da doença misteriosa e61
estágio do EBV e, 24 – 57
fadiga e, 85-86, 154
fascite plantar e, 111
fibromialgia e, 105
formigamento, dormência e, 93
fraqueza muscular e, 93
glúten, 197
gosto metálico na boca e, 96
inquietação e, 91
insônia e, 313-15, 327
irregularidades nos batimentos cardíacos e, 94
irritabilidade e, 90
lesões que não saram e, 105
lúpus e, 106
mãos trêmulas e, 93-94
mãos/pés frios e, 88
mãos/pés inchados e, 90
moscas volantes e, 98
oscilações do humor e, 90
pernas inquietas e, 91-92
potência das, 51

Índice Remissivo

redução da produção de, cura e, 223-24

sensibilidade (aumentada) ao frio e, 88, 154

síndrome da fadiga crônica e doenças relacionadas e, 105

síndrome de Raynaud e, 110

sudorese excessiva e, 89

suplementos que protegem de, 211, 212, 213, 214, 215, 216

tinido e, 95

vertigem, doença de Ménière, tontura, problemas de equilíbrio e, 95-96

visão turva/outros problemas de visão e, 98

Níveis de energia, alteração nos, 87

Nódulos, cistos e tumores. *Ver também* Câncer de tireoide

alimentos/suplementos para ajudar, (140-42), (144-50), 225, 226 – 202, 203, 204, 206, 208, 209, 210, 212, 293, 294

curada, história de uma mulher, 301-304

descrição e significado dos sintomas, 79

EBV e, 48, 55, 59, 79

doença das paratireoides e, 111-12

ligação autoimune, 64

remoção da tireoide e, 187-89

O

O jogo da culpa, 32-34

Oleaginosas, 209,226, *252, 264, 266, (276-80), 282, 288. Ver também* Farinha de amêndoa

Olfato, alteração, 96

Olhos

moscas volantes nos, 62, 98, 210

saltados, 77, 99

visão turva, outros problemas, 98, 197

Olhos saltados, 77, 99

Ondas de calor e sudorese noturna, 73, 88, 100. *Ver também* "Síndrome da loucura feminina"; Perimenopausa e menopausa

O ouro da alma, 341-343

Oscilações do humor, 90, 112

Os Quatro Implacáveis, 171-73. *Ver também* DDT; Metais pesados, tóxicos; Radiação

Ovos, evitar, 196-97

P

Paladar, alteração do, 96

Panquecas de mirtilos silvestres, *256*

"Parmesão" de castanha-do-pará, *282*

Peito, aperto no, 94

Pele. *Ver também* Acne; Eczema; Psoríase; Erupções cutâneas

descoloração, 99, 110

seca, rachada, 76, 97

síndrome de Raynaud e, 110

Pepino, 209, *234, 238, 264, 268, 272*

Pera, 209, *294*

Perda de memória, 62, 87-88, 100, 137

Perda de peso, 82, 83, 130, 165, 207

Perimenopausa e menopausa, 30, 54, 56, 73, 74, 83, 100, 112, 137, 176. *Ver também* "Síndrome da loucura feminina"; Ondas de calor e sudorese noturna

Pesticidas e herbicidas

alimentos para purgar, 204, 205, 207

ansiedade e, 326-27

apneia do sono e, 325

aumento de peso misterioso e, 80-83

cãibras musculares e, 92

câncer de tireoide e, 79, 115, 118-19, 120

como desencadeantes do vírus da tireoide, 40, 42,168

DDT, 42, 51, 106, 171, 172-173, 198, 327

desconfortos da menopausa e, 100

distúrbios do tecido conjuntivo e, 108

distúrbios neurológicos e, 327-28

EBV e, 51, 67

eczema, psoríase, 106

frutas e hortaliças que devem ser consumidas e, 330-31

hormônios tireoidianos e, 67

inseticidas em casa, 42

ondas de calor e sudorese noturna e, 88

origens, desenvolvimento de, 72

produtos de carne de porco e, 199-200

produtos de milho e, 198

produtos de soja e, 198-99

tumores da tireoide, 79

Picada/ferroada de insetos, como desencadeante do vírus, 45

Ponte para a saúde. *Ver também* Grandes Erros da doença crônica

construção de pontes e, 143

"especialistas" e, 144

tratamento de doenças crônicas e, 143-45

Prata coloidal, 214

Problemas de equilíbrio. *Ver* Vertigem

Problemas digestivos, sono e, 323-24, 329, 330 . *Ver também* Alimentos e nutrientes; *Referências a receitas*

Problema financeiro, como desencadeante do vírus, 43

Processo de cura. *Ver também* Alimentos e nutrientes; Reabilitação da tireoide em 90 dias; Referências a receitas

banho de sol da borboleta, 296-97

ponto de equilíbrio para, 184-85

pontos mais fáceis para, 52

sobre: visão geral de técnicas, 295

comunicação entre duas tireoides para, 297-99

diretrizes para, 201-02

eliminar até a última célula de EBV do seu corpo, 183

frequências entre as tireoides para, 297-99

história de uma mulher, 301-04

o ouro da alma e, 341-43

persistindo na, 185

preparação para, 183-184

regenerando a tireoide, 188-189

tempo de cura, 185

tônico de luz, 295-296

Processo de cura da tireoide, 56-57

guerra contra o EBV, 52-56

infertilidade, aborto espontâneo, complicações da gravidez, 73, 100-03, 213

Próstata, alvo do EBV, 55

Próstata e câncer de próstata, 55, 112, 116

Psoríase, 51, 64, 84, 92, 105-06, 206

Q

Queijo, evitar, 197

R

Rabanete, 209, *266, 272*

Radiação, 171-72

afeta o sono, 327

alimentos saudáveis para a tireoide, 203-04, 209

nuclear, como um dos Quatro Implacáveis, 48, 171, 188-89

Índice Remissivo

Reabilitação da tireoide. *Ver* Reabilitação da tireoide em 90 dias

Reabilitação da tireoide em 90 dias, 217-28

Opção A: Mês de depuração do fígado, do sistema linfático e do trato gastrointestinal, 220-221

Opção B: Mês de desintoxicação de metais pesados tóxicos, 222-24

Opção C: Mês de eliminação do vírus da tireoide, 225-28

Opções, 217-19

sobre: visão geral e seleção de

Receitas, almoço, 263-74

Crudités de legumes com molho de alcachofra e tomate seco, *272*

Espaguete de abobrinha ao *pesto, 264*

Salada de fruta com folhas verdes, *268*

Saladas no pote, *266*

Sopa de espinafre, *270*

Receitas, café da manhã, 251-262

Barquetes de mamão, *254*

Panquecas de mirtilos silvestres, *256*

Tigela de maçã com canela e uva-passa, *252*

Vitamina curativa para a tireoide, *260*

Vitamina para desintoxicação de metais pesados, *258*

Receitas, combinações práticas para a tireoide, 292-293

Banana + *Dulse* em flocos, *293*

Couve + Manga, *293*

Couve-flor + Maçã, *292*

Mexerica + Framboesa, *294*

Mirtilo silvestre + Mamão, *294*

Pera + Rúcula, *294*

Tomate + Espinafre, *292*

Salsão + Tâmaras, *293*

Receitas, jantar, 275-284

Abobora-espaguete "à bolonhesa", *282*

Alcachofras cozidas no vapor com *aioli* de castanha-de-caju, *280*

Arroz de couve-flor, *278*

"Nachos" de batata, *276*

"Parmesão" de castanha-do-pará, *282*

Receitas, lanches, 285-291. *Ver também* Receitas, combinações práticas para a tireoide

Chips de batata-doce com guacamole, *286*

Cookies recheados de geleia de framboesa, *290*

Guacamole, *286*

Sorvete de banana e mirtilos silvestres, *288*

Receitas, sucos/chás/águas aromatizadas e caldos, 233-249

Água com gengibre, *244*

Água com limão, *242*

Caldo curativo para a tireoide, *248*

Chá curativo para a tireoide, *240*

sobre: tônico de luz, 295-296

Suco de *aloe vera, 246*

Suco curativo para a tireoide, *238*

Suco de pepino, *236*

Suco de aipo, *234*

Reposição hormonal, 66-68, 130, 301

Restos, virais, 50-51, 51, 57, 94, 106

Romã, 209, *260, 268*, 332-33

Rosto/olhos inchados, 89-90

Rótulos como respostas, Grande Erro, 157-58

Rouquidão, 96-97

Rubídio, 216

Rúcula, 209, *260, 266*

S

Sabugueiro, 215

Subprodutos virais; Restos virais nos órgãos reprodutores feminino, 55

Saladas. *Ver* Receitas, almoço

Salada de frutas com folhas verdes, *268*

Saladas no pote, *266*

Salsinha, 210, *238, 248, 266, 272. Ver também* Suco de pepino

Sarcoidose, 108

Selênio, 215 *Ver também* Oleaginosas; Brotos e microfolhas

Sementes de cânhamo, 210, *264, 288*

Síndrome da fadiga crônica. *Ver* Fadiga

"Síndrome da loucura feminina", 175-76

Síndrome das pernas inquietas, 61, 91-92, 112

Síndrome de Cushing, 110, 234

Síndrome de Ehlers-Danlos, 108

Síndrome de Raynaud, 110

Síndrome dos ovários policísticos (SOP), 64, 103-04, 205, 213

Sintomas

    dificuldade de, 30-31

    EBV e. *Ver* Vírus Epstein-Barr (EBV)

    Ineficácia dos exames, 34-35

    o jogo da culpa e, 32-34

    Reações ao, 29-34

    resultados "normais" e, 30-31, 34, 123

Sintomas, EBV. *Ver também sintomas específicos*

    delineamento e significado dos, 76-113

    evolução do EBV e dificuldades de diagnóstico, 71-76

    perspectiva histórica, 71-76

    por que tantas mulheres são afetadas, 112-13

    Primeiro estágio: estágio inicial, 51-52

primeiros exemplos de, 72-74

progressão dos, por estágio, 51-63

Quarto estágio: estágio da doença misteriosa, 60-63

Segundo estágio: estágio da guerra, 52-56

sobre: visão geral do seu significado, 75-76

Terceiro estágio: estágio da tireoide, 56-60

tireoide problemática como, 35-36

Sintomas, tireoide. *Ver também* Doença de Graves; Tireoidite de Hashimoto; Hipertireoidismo; Hipotireoidismo; Nódulos, cistos e tumores; Sintomas, EBV; *sintomas específicos*

delineamento e significado, 76-99

evolução do EBV e dificuldades de diagnóstico, 71-75

outros problemas de saúde confundidos como problemas isolados, 99-113

Ver também problemas específicos

sobre: visão geral e o que significam, 75-76

surgimento, 39

tireoide como vítima acusada injustamente e, 35-36, 74-75

Sistema imunológico

    EBV anuncia a sua presença ao, 52-53

    EBV distrai o, 56-57

    Inflamação como causa da doença, Grande Erro, 159-62

    mantendo em forma o, 183-84

    pronto para eliminar o EBV do seu organismo, 183. *Ver também* sistema imunológico próprio, 57-58

Soja, evitar, 198-99

Sonhos, ruins, benefícios dos, 337-39

Sono. *Ver também* Insônia; Sono, problemas que afetam benefícios dos sonhos ruins, 337-39; débito, 315

a sua cota de, 316-17

a sua fonte de, 315-16

alimentos para o, 331-33

apoio espiritual (Anjo do sonho), 334-35

como um direito metafísico e divino, 314

importância do, 310-311

leis do, 315-17

mecanismos do, 313-314

período sagrado de, 333-34

valor curativo do, 310-311

valor preventivo, 311

Sono, problemas que afetam

alimentos para ajudar, 331-33

ansiedade, 319, 320, 326-27, 329, 330-31

apneia, 324-25, 331

atividade viral, 321-22

causas, 321-28

cura, 329-35

fadiga adrenal, 325-26, 329-30

feridas emocionais, 324

identificação, 319-28

metais pesados tóxicos, 322

outros problemas de origem neurológica, 327-28, 331

problemas de fígado, 323, 329-30

problemas digestivos, 323-24, 329, 330-331

toxicidade do MSG, 322-323

Sopa de espinafre, *270*

Sorvete de banana e mirtilos silvestres, *288*

Spirulina, 189,193, 212, 222, 223, *258*

Subprodutos virais. *Ver* Virais, subprodutos

alimentos para eliminar/proteger de, 203, 205, 206, 207, 208, 209, 210, 213

aumento de peso misterioso e, 80

batimentos cardíacos irregulares e, 94

câncer de tireoide e, 116-118

características dos, 51

contrações involuntárias, espasmos e, 93

diarreia crônica e, 97-98

lúpus e, 106

produção de, 51, 56-57

rosto/olhos inchados e, 89-90

Suco curativo para a tireoide, *238*

Suco de aipo, 219-20, 221, 222, 225

Suco de *aloe vera*, *246*

Suco de pepino, 220, 222,236

Sucos. *Ver* Receitas, sucos, chás, águas aromatizadas e caldos

Suor, excessivo, 89, 112. *Ver também* Ondas de calor e sudorese noturna

Suplementos e ervas, curativas, 211-16. *Ver também ervas específicas; suplementos específicos*

T

Tâmaras, 210, *252, 260, 293*, 331

Técnica de banho de sol, 296, 297

TEPT (transtorno do estresse pós-traumático), 94, 331

Tigela de maçã com canela e uva-passa, *252*

Tinido (zumbido no ouvido), 61, 95

Tireoide aumentada, 58, 77, 78-79, 96, 212-13

Tireoidite. *Ver* Tireoidite de Hashimoto

Tireoidite de Hashimoto, 78-79

algas marinhas para ajudar, 204

como hipotireoidismo avançado, 58

curada, história de uma mulher, 301-304

descrição e significado dos sintomas, 78-79

diagnóstico de, 34

EBV e, 48-49, 63, 64, 78-79

Frequências de cura de outra tireoide, 296-98

Grandes Erros sobre. *Ver* Grandes Erros das
doenças crônicas

hipotireoidismo com, 78-79

iodo e, 73,191-94

ligação autoimune, 64,144

perda da libido e, 98

Tirosina *Ver* L-tirosina; Batata; Gergelim

Tomate, 210, *264, 270, 272, 276, 282, 286, 292*

Tomilho, 210, *240, 248*

Tônico de luz, 295-296

Temperatura corporal, flutuações, 76, 89. *Ver
também* Ondas de calor e sudorese noturna;
Sudorese, excessiva

Tinta, fresca, como desencadeante do vírus, 44

Tônico homeopático, 192, 296

Tontura. *Ver* Vertigem

Tônicos, 219, 221, *236, 242,* 295-96

Toxicidade do MSG, 322-23

Toxinas, virais, 50-51

Traição, como ativadora do vírus, 42-43

Transtorno bipolar, 60, 60, 90

Transtorno de déficit de atenção e hiperatividade
(TDAH), 60-61, 87, 100, 102

Tremor nas mãos, 93-94

Trevo vermelho, 215

Tumores. *Ver* Nódulos, cistos e tumores

U

Unha-de-gato, 212-13, 331

Unhas, quebradiças/estriadas, 97

Urtiga, 214

Uso de drogas, abuso, como desencadeante do
vírus, 43

Uvas, 331

V

Vertigem, tontura, doença de Ménière,
problemas de equilíbrio, 61, 95-96, 301

Vitamina, desintoxicação de metais pesados, 258

Vitamina curativa para a tireoide, *260*

Vírus. *Ver* Vírus Epstein-Barr (EBV); Vírus da tireoide

Vírus da tireoide. *Ver também* Vírus Epstein-Barr
(EBV)

comunidades médicas e, 46

conscientização sobre, 47-48

explicação sobre, 35-36, 46

fácil de contrair, 47

grau de invasão, 35-36

impacto de longo alcance do, 35-36

o que é, 48

poder para deter, este livro e, 36

requisitos para replicação, 40-41

sintomas iniciais, 47-48

você como especialista em tireoide e, 36-37

Vírus Epstein-Barr (EBV). *Ver também* Sintomas,
EBV; Vírus da tireoide

adrenalina, cortisol, 59-60

antibióticos, 72

anuncia a sua presença ao sistema
imunológico, 52

a vida sem a tireoide e, 187-89

câncer e. *Ver* Câncer; Câncer de tireoide;
outros cânceres específicos

descoberta do, 48-49

eliminando o. *Ver* Alimentos e nutrição;
Processo de cura; epidemia de, 49, 73, 74, 147
evolução da força, 71-75
Grandes Erros e. *Ver* Grandes Erros da doença
crônica
ligação autoimune, 64
penetrando profundamente no organismo, 53-54
períodos de piora e melhora, 58-60
Reabilitação da tireoide em 90 dias; *Referências
de receitas*
"infecções passadas" e infecções atuais,
53-56
como o vírus da tireoide, 48
em vários órgãos, 57
explosão viral e, 171-73
fase de nidificação, 53-56
função original, como benéfica, 71-73
mononucleose e, 48, 52, 52-53, 56, 74, 102,
150, 209, 213-214
na tireoide, 56-60
no fígado, 53-56
no que ele é, 71
ondas de modernização o transformam
Os Quatro Implacáveis e, 171-73
Primeiro estágio: estágio inicial, 51-52
procurando uma morada permanente no
organismo, 53
progressão da, 51-63
Quarto estágio: estágio da doença
misteriosa, 60-63
Segundo estágio: estágio da guerra, 52-56
Terceiro estágio: estágio da tireoide, 56-60
tipos/variedades, 48-49, 183

toxinas virais, 50-51. *Ver também* Dermotoxinas;
Neurotoxinas, virais
Visão. *Ver* Olhos
Vitamina B$_{12}$
carência, como desencadeante do vírus da
tireoide, 42
contrações involuntárias, espasmos e, 93
EBV e, 104, 211
mutação do gene MTHFR e, 104
sono, digestão e, 330-31
suplementos, 211
Vitamina C, 206, 207, 207, 210, 212. *Ver também*
Limão; Laranja e mexerica
Vitamina do complexo B, 214
Vitamina D3, 215
Vitamina para desintoxicação de metais pesados,
258
Voz, alteração na, 96-97

X

Xarope de bordo (*maple syrup*), 210-11, *256, 290*

Z

Zinco
algas e, 204
alimentos com, 209, 205, 208
carência, como desencadeante do vírus da
tireoide, 42
carência, unhas quebradiças/estriadas e, 97
funções e benefícios, 211-212
iodo e, 194
preocupações em relação ao, 194-95
suplementos, 194, 211-12
Zumbido no ouvido, 61, 95

Agradecimentos

Obrigado, Patty Gift, Anne Barthel, Reid Tracy, Louise Hay, Margarete Nielsen, Diane Hill, a todos os funcionários da Hay House Radio e a toda a equipe da Hay House pela fé e pelo empenho em levar a mensagem do Espírito ao mundo todo, a fim de que ele possa continuar mudando vidas.

Gwyneth Paltrow, Elise Loehnen e todos os colaboradores de GOOP, o carinho e a generosidade de vocês são uma grande inspiração.

Dr. Alejandro Junger, não tenho palavras para descrever a minha gratidão a você.

Dra. Prudence Hall, obrigado por ter dado a sua bênção às palavras do Espírito. Seu trabalho altruísta para dar aos pacientes as respostas de que eles precisam renova o verdadeiro e heroico significado da palavra "médico".

Dra. Christiane Northrup, a sua devoção inesgotável à saúde das mulheres se tornou uma estrela no universo.

Dr. Habib Sadeghi, a luz que o senhor traz ao mundo é lendária.

Dr. Richard Sollazzo, a sua dedicação à recuperação daqueles que sofrem é imensa e inabalável.

Craig Kallman, obrigado por seu apoio, por sua defesa e sua amizade ao longo desta jornada.

Chelsea Field, Scott, Wil e Owen Bakula, que bênção é ter vocês na minha vida! Vocês são verdadeiros paladinos da causa do Médium Médico.

Nanci Chambers e David James, Stephanie e Wyatt Elliott, não tenho palavras para agradecer pela amizade e pelo eterno encorajamento de vocês.

Grace Hightower De Niro, Robert De Niro e família, vocês são seres humanos maravilhosos.

Meus agradecimentos também a Kimberly e James Van Der Beek; Nena, Robert e Uma Thurman; Jessica Seinfeld;

Demi Moore; Peggy Rometo; Debbie Gibson; Jenna Dewan Tatum; Carol, Scott e Christiana Ritchie; Peggy Lipton, Kidada Jones e Rashida Jones; Naomi Campbell; Jamie-Lynn Sigler; Caroline Fleming; Amanda de Cadenet; Sophia Bush; Maha Dakhil; Bhavani Lev e Bharat Mitra; Woody Fraser, Milena Monrroy, Midge Hussey e a todos do programa Home & Family do Hallmark Channel; Morgan Fairchild; Patti Stanger; Catherine, Sophia e Laura Bach; Annabeth Gish; Robert Wisdom; Kelly Noonan; Danielle LaPorte; Nick e Brenna Ortner; Jessica Ortner; Mike Dooley; Dhru Purohit; Kris Carr; Kate Northrup; Kristina Carrillo-Bucaram; Ann Louise Gittleman; Jan e Panache Desai; Ami Beach e Mark Shadle; Brian Wilson; Robert e Michelle Colt; John Holland; Martin, Jean, Elizabeth e Jacqueline Shafiroff; Kim Lindsey; Jill Black Zalben; Alexandra Cohen; Christine Hill; Carol Donahue; Caroline Leavitt; Michael Sandler e Jessica Lee; Koya Webb; Jenny Hutt; Adam Cushman; Sonia Choquette; Colette Baron-Reid; Denise Linn; e Carmel Joy Baird. Sou imensamente grato a todos vocês.

Aos médicos e outros agentes de cura do mundo todo que mudam a vida de tantas pessoas: tenho um profundo respeito por vocês. Dra. Deanna Minich, Dr. Ron Steriti, Dra. Nicole Galante, Dra. Diana Lopusny, Dr. Dick e Noel Shepard, Dra. Aleksandra Phillips, Dr. Chris Maloney, Drs.

Tosca e Gregory Haag, Dr. Dave Klein, Dra. Deborah Kern, Dr. Darren e Suzanne Boles, Dra. Deirdre Williams e o finado Dr. John McMahon, Dr. Jeff Feinman e Dra. Robin Karlin – é uma honra tê-los como amigos. Obrigado por sua infinita dedicação ao campo da cura.

Obrigado David Schmerler, Kimberly S. Grimsley e Susan G. Etheridge por cuidarem de mim.

Meu afetuoso e sincero agradecimento a Muneeza Ahmed; Gretchen Manzer; Kimberly Spair; Stephanie Tisone; Sepideh Kashanian e Ben; Megan Elizabeth McDonnell; Ally Ertel; Victoria e Michael Arnstein; Nina Leatherer; Michelle Sutton; Haily Cataldo; Kerry; Alexandra Laws; Ester Horn; Linda e Robert Coykendall; Tanya Akim; Heather Coleman; Glenn Klausner; Carolyn DeVito; Michael Monteleone; Bobbie Leslie Hall; Katherine Belzowski; Matt e Vanessa Houston; David, Holly e Ginnie Whitney; Lauren Henry; Olivia Amitrano e Nick Vazquez; Melody Lee Pence; Terra Appelman; Kate Hall; Eileen Crispell; Bianca Carrillo-Bucaram; Jennifer Rose Rossano; Kristin Cassidy; Catherine Lawton; Taylor Call; Alana DiNardo; Min Lee; e Eden Epstein Hill.

Obrigado às inúmeras pessoas, inclusive aquelas das comunidades de *Médium Médico*, cuja cura e transformação eu tive a honra e o privilégio de ver.

AGRADECIMENTOS

Obrigado ao Practitioner Support Group, por compartilhar o valor de suas experiências e disseminar seus ensinamentos. Vocês estão mudando o mundo.

Sally Arnold, obrigado por emprestar a sua voz ao movimento.

Ruby Scattergood, sua paciência infinita e as incontáveis horas de dedicação formaram heroicamente a verdadeira espinha dorsal deste livro. A série *Médium Médico* não seria possível sem sua redação e sua revisão. Obrigado pelos conselhos literários.

Vibodha e Tila Clark, o gênio criativo de vocês foi fundamental para que eu pudesse ajudar outras pessoas. Obrigado por ficarem ao meu lado todos esses anos.

Philip e Casey McCluskey: *Eis o simbolismo das sete estrelas que viste na minha mão direita e dos sete candelabros de ouro: as sete estrelas são os anjos das sete igrejas, e os sete candelabros, as sete igrejas.*

Ashleigh, Britton e McClain Foster, muito, muito obrigado pelo carinho, pela gentileza e pela providencial capacidade que vocês têm de prever.

Sterling Phillips, obrigado por seu trabalho árduo e sua dedicação. É uma bênção tê-lo ao nosso lado.

Jon Morelli e Noah, vocês têm um coração imenso.

Robby Barbaro, o seu inabalável otimismo contagia todos à sua volta.

Por seu amor e seu apoio, como sempre, agradeço à minha família; minha brilhante esposa; minha mãe e meu pai; meus irmãos, minhas sobrinhas, meus sobrinhos, minhas tias e meus tios; meus defensores Indigo, Ruby e Great Blue; Hope; Marjorie e Robert; Laura; Rhia Cataldo e Byron; Alayne Serle e Scott, Perri, Lissy e Ari Cohn; David Somoroff; Joel, Liz, Kody, Jesse, Lauren, Joseph e Thomas; Brian, Joyce e Josh; Kelly e Evy; Danielle, Johnny e Declan; e todos os meus entes queridos que já partiram deste mundo.

Por fim, obrigado a você, Espírito do Altíssimo, por me fornecer toda a sabedoria dos céus que me inspira a seguir adiante com a cabeça erguida. Obrigado por me suportar por tantos anos e por sua infinita paciência e sua disposição de responder às minhas perguntas na busca da verdade.